W0335684

Histoires extraordinaires de la médecine

Du même auteur

Ces incroyables histoires de la médecine, édition Nouvel Objet, 1993.

Nouvelles Histoires incroyables de la médecine, Filipacchi, 1994 (t. II).

Nouvelles Histoires incroyables de la médecine, Filipacchi, 1995 (t. III)

Docteur Pierrick Hordé

Histoires extraordinaires de la médecine

Cent cas surprenants

Avec la collaboration de Jean-Luc Saulnier

Flammarion

© Flammarion
ISBN : 2-08-067564-8
Imprimé en France

Avant-propos

Préparant cet ouvrage depuis longtemps, je souhaitais publier un nombre important de cas médicaux rares, surprenants, parfois amusants mais toujours véridiques. Voilà qui est fait. Trois années d'enquête médicale ont été nécessaires pour interviewer de nombreux médecins et consulter plus de sept cents documents, afin d'authentifier ces récits que l'on pourrait juger inventés. Ces maladies étranges, ces traitements curieux m'ont interpellé à la fois comme médecin et comme individu. Car les situations extrêmes, si elles sont exceptionnelles, impliquent toujours des êtres humains dont les souffrances se révèlent quotidiennes.

Chaque histoire, présentée sous forme de nouvelle, s'inspire d'un fait réel. Par déontologie, j'ai néanmoins modifié les noms des personnes concernées, ainsi que les circonstances et les lieux.

La louve

Au village de Nançay, Jeanne et Brian sont presque plus connus que le maire et son épouse. Il faut dire qu'ils ont en poche des atouts que ces derniers ne possèdent pas, à commencer par un petit sancerre de derrière les fagots, autrement plus gouleyant que le compte rendu de la réunion du conseil municipal ou le décompte annuel de la taxe d'habitation. Et le « pub » qu'ils dirigent — ici on prononce le « u » à la française — est devenu, en quelques années, le lieu de sortie favori du canton. Le samedi soir, toutes les tables sont réservées, et l'on joue des coudes au comptoir pour essayer de trouver une place sur un méchant tabouret en bois rustique, afin de déguster sa pinte de bière ou son assiette de saumon fumé, irlandais comme il se doit. Notables et touristes de passage, métayers et gardes-chasse se serrent dans l'atmosphère enfumée, sur un fond de musique celtique à peine audible dans le brouhaha des conversations. Et pourtant, à leurs débats, personne ne les aurait donnés gagnants, ces deux-là.

Quand Brian est venu s'installer au village, voilà bientôt dix ans, il s'est d'abord heurté à la méfiance à peine polie des habitants. Que venait-il faire là, cet étranger, avec sa stature de rugbyman et son accent à couper au couteau ? Pensez donc, un artiste, et qui créait des œuvres qu'on n'arrivait même pas à comprendre. Qu'avait-il besoin de déposer ce bric-à-brac au milieu des forêts de Sologne ? Et, d'ailleurs, il suffisait de parler quelques secondes avec lui pour deviner qu'il n'était pas capable de différencier une carabine de fête foraine d'un fusil de chasse. Une ignorance inqualifiable aux yeux de tout Solognot qui se respecte.

Alors quand on avait appris qu'il allait épouser Jeanne Dugrand, la fille du garagiste, l'émotion villageoise était encore montée d'un cran. Jolie femme, tout le monde s'accordait à trouver Jeanne avenante et plantureuse dans sa trentaine épanouie. Mais quelle idée de s'amouracher d'un étranger, rouquin de surcroît ? Il devait y avoir un secret là-dessous. Une grossesse non désirée, sans aucun doute. Si bien que, le jour du mariage, tout le village attendait à la sortie de l'église pour guetter, sous les plis de la robe, l'éventualité de la « faute ». En vain. La mariée était très belle et son ventre obstinément plat. Les commérages ne cessèrent pas pour autant, mieux, ils reprirent de plus belle lorsque, à la mort du père Dugrand, Jeanne et Brian transformèrent le garage en pub.

Que s'imaginaient-ils, ces deux-là ? Qu'ils allaient convertir au « ouissequi » une population vaccinée, depuis des générations, au gros rouge et au vin cuit ? Et pourtant, la vraie gentillesse de Jeanne et la faconde de Brian avaient fini par l'emporter. Si les touristes et les chasseurs venus de Paris avaient été leurs premiers clients, timidement, avec réticence, certains habitants du village osèrent franchir la porte du pub. Pour voir, comme ils disaient. Le boulanger, d'abord, puis le pharmacien, l'instituteur. Et aujourd'hui, même les irréductibles du départ s'avèrent des fidèles de l'établissement. Au point que Jeanne, le samedi soir, a parfois du mal à faire sortir son monde à l'heure de la fermeture. Pour Brian, la consécration est venue le jour où monsieur le maire en personne lui a demandé de figurer sur sa liste aux élections municipales.

Il manquait pourtant un bonheur au couple : celui d'avoir un enfant. Quand Jeanne avait enfin appris qu'elle était enceinte, alors qu'elle se désespérait, elle avait conjuré Brian de ne prévenir personne. Comme par superstition. Son braillard d'époux avait eu du mal à tenir sa langue, tant il était fier, mais, au quatrième mois de grossesse, Jeanne ne pouvait plus cacher son état, même sous son tablier de cuisine. La nouvelle avait fait le tour du village aussi rapidement qu'une traînée de poudre. On avait chaleureusement félicité le couple et bu force champagne pour fêter l'heureuse annonce, pariant à tout-va sur le sexe de l'enfant, que Jeanne n'avait pas voulu connaître à l'avance.

En dehors de quelques nausées, de certains accès de fatigue et de jambes parfois un peu lourdes, la future maman avait vaillamment supporté cette grossesse. « Un vrai petit soldat, dur au combat, » comme disait son mari. Elle avait continué à travailler jusqu'à la veille de l'accouchement, distribuant les pintes de bière au comptoir avec un sourire égal et une bonhomie sans faille. Le 25 janvier 1995, à la maternité de Bourges elle mettait enfin au monde une petite fille de 3,2 kg. Le nouveau-né était superbe, et le papa exultait.

Comme le lui avaient conseillé son entourage et son médecin, Jeanne avait décidé d'allaiter l'enfant. Tout allait bien lorsque, au bout de quelques jours, elle avait commencé à sentir une gêne sous l'aisselle gauche. Au départ, elle n'avait pas voulu en parler à Brian, afin de ne pas l'inquiéter, lui, tout à son bonheur de nouveau papa. Un soir pourtant, alors qu'il la prenait dans ses bras, il avait remarqué cette grosseur inhabituelle. Inquiet, il avait interrogé Jeanne, laquelle minimisa l'importance de cette bosse, la mettant sur le compte de sa grossesse. « Ça va passer, il suffit d'être patiente », s'obstinait-elle à répéter, sans doute pour s'en convaincre elle-même. Mais ça ne diminuait pas, au contraire. Ce qui n'était au début qu'un simple renflement à peine visible prenait peu à peu les dimensions d'une orange, puis d'un pamplemousse.

Une semaine plus tard, Jeanne ne parvenait quasiment plus à baisser son bras normalement, adoptait une démarche d'haltérophile, les bras écartés du torse, mais un athlète qui aurait travaillé sa musculature d'un seul côté. Elle s'était alors décidée à prendre rendez-vous avec son médecin. D'abord surpris par ce qu'elle lui racontait, il l'examina. Ce qu'il devait découvrir n'allait cesser de l'étonner : un sein supplémentaire poussait sous l'aisselle gauche de sa patiente.

DIAGNOSTIC

De quoi s'agit-il ? De la polymastie, définie par la présence de plus de deux seins chez un individu, anomalie qui touche plus les hommes que les femmes.

Autrefois considérée comme un emblème de fécondité — plus ses seins étaient nombreux, plus une femme pouvait mettre au monde de multiples enfants —, cette maladie s'explique par le fait que les seins sont disposés suivant une ligne qui correspond à l'emplacement des glandes mammaires chez les mammifères. Historiquement, la polymastie est fréquente. Anne Boleyn, épouse du roi Henri VIII, avait trois seins. Il est aussi décrit, en 1896, le cas d'une femme qui présentait dix seins. L'histoire la plus surprenante toutefois concerne une patiente du début du XXe siècle qui présentait un sein supplémentaire en haut de la cuisse droite et que son bébé tétait. A la même époque, un homme atteint de polymastie sécrétait du lait et... allaitait son bébé !

Notre patiente présente donc deux seins pectoraux tout à fait normaux, associés à deux autres petits mamelons — situés à quelques centimètres sous ces deux seins — et à un cinquième mamelon dans le creux axillaire. Lors de l'allaitement, ce cinquième mamelon a augmenté de volume, se transformant en un sein volumineux gênant alors le bras. On conseilla simplement à Jeanne d'arrêter d'allaiter son bébé, ce qui fit dégonfler la glande mammaire surnuméraire. La polymastie ne révèle pas de caractères pathologiques particuliers — dans certains cas, on trouve même un caractère héréditaire — : seule une surveillance régulière est conseillée.

ORALEMENT VÔTRE

Marielle a toujours été attirée par les hommes plus âgés qu'elle. S'agit-il de combler l'absence d'un père trop tôt disparu suite à un divorce houleux ? Peut-être. En tout cas, elle ne se pose pas la question. Elle vit comme ça, voilà tout.

A dix-neuf ans, Marielle est totalement indépendante. Étudiante en deuxième année de philosophie, elle dispose de son propre studio au cœur de Tours, dans le quartier le plus animé. Vingt heures par semaine, elle est surveillante au lycée où elle a fait ses études. Son salaire lui suffit, même si elle ne dédaigne pas les aides ponctuelles de sa mère, un billet glissé de-ci de-là dans la poche de son manteau.

Depuis plus d'un an, autrement dit son entrée en fac, elle entretient une relation régulière avec Patrick, un chauffeur-livreur de dix ans son aîné. Elle sait qu'elle ne sera jamais amoureuse de lui parce que trop de choses les séparent, mais, en même temps, elle se sent bien dans ses bras, comme protégée. Patrick est un gars solide, sans détour, qui ne s'embarrasse pas de problèmes existentiels, prend la vie comme elle vient, soucieux, avant tout, d'en tirer le maximum de plaisir. C'est un amant attentif, parfois un peu brusque, une violence contenue qui ne gêne pas Marielle, bien au contraire. Elle a besoin de cette force, l'appelle même de tout son être. Autre qualité de Patrick, il a su admirablement s'adapter à une anomalie curieuse dont elle souffre depuis toujours : elle n'a pas de vagin.

Cependant, Marielle n'a jamais présenté Patrick à sa mère, ni même à aucun de ses amis. Depuis plus d'un an, leur relation est restée clandestine. Un aspect mystérieux, illicite, presque adultérin, qui la comble, mieux : qui l'excite.

Mais en cette nuit du 31 décembre 1995, l'existence de Marielle bascule d'un coup. Patrick passe le réveillon chez son ex-femme, avec ses enfants, alors que Marielle n'a rien prévu, n'ayant jamais apprécié ces célébrations rituelles, ces fêtes au caractère obligé. Aussi, quand un copain de la fac l'appelle pour lui proposer un petit dîner entre amis, elle hésite un peu, puis finit par accepter. Après tout, ce sera toujours mieux que de rester seule chez elle. Elle enfile rapidement une robe, se coiffe d'un coup de brosse et se maquille à la hâte, un peu de blush sur les joues, un zeste d'ombre à paupières et un soupçon de brillant à lèvres. En quelques minutes, l'affaire est dans le sac. De toutes façons, Marielle, ce soir-là, n'est pas d'humeur volage. Pourtant, dès qu'elle voit Pierre, étudiant comme elle, entend le son de sa voix, étonnamment grave, elle tombe sous le charme. Et à minuit, elle se retrouve dans ses bras. Ils passent les jours qui suivent enfermés dans le studio de Marielle, trop occupés à s'apprendre l'un l'autre pour prendre le temps de sortir.

Pour Marielle, la nouveauté est de taille puisqu'elle n'a jamais eu d'amant de son âge. Pierre est délicieusement doux, avec une peau d'ange et des rondeurs émouvantes qui rappellent ces statues d'éphèbes antiques tout juste sortis de l'adolescence. Entre deux étreintes, ils parlent longuement, se racontent mutuellement, se confient leurs doutes et leurs espoirs, tout étonnés de voir à quel point ils se rejoignent.

Plusieurs fois, le téléphone sonne avec insistance. Mais Marielle ne décroche pas, sachant très bien qu'il s'agit de Patrick. Elle recule le moment de lui parler, de l'affronter, craignant sa réaction. Elle n'a envie ni de souffrir ni de lui faire mal. La fin des vacances scolaires approchant, il va falloir sortir de la bulle protectrice de la nouveauté amoureuse.

Les douze coups de midi viennent de retentir au clocher de l'église voisine. Une nouvelle fois, Marielle attire Pierre dans ses bras. Les deux amants commencent à se caresser longuement. Puis Marielle s'enhardit. Les lèvres de Marielle effleurent le sexe de Pierre, sa langue tourne autour de son gland jusqu'à l'amener au bord de la jouissance.

C'est alors que la porte du studio s'ouvre brutalement. Marielle se retourne. Même à contre-jour, elle n'a aucun mal à reconnaître la silhouette massive de Patrick, dans le rai de lumière de la cage d'escalier. Elle n'a pas le temps de dire un mot, de faire un geste que celui-ci, armé d'un couteau, se précipite sur elle et la poignarde. Il l'atteint une première fois au bras gauche, une seconde à l'abdomen. Impuissant face à cette masse de rage et de muscles, Pierre se rue sur le téléphone. Moins d'un quart d'heure plus tard, la police est sur les lieux. Marielle, sans connaissance, est transportée à l'hôpital et opérée aussitôt. Quant à Patrick, il se laisse embarquer sans résistance. Complètement prostré, il semble incapable d'articuler un mot.

Par chance, les blessures de Marielle s'avèrent sans gravité. Elle peut très vite sortir de l'hôpital et reprendre normalement ses activités. Elle a d'ailleurs insisté auprès des médecins pour qu'ils ne l'arrêtent pas plus que nécessaire. Sur le plan physique, tout va bien : elle ne ressent aucune séquelle de son accident. Mais l'épreuve l'a beaucoup secouée moralement. De plus, la sollicitude de Pierre l'étouffe. Elle le voit de moins en moins et n'a plus aucune relation sexuelle avec lui. Ni avec quiconque, au demeurant. Elle se consacre désormais à ses études et à son travail.

Pourtant, au bout de quelques semaines, elle commence à souffrir de douleurs abdominales. Celles-ci deviennent si fortes qu'un soir elle se fait conduire aux urgences en taxi. Le jeune interne qui l'examine alors lui apprend qu'elle est enceinte. Elle a l'impression de vivre un mauvais rêve. Comment est-ce possible, alors qu'elle n'a pas de vagin et n'a pas la possibilité de faire l'amour comme les autres ?

Diagnostic

L'aplasie vaginale, ou absence de développement du vagin, entraîne l'impossibilité d'être fécondée naturellement. Le coup de couteau reçu par Marielle a entraîné une plaie de l'estomac et de la partie inférieure de l'abdomen. La patiente pratiquant une fellation au moment où le drame s'est produit, il semble qu'il y ait eu passage des spermatozoïdes présents dans son estomac vers son utérus. Se sont ensuivies la fécondation, la grossesse et l'arrivée d'un bébé par voie césarienne.

Comme les spermatozoïdes ne survivent pas dans un Ph acide, ils auraient donc dû être inactivés lors de leur passage dans l'estomac. Mais cette femme étant à jeun, son estomac ne contenait que de la salive. Laquelle, alcaline, a semble-t-il permis aux spermatozoïdes de rester actifs et d'atteindre les voies utérines par la plaie. Une étude des potentiels génétiques des partenaires et du bébé aurait pu confirmer cette curieuse histoire.

L'amour oublié

Évidemment, après quarante ans de vie commune, leurs ébats amoureux n'ont plus la fougue des premiers temps. Pourtant, Karl et Utte font l'admiration de leurs amis. Jamais, disent ces derniers, ils n'ont connu un couple aussi soudé. Karl semble attentif, comme aux premiers jours, au bien-être de son épouse : il ne lui viendrait pas à l'idée de descendre de voiture sans lui ouvrir la portière ; au restaurant, il lui passe toujours son manteau, à la fin du repas. Et s'il leur arrive de se disputer, c'est sur le mode humoristique, avec la pointe de tendresse et d'affection qui ne ment pas. Aujourd'hui, tous deux sont à la retraite et débordent d'activité. Ils voyagent beaucoup et s'impliquent dans la vie associative de leur quartier, militent ardemment dans un mouvement écologiste et ferraillent sans cesse avec les autorités pour le tri des ordures ménagères ou l'arrêt des programmes nucléaires. C'est le combat de toute leur existence.

Karl et Utte n'ont jamais eu d'enfants. La stérilité de Karl en a décidé autrement. Par chance, une ribambelle de neveux et nièces, qu'ils reçoivent lors des vacances scolaires dans leur grande maison de la banlieue de Hambourg, comble aisément le manque qu'ils auraient pu en ressentir. De leur propre aveu, ils n'ont pas à se plaindre : la vie les a plutôt gâtés. Après quarante années de dur labeur dans la brasserie qu'ils possédaient au centre de la ville, ils goûtent avec délectation le temps libre qui s'offre à eux, ne se refusant aucun plaisir à leur portée, y compris celui de siestes « crapuleuses » en plein après-midi.

Pourtant, ce jour-là, le premier avril 1997, Utte s'en souvient encore. Alors qu'ils sont en pleine étreinte sexuelle, Karl s'interrompt brusquement. D'un seul coup, il paraît égaré, ne sachant plus où il est ni ce qu'il fait. Il s'assoit au bord du lit, les yeux dans le vague, les pieds pendants, regardant sa femme comme une inconnue rencontrée par hasard dans la rue. Il reste ainsi près d'une demi-heure, incapable de répondre aux questions que lui pose son épouse. Il semble ne se souvenir de rien des instants qui ont précédé. Que fait-il là, nu, au bord du lit ? Cette question l'obsède. Gênée, Utte n'ose pas lui rappeler qu'ils étaient en train de faire l'amour. Et si c'était elle qui avait rêvé ?

Les jours suivants, Karl reprend ses activités normalement. Il part chaque matin faire son tour à bicyclette et tempête comme à l'ordinaire contre l'incurie des services municipaux. A l'évidence, il ne présente pas le moindre trouble neurologique et apparaît en parfaite santé, aussi bien sur le plan physique que moral. Utte, qui ne veut pas inquiéter inutilement son époux déjà bouleversé par le décès récent de sa mère, ne reparle pas de l'incident qui a coupé court à leurs ébats, le mettant sur le compte d'une fatigue passagère, bien compréhensible à leur âge.

Pourtant, quelques semaines plus tard, le même scénario se reproduit. Toujours troublée, Utte n'ose encore pas en parler à Karl, de peur de le blesser dans son orgueil. Le problème est qu'elle ne sait vraiment pas à qui se confier. Un tel sujet est inconvenant lorsque l'on a passé les soixante ans. Elle songe bien à évoquer la question avec leur médecin, mais une pudeur mal placée la retient. Qu'aurait-il pensé ?

Dans les mois qui suivent, Karl présente six crises du même type, chaque fois dans des conditions analogues. Diagnostic ? L'amnésie coïtale.

DIAGNOSTIC

Ces épisodes d'amnésie coïtale survenant pendant l'acte sexuel sont une des formes d'une maladie appelée « amnésie globale transitoire ». Cette perte de mémoire touche un fait récent et s'accompagne de questions identiques qui reviennent inlassablement. Il n'existe pas d'autres anomalies neurologiques, et la récupération est complète en moins de vingt-quatre heures.

Dans le cas du mari d'Utte, l'épisode d'amnésie dure moins d'une heure.

Si la cause de ces phénomènes n'est pas encore bien connue, il semblerait que différents facteurs émotionnels ou physiques puissent les déclencher. A savoir que l'effort exigé par les pratiques sexuelles est capable d'entraîner la crise.

Le patient ayant depuis longtemps des céphalées coïtales, l'amnésie semble être une nouvelle manifestation de ces maux de tête.

Une star en chair et en os

Depuis qu'on l'a vu à la télé, Carlos est devenu une sorte de star dans sa cité de la banlieue londonienne. Il n'a pourtant rien fait pour. Ni attaque à main armée ni championnat de boxe ou autre sport spécifique. Le malheureux serait d'ailleurs bien en peine de réaliser de tels exploits.

Certains de ses voisins se souviennent encore du gamin qu'il était autrefois. Un enfant comme les autres, ni plus ni moins turbulent que ses camarades de classe, qui jouait au foot dans les terrains vagues et chapardait probablement des bonbons à la boulangerie en sortant de l'école. Un garçon jovial, en fait, un peu rondouillard, peut-être, mais dont les joues rebondies témoignaient d'un solide appétit de vivre. Il ne connaissait pas non plus de problèmes scolaires particuliers, son instituteur confirmant qu'il aimait bien apprendre ; était curieux, éveillé, parfois un brin paresseux. Bref, un enfant promis à une scolarité normale.

Mais, alors, comment expliquer qu'il se retrouve aujourd'hui dans un tel état ? Quelle curieuse alchimie pouvait être à l'origine d'un dérèglement aussi singulier ? De l'avis de tous, il fallait pour comprendre remonter à l'accident de voiture qui avait causé la mort de ses parents. Un décès brutal, dont Carlos ne s'était probablement jamais remis. Agé de douze ans au moment des faits, il avait été recueilli par sa tante, qui habitait le même immeuble, juste deux étages au-dessus. Celle-ci avait tout fait pour que Carlos se sente à l'aise, le traitant sur un pied d'égalité avec ses deux fils. Mais, comme elle le dit elle-même, on ne remplace pas l'amour d'une maman.

Et le jeune orphelin avait sombré progressivement dans une étrange dépression qui le rendait chaque jour plus apathique et indifférent au monde. A l'école, désormais, il dormait les yeux ouverts. Chaque fois qu'un professeur l'interrogeait, il semblait tomber des nues. Mais, surtout, lui qui avait déjà tendance à être gourmand et à se bourrer de sucreries devenait boulimique. En l'espace de deux ans, il s'était transformé en adolescent obèse, mal dans sa peau, au visage criblé d'acné, constamment en butte à la moquerie de ses camarades de classe. Mais plus les autres s'en prenaient à lui, plus il dévorait. Comme par provocation.

Aujourd'hui, Carlos a trente-deux ans. Il n'est pas sûr de fêter ses quarante ans en l'an 2000. Il vit toujours chez sa tante. mais ne sort jamais plus de l'appartement. Et pour cause : il est incapable de se lever seul de son lit, et pas moins de quatre assistants sont nécessaires pour l'aider dans le moindre de ses déplacements. Atteint d'obésité morbide, il pèse plus de 380 kg.

Diagnostic

Carlos passe son temps au lit, allongé sur le ventre. Sa taille de 1,60 m et son poids de 380 kg l'empêchent de bouger. Adolescent, il pesait 120 kg et adorait déjà bonbons et sucreries. Il est passé progressivement de 120 à 140 kg, puis à 160 et 200 kg. En six ans, il avait atteint les 400 kg.

Pour le transporter dans un centre spécial pour obèses, les pompiers ont dû casser les murs de sa chambre et le transporter jusqu'à la clinique par avion militaire, les places sur les avions de ligne n'étant pas assez larges. Carlos a opté pour la chirurgie esthétique afin de supprimer les excédents de peau au niveau des cuisses, de l'abdomen et des bras. Pour l'heure, il est condamné à subir un drame social puisque tout dans sa vie est devenu surdimensionné. Son lit a été construit spécialement et renforcé afin qu'il ne s'écroule pas sous son poids. Il a dû faire confectionner des vêtements sur mesure. Mais ce qui est le plus difficile, c'est de garder toujours la même position sur le ventre, puisqu'il ne peut se mettre sur le dos de peur de mourir étouffé par le poids de ses seins. Il souffre aussi d'un manque d'oxygène dans le sang.

Maladie exceptionnelle, l'obésité morbide concerne cinq à six personnes dans le monde qui toutes dépassent 350 kg. Ce surpoids, d'origine génétique, touche principalement de gros mangeurs qui engloutissent plus de 10 000 calories par jour, soit plus de dix poulets entiers quotidiens, tandis qu'un individu normal ingurgite l'équivalent de 3 000 à 3 500 calories. Le seul moyen pour se soigner reste un régime drastique sur plusieurs années ; méthode malheureusement peu efficace. L'obésité morbide conduit inévitablement à la mort vers quarante ans en général pour cause d'insuffisances cardiaque et respiratoire.

Une vie insupportable

Le drame de Mitch démarre à l'adolescence. Avant cela, il ne garde aucun souvenir de quoi que ce soit, ne se rappelle pas la moindre gêne ni le moindre handicap. Mais au collège les ennuis commencent. Mitch constate que ses copains le fuient, trouvent toujours un prétexte pour le laisser en plan à la fin des cours, remarque qu'à la gym et durant les travaux pratiques de physique ou de sciences naturelles personne ne veut faire équipe avec lui. Un rejet qui le conduit à prendre l'école en grippe, séchant les cours de plus en plus souvent, préférant se promener dans les rues ou les squares pendant des heures, plutôt que d'être mis à l'écart.

A seize ans, au grand dam de ses parents qui semblent n'y rien comprendre, il annonce qu'il abandonne ses études pour entrer dans la vie active. Mais les choses ne deviennent par pour autant faciles. Engagé comme apprenti dans un atelier de menuiserie, il est bientôt confronté aux mêmes problèmes qu'au collège : les ouvriers salariés rechignent à l'aider et lui adressent à peine la parole. En deux ans d'apprentissage, il ne fait quasiment rien d'autre que de balayer les copeaux et de les déverser dans des sacs poubelle. Il vit un véritable martyre.

Abandonnant l'idée de la menuiserie, Mitch cherche du travail dans la vente et décroche un premier emploi dans un magasin d'outillage. Puis un second dans un supermarché, et un troisième dans une jardinerie. Chaque fois, il s'enthousiasme : ce coup-ci, c'est bon, il va se faire accepter. Hélas, le scénario est toujours le même : au bout de quelques mois, il capitule devant l'hostilité croissante de ses collègues.

Aujourd'hui, Mitch est coursier dans une entreprise de messagerie. Au moins, là, il n'a quasiment pas de contact avec qui que ce soit, en dehors des clients qu'il ne voit jamais plus de quelques secondes. Il se contente de saluer les autres livreurs d'un signe de tête le matin, quand il vient chercher sa liste de courses pour la journée, et, le soir, quand il rentre son scooter au parking.

Mitch mène depuis des années une vie de reclus. Il ne sort quasiment pas de chez lui, sauf pour son travail ou pour dîner chez ses parents, une fois par semaine, ne va jamais au cinéma de peur d'incommoder les autres spectateurs, hésite à prendre les transports en commun pour les mêmes raisons. Il a déjà eu à subir certaines réflexions désagréables de la part de passagers, et ne tient pas du tout à ce que cela se reproduise, tant il en a été mortifié. Et pourtant, qu'y peut-il ? Bien sûr, il a déjà tenté à plusieurs reprises de parler de son handicap à des médecins ou à ses proches, ses frères en particulier. Mais ceux-ci se sont montrés incrédules, ne comprenant manifestement rien à son drame.

Se sentant rejeté de toute part et totalement incompris, il passe l'essentiel de son temps à dormir, consomme quantité de tranquillisants, n'a plus le goût de vivre. Surtout à l'approche de l'été, dont il sait d'ores et déjà qu'il va le passer seul, enfermé, dans son minuscule studio, n'osant pas sortir ou aller à la piscine. Un incident mineur se produit un matin quand il arrive au bureau. Il s'approche timidement de la standardiste pour lui dire bonjour, quand celle-ci se rétracte brutalement, furieuse, ne pouvant s'empêcher de lâcher : « Tu n'as pas changé de veste aujourd'hui, ou alors tu as passé la nuit chez un poissonnier ». Tout s'écroule. Les larmes aux yeux, il vient de découvrir qu'il est victime du syndrome... de l'odeur de poisson.

Diagnostic

Le syndrome de l'odeur de poisson, encore appelé Fish Odor Syndrome, a été découvert en 1970. Cette anomalie héréditaire est due à la présence dans la sueur, la respiration, l'urine et autres sécrétions corporelles d'une amine volatile et malodorante, résultat de la dégradation par les bactéries intestinales de certains composés alimentaires contenus dans le foie, les œufs, le soja et les pois.

Une mauvaise hygiène n'est nullement la cause de cette pathologie si particulière liée au potentiel génétique de chacun. Le stress, la fatigue, la consommation abusive d'alcool peuvent déclencher l'apparition de ces odeurs nauséabondes.

Les conséquences psychologiques sont très lourdes. Ce handicap entraîne de sérieuses dépressions qui peuvent conduire à des actes suicidaires. Le patient atteint vit souvent en marge de la société, solitaire, et sombre dans l'alcoolisme. Il n'ose parler à personne de ce problème qui lui gâche l'existence. Quand le diagnostic de cette pathologie rare et méconnue est enfin porté, il est indispensable de conseiller un suivi psychologique.

La mauvaise odeur peut être réduite en supprimant de l'alimentation le poisson, les œufs, le foie, le soja et les pois. Un traitement à base d'antibiotiques destructeurs de la flore intestinale est prescrit occasionnellement.

Le trompettiste

Comme tant d'autres gamins de Harlem, Johnny a découvert la musique à l'église, en participant à la chorale du dimanche, avec son père et ses frangins. Par la suite, au collège, il a monté un orchestre de rock avec des copains. Mais, à l'époque, il s'intéressait plus à la guitare électrique, qu'il grattait frénétiquement du matin au soir, qu'aux instruments à vent. C'est à l'âge de quatorze ou quinze ans, en écoutant un disque de Louis Armstrong, qu'il a eu la révélation : il serait trompettiste et en ferait son métier. Comme il le dit encore aujourd'hui, quand on est noir et américain, on n'a pas trente-six manières de s'en sortir : on a le choix entre la dope, le sport — basketteur ou boxeur, c'est selon — ou la musique. Mais, dans les premiers temps de cette nouvelle passion, sa mère s'était demandé si elle avait vraiment gagné au change : à tant faire, on pouvait au moins débrancher de temps en temps l'ampli de la guitare ! Car les gammes à la trompette étaient autrement plus bruyantes et difficiles à supporter. Heureusement que, par beau temps, elle pouvait envoyer son gamin s'exercer au square, en bas de la rue.

Pourtant, aujourd'hui, Johnny a atteint son but : il vit, et même bien, de sa musique. Et ses parents, son père surtout, sont fiers de sa réussite. Bien sûr, il a connu des hauts et des bas, ainsi que des périodes de vache maigre. Mais il ne s'est jamais découragé, confiant dans son talent et sa bonne étoile.

Dorénavant, il accompagne les plus grands artistes, en concert ou sur les plateaux de télévision, dans les émissions de variétés et aux quatre coins du pays. Comptant parmi les trompettistes les plus réputés de la côte Est, il est très demandé pour participer à des sessions de studio, si bien que son nom figure sur une quantité incroyable de disques, parmi les plus vendus dans le monde. Sa vraie passion reste le jazz puisqu'il ne rate pas une occasion de jouer dans les clubs de New York, en compagnie de potes musiciens avec lesquels il a fondé un quintette réputé dans le milieu.

Tout va bien jusqu'à cet étrange jour du printemps 1995. Depuis quelque temps, dès qu'il joue, Johnny ressent une douleur persistante aux lèvres, accompagnée de brûlures. Une impression qu'il n'a jamais connue auparavant. Le plus étrange est que cette douleur insidieuse cesse dès qu'il repose l'instrument. Voilà trois semaines de cela, à la fin d'un bœuf endiablé avec son groupe, il a même éprouvé la sensation fugitive de mal jouer, comme s'il était incapable de tenir ses notes. Personne ne lui a fait la moindre réflexion, mais il en éprouve un malaise indéfinissable. Le lendemain soir, le même phénomène se reproduit. Cette fois, il en est sûr, il joue faux. Johnny croit même percevoir les regards gênés du bassiste et du pianiste, surpris eux aussi, semble-t-il, par ce qui lui arrive. A la fin du concert, il quitte le club, à peine les instruments rangés, sans saluer quiconque, passe la nuit à se saouler, et ne rentre chez lui qu'au petit matin. Là il s'écroule sur son lit, d'un sommeil d'amnésique.

Honteux, Johnny ne veut plus retourner au club de jazz. Sur les conseils de sa femme, la seule mise dans la confidence, il décide néanmoins de tenter le coup une dernière fois. Mais, lui dit-il, si jamais il connaît à nouveau cette horrible sensation, il arrête définitivement. Ce soir-là, c'est avec beaucoup d'angoisse que Johnny attaque le premier morceau, qui, par chance, se déroule tout à fait normalement. Il reprend peu à peu confiance en lui, se défonce littéralement. Mais vers la fin du concert, tout se détraque à nouveau : il aligne une série de notes fausses que même un débutant aurait évitées. Ce coup-ci, il n'y a pas de doute à avoir. Son pianiste, ami de toujours, à qui il pose enfin directement la question, hésite quelques secondes avant de lui répondre. Il détourne d'abord la conversation, en parlant de la fatigue qu'ils ressentent tous, ces derniers jours, et de la nécessité d'un break pour eux cinq, puis finit par lâcher le morceau : effectivement, confie-t-il, voilà plusieurs semaines que Johnny joue faux. Johnny est abasourdi. C'est son monde, sa vie entière, qui s'écroulent. Son ami le convainc de consulter un médecin qui, lui dit-il, connaît ce genre de problème. De fait, Johnny apprend de celui-ci, quelques jours plus tard, qu'il est atteint du syndrome de Satchmo.

Diagnostic

Satchmo n'est autre que le surnom du célèbre trompettiste Louis Armstrong. Le syndrome se réfère en fait aux problèmes rencontrés par celui-ci en 1935, malaises qui l'ont empêché de jouer durant un an. Il concerne les joueurs de cuivres, et en particulier de trompette, qui rencontrent parfois des ennuis avec leurs lèvres entraînant un timbre musical différent.

L'hyperactivité musicale, qui exerce une contrainte sur les muscles des lèvres, provoque une sensation de brûlure et des douleurs ayant une répercussion sur le jeu. Pour y remédier, certains musiciens choisissent alors de prendre du repos. Une intervention chirurgicale permet parfois de résoudre ce syndrome en suturant la partie des lèvres atteintes.

Un regard inoubliable

A l'époque, Julie est trop petite pour comprendre la terrible maladie oculaire, une cécité brutale, qui arrive à son père et qu'il vit comme une mutilation. Tout ce qu'elle sait, c'est qu'elle doit grandir vite parce qu'il a besoin de ses yeux à elle. Dès lors, elle devient une auxiliaire indispensable. A six ans, c'est elle qui l'aide à faire sa toilette et à se raser, à descendre les escaliers de l'immeuble, à traverser la rue pour aller jusqu'au café où il passe le plus clair de son temps depuis qu'il est en invalidité. Des soirées entières, elle reste là, assise à une table, dessinant ou faisant ses devoirs, tandis que son père écluse Ricard sur Ricard avec des potes de comptoir. Le retour à l'appartement, après la fermeture du bistrot, est souvent difficile. Julie doit le retenir parce qu'il titube, mobilisant toute son énergie de petite fille. Souvent, les passants observent cet étrange attelage avec désapprobation. L'enfant sent dans son dos leurs regards apitoyés, mais n'en a cure. Son père, elle l'aime comme il est, et elle serait prête à l'accompagner jusqu'au bout du monde. Comme Julie le lui dit souvent : « Lorsque je serai grande, tu verras, je te donnerai mes yeux, et tout redeviendra comme avant. » Une phrase qui le fait sourire, de l'air las, presque indifférent, qui est désormais le sien.

Mais, à la maison, les disputes se multiplient entre les parents de Julie. Pour des questions d'argent généralement. Si le taxi paternel a été vendu, la somme obtenue a seulement remboursé l'organisme de crédit. Dès lors, le salaire de sa mère, femme de ménage à la mairie, permet à peine d'assurer le quotidien. Sans trouver les mots pour l'exprimer, Julie a aussi compris qu'il y avait bien d'autres raisons à ces querelles fréquentes : des désespoirs non partagés, des rancœurs accumulées, des déceptions entassées. La vie devient chaque jour plus difficile dans l'appartement clos qui sent le renfermé.

Un matin, Julie est réveillée brutalement et de bonne heure par sa mère. Celle-ci la secoue sans ménagement, l'oblige à s'habiller, sans faire de bruit. Son père qu'elle entend ronfler dans la chambre d'à côté, d'un sommeil d'ivrogne, dort encore ; sa mère, son manteau sur les épaules et une valise à la main, lui chuchote à l'oreille : on part en voyage, tu vas faire la connaissance d'un nouveau papa. Julie ne comprend pas et refuse de quitter les lieux. Elle ne veut pas d'un autre papa, désire rester près du sien, le vrai, qui a trop besoin d'elle, se met à pleurer en silence, sans oser pour autant s'opposer à sa mère, et la suit docilement vers leur nouveau destin. Pendant plusieurs années, Julie n'aura pas l'autorisation de revoir son père, déchu de ses droits paternels. Pourtant, elle ne cesse de penser à lui et vit très mal cette séparation forcée. En rêvant toutes les nuits, elle se fait la promesse qu'il recouvrera un jour la vue grâce à elle.

A l'âge de onze ans, elle vit un nouveau drame. Sa mère est retrouvée noyée dans le Doubs. Les gendarmes évoquent un accident malheureux, dû au brouillard. Mais, pour Julie, ça ne fait aucun doute : elle a mis volontairement fin à ses jours.

Le juge pour enfants, décide alors de la confier à la garde de son père, pour une période d'essai de quelques mois. Celui-ci a refait sa vie avec une autre femme et décroché un emploi dans un centre spécialisé pour handicapés. La fillette se sent immédiatement à l'aise dans ce nouveau foyer. Sa belle-mère, infirmière, l'adopte complètement, se prend d'amitié pour elle, et la considère comme l'enfant qu'elle n'a jamais eu.

Peu à peu, Julie retrouve un équilibre, renoue avec la réussite scolaire, et se rapproche un peu plus de son père. Au point que celui-ci doit parfois la mettre en garde : tu as ta vie à faire, lui dit-il, tu dois penser à toi, à te réaliser, à fonder une famille. Mais Julie ne semble guère prêter attention à ses remarques, faisant mine de ne pas les entendre. De fait, ils passent des heures à discuter et à écouter la radio. Elle lui lit chaque jour le journal, ou un chapitre d'un livre policier, genre littéraire qu'ils affectionnent tous deux. Mais Julie n'a pas pour autant oublié l'obsession qui la poursuit depuis l'enfance : rendre un jour la vue à son père. Elle en parle constamment, même si ce dernier lui affirme être très bien ainsi désormais.

A vingt-deux ans, Julie apparaît comme une jeune femme au charme étrange, presque indéfinissable, avec un regard un peu mélancolique. Après son bac, obtenu avec mention, elle s'est inscrite en biologie, où elle réussit fort bien. Elle songe à l'enseignement. D'ailleurs, elle est surveillante au lycée situé dans le centre de Besançon. Elle s'entend si bien avec les élèves que le proviseur lui a confié des heures d'études dirigées et l'encourage vivement dans sa vocation. Pour fêter sa licence, Julie passe la soirée au restaurant avec des amis de fac. Dans quelques jours, elle ira seule en Italie, un voyage qu'elle s'était promis d'entreprendre depuis longtemps et qu'elle aurait aimé partager avec son père. A la table voisine, un homme d'une quarantaine d'années lui fait ostensiblement la cour. En fin de repas, elle repart avec lui, sous le regard intrigué de ses amis : un tel comportement n'est vraiment pas dans ses habitudes. Au demeurant, Julie ne sait pas très bien ce qui la pousse à s'offrir aussi facilement à un homme qu'elle ne connaît pas.

Le lendemain matin, elle se réveille la première, dans ce lit inconnu, victime d'un sentiment de honte qu'elle ne parvient pas à analyser. Elle s'habille rapidement, et quitte l'appartement subrepticement, comme une voleuse, en repoussant doucement la porte. Sur un coup de tête, elle décide d'avancer son départ, prend la route très tôt le matin, espérant arriver à Rome dans la soirée. Elle roule toute la journée, s'arrêtant seulement pour faire le plein, quand vers 8 heures du soir, épuisée, elle commence à zigzaguer. Mais n'ayant plus que deux cents kilomètres à parcourir pour atteindre la Ville éternelle, elle pousse au maximum les possibilités de sa Fiat Uno. A 140 km/h, ce 10 juillet 1992, elle heurte de plein fouet un poids lourd garé sur la bande d'arrêt d'urgence et meurt sur le coup. Depuis, conformément à ses vœux, son père a recouvré la vue grâce à ses yeux.

Diagnostic

La greffe de la cornée, encore appelée « kératoplastie transfixante », et régie par la loi sur les transplantations d'organes, consiste à remplacer sur toute son épaisseur une partie de la cornée pathologique (séquelle de traumatisme, malformations congénitales, affections inflammatoires, abcès, herpès...). Le greffon est prélevé par transplantation sur le globe oculaire d'un cadavre et suturé après trépanation dans l'œil receveur. L'intervention chirurgicale dure trente minutes environ, et les suites opératoires sont simples, le patient récupérant la vision très rapidement de façon définitive s'il n'existe pas de rejet de la greffe. Les listes d'attente pour recevoir un greffon peuvent atteindre deux ans, mais il existe des trafics parallèles qui diminuent ce délai. Aujourd'hui, le nombre d'organes transplantés n'est pas assez élevé car les familles s'opposent de plus en plus à tout prélèvement sur une personne décédée.

Arrivée en Terre sainte

Élevé dans la tradition par ses parents, Charles n'a jamais renié celle-ci. Pour lui, il est vraiment né le jour de sa bar-mitsva. D'une certaine manière, il pourrait reprendre à son compte les propos d'un personnage d'une pièce de Ionesco qui, dans un élan lyrique, s'exclame : « Lorsque je suis né, je n'avais pas loin de treize ans. » De fait, il garde encore le souvenir intact, même quinze ans après, des huit jours de retraite, de ferveur religieuse et de fête qui ont marqué son entrée dans la communauté des croyants.

Aujourd'hui, Charles lit assidûment la Torah, fréquente régulièrement la synagogue de son quartier et respecte scrupuleusement le repos du sabbat, ainsi que toutes les autres fêtes religieuses. Ce qui ne l'empêche pas d'être un homme comblé par la vie. Sa réputation de fonceur n'est plus à faire. A l'approche de la trentaine, cet architecte est reconnu par ses pairs, et les clients se pressent à son cabinet, ouvert depuis quatre ans. A dire vrai, il croule sous les commandes et n'est pas en mesure de les honorer toutes.

Marié très jeune — il n'avait pas encore achevé ses études lors de son mariage —, Charles connaît tout le bonheur que l'on peut souhaiter dans une vie conjugale. Son épouse, Myriam, une ravissante jeune femme au regard pétillant, est tout aussi respectueuse que lui des interdits religieux et lui a déjà donné trois enfants qu'ils comptent bien élever à leur tour dans la tradition. Cependant, le décès récent de son père, d'une crise cardiaque, l'a fortement affecté : comme le veut la règle, il porte désormais la barbe, qu'il devra conserver pendant un an. C'est suite à cette mort brutale qu'il a décidé de partir pour Israël lors des prochaines vacances. Depuis, il se réjouit chaque jour de découvrir cette terre qu'il ne connaît pas mais considère comme la sienne, même si, né à New York, il se sait plus américain que la majorité de ses concitoyens. La perspective de ce voyage l'émeut terriblement. Il ne peut s'empêcher de penser à son père qui en avait rêvé lui aussi et n'avait jamais eu l'occasion d'accomplir ce périple. C'est un peu pour lui qu'il part là-bas, avec femme et enfants.

En débarquant à l'aéroport de Jérusalem en ce début d'été 1996, Charles est très perturbé, peinant à cacher son émotion et à retenir ses larmes lorsqu'il franchit la douane. Sa femme, occupée à récupérer les bagages et à calmer les enfants, ne mesure pas l'ampleur de son émoi. Charles se révèle incapable de parler, et Myriam doit assumer seule les formalités d'usage. Lui d'habitude volubile ne prononce aucune phrase durant plus d'une heure, le temps que le taxi les conduise à l'hôtel. Il est comme hébété, s'abîmant dans la contemplation des rues, la tête appuyée contre la vitre du véhicule climatisé. Myriam ne l'a jamais vu ainsi.

Le lendemain matin, la famille quitte très tôt l'hôtel pour aller visiter la vieille ville avant les fortes chaleurs. Mais à peine ont-ils commencé à arpenter les ruelles tortueuses du quartier chrétien, à fouler ces pierres blanches sur lesquelles Jésus avait lui-même marché, que Charles se met à délirer. Se prenant brutalement pour le roi David, il commence à apostropher les passants. « Je suis David, s'écrie-t-il, laissez-moi passer. » Il tient sa Torah à la main, qu'il brandit comme un glaive pour fendre la foule. Myriam, affolée, craint un scandale, a peur des réactions hostiles que pourraient provoquer les propos incantatoires de son mari. Mais quand elle tente de le ramener à la raison, elle se fait proprement rabrouer. Charles menace même de la frapper si elle ose le toucher. Et lui de poursuivre sa harangue comme si de rien n'était, l'écartant brutalement de son passage.

Complètement désemparée, Myriam ne sait plus que faire. Entraînant les enfants dans son sillage, elle se précipite sur des policiers israéliens qui viennent en sens inverse, probablement alertés par les hurlements de son mari. Quelques minutes plus tard, une ambulance arrive, et Charles est précipité sans ménagement à l'intérieur. Immédiatement hospitalisé en service de psychiatrie, il est victime du syndrome de Jérusalem.

Diagnostic

Le syndrome de Jérusalem, encore appelé « fièvre hiérosolymitaine » par les médecins français du début du siècle, est une anomalie psychiatrique observée chez des individus se rendant dans la capitale religieuse. Ces patients, âgés de vingt à trente ans, cultivés et aisés, pour la plupart blancs et élevés dans la tradition religieuse sans être pour autant restés pratiquants, présentent un délire mystique quelques jours après leur arrivée dans la Ville sainte. Chaque année, cent à deux cents touristes sont atteints par ce mal et hospitalisés quelques jours, dans l'hôpital psychiatrique de Kfar Shaul.

Face aux vieilles pierres foulées autrefois par Jésus-Christ, ils s'évanouissent ou perdent le sens de la réalité, déchirent leurs vêtements, se dévêtent et se mettent dans la peau d'un saint comme Jésus ou comme la Vierge Marie. L'arrivée dans le lieu le plus sacré du monde produit chez eux un traumatisme psychique violent. Des psychiatres pensent que ces malades viennent chercher à Jérusalem un lieu de paix où commencer une nouvelle vie. La désillusion provoque alors en eux ces délires.

Après une brève hospitalisation, les sujets atteints rentrent dans leur pays et ne semblent plus jamais présenter le moindre trouble.

Une mauvaise bronchite

A quatre-vingt-onze ans, bientôt quatre-vingt-douze, Maggie est une vieille dame sémillante, au regard vif et à l'ouïe encore affinée, qui entend bien devenir centenaire et, pourquoi pas, battre le record détenu par cette enquiquineuse de Jeanne Calment. Avec sa chevelure bleu argenté, soigneusement serrée dans un filet, et son col de guipure impeccable boutonné jusqu'au cou, elle fait immanquablement penser à ces grand-mères de livres pour enfants ou de films hollywoodiens de fin d'année. Elle regarde la télévision avec passion, jusqu'à des heures indues, surtout les émissions de reportages, et lit chaque jour le journal pour se tenir au courant de l'actualité. Elle est ainsi capable de vous entretenir longuement des derniers débats à l'Assemblée nationale, qu'elle suit avidement chaque mercredi sur le petit écran, ou de la pêche aux crevettes en Alaska, évoquée la semaine précédente dans « Thalassa ». Bref, comme mamie dans le coup, on ne peut rêver mieux.

Maggie a toujours obstinément refusé d'être placée en maison de retraite. Elle vit seule dans son petit deux pièces de la place Charles-Dullin, à Paris. Depuis bientôt soixante-dix ans qu'elle habite là, elle ne s'est jamais lassée de la vue sur la minuscule esplanade piquetée de platanes que borde la façade du théâtre de l'Atelier, avec ses colonnades néoclassiques. Un vrai théâtre de poupée, a-t-elle coutume de dire, dont elle suit attentivement la programmation. Même si elle ne sort plus guère de chez elle, elle est toujours avide du spectacle de la rue, qu'elle contemple depuis ses fenêtres. Et elle voue une admiration sans borne aux skateboarders qui évoluent chaque après-midi, à la sortie des écoles, au pied de son immeuble. Elle leur trouve une grâce inouïe, et irait volontiers les rejoindre, si son arthrose le lui permettait. Bien qu'elle n'ait pas à se plaindre. Elle est encore alerte pour son âge, et se déplace sans canne, contrairement à bien des « gamines » de sa génération.

Non, la seule chose qui inquiète vraiment Maggie, c'est sa tête. Elle le sent bien, celle-ci vacille. Il lui arrive, en se réveillant de sa sieste, de ne plus savoir quel jour on est, ou d'oublier une casserole sur le feu au risque de la voir déborder et de s'asphyxier au gaz, ou pire, de faire sauter l'immeuble. Elle s'en est inquiétée auprès de sa jeune voisine qui n'a rien trouvé de mieux, comme explication, que de lui parler de son âge. Et de lui assener qu'après tout cela lui semblait tout à fait normal. Normal ! Je vous le demande, qu'est-ce que ça veut dire, normal ?

Devant l'insistance de son fils, à la retraite depuis peu, Maggie a néanmoins été obligée d'accepter le passage quotidien de ladite voisine qui lui monte ses courses et lui prépare son dîner. De là à la faire passer pour gâteuse, il n'y a qu'un pas, et ce pas-là, elle est fermement décidée à ne pas le franchir. Du coup, elle s'est remise aux mots croisés, pour faire fonctionner ses neurones : faute de skateboard, allons-y pour les sports cérébraux ! Et même s'il lui en coûte parfois, elle feint d'afficher un optimisme sans faille devant son fils, lors de la visite hebdomadaire qu'il se croit obligé de lui rendre. « Tu vois, tout va bien, je ne suis pas encore fichue », lui dit-elle chaque fois, en le raccompagnant à la porte.

Mais, le mois précédent, Maggie avait bien cru qu'il lui faudrait abdiquer. Cela avait commencé par deux épisodes de toux, qu'elle s'était refusée à prendre en considération. Dans sa famille, le médecin, on ne le consultait qu'à la dernière extrémité. Autant dire pour l'extrême-onction. Mais une semaine plus tard, elle s'était réveillée un beau matin avec de violentes douleurs thoraciques et une forte température. Au point qu'il lui avait été impossible de se lever et qu'elle avait dû attendre l'arrivée de sa voisine pour parvenir à aller aux toilettes. Cette dernière avait aussitôt prévenu son fils, ne tenant aucun compte de ses protestations véhémentes. Il est vrai que, dans l'intervalle, sa toux avait repris de plus belle, une toux tenace et résistante qui la pliait en deux à chaque quinte et la faisait souffrir.

Arrivé en catastrophe, et constatant l'état d'épuisement dans lequel elle se trouvait, son fils avait aussitôt décidé de la faire hospitaliser. Une simple prise de sang et une première radiographie avaient suffi à diagnostiquer une sévère infection pulmonaire. Mais en poussant un peu plus avant leurs investigations, les médecins avaient découvert une masse suspecte dans l'abdomen de Maggie. Ils en avaient immédiatement informé son fils. Selon toute vraisemblance, sa mère avait un lithopédion depuis cinquante ans.

Diagnostic

Le lithopédion, fœtus mort calcifié à la suite d'un long séjour dans l'abdomen, résulte de l'évolution rarissime d'une grossesse. Il se découvre la plupart du temps par hasard lors d'un examen radiologique, car il n'existe souvent aucune manifestation clinique. Il survient chez des femmes au niveau socioculturel défavorisé, consultant rarement le médecin ou habitant dans des zones rurales sans surveillance médicale.

La grossesse se produit dans l'abdomen : il s'agit en fait d'une grossesse extra-utérine, non diagnostiquée, évoluant jusqu'au cinquième ou sixième mois. Les lithopédions sont parfois découverts très tardivement ; le cas le plus ancien décrit récemment étant resté caché soixante ans.

La tolérance de ces fœtus pétrifiés et calcifiés est remarquable, mais il est indispensable d'intervenir chirurgicalement afin d'éviter des complications. On découvre alors le fœtus enveloppé de membranes, aux travers desquelles on peut reconnaître des cheveux.

APOPATHODIAPHULATOPHOBE

L'Hôtel Niçois est un petit établissement de la côte varoise, niché dans un vallon de verdure aux pins odorants et aux mimosas géants, à moins de huit cents mètres d'une plage de sable fin. Huit chambres tenues de main de maître, depuis juin 1993, par la patronne, la plantureuse Martine, et son mari, Raymond, brigadier-chef à la retraite.

La façade ocre et blanche de la maison est prise d'assaut par les bougainvillées qui grimpent jusqu'au toit, ce qui fait pester Raymond régulièrement contraint de déboucher les gouttières comblées par les feuilles mortes et les fleurs séchées. Mais son épouse ne veut rien entendre : pas question que l'on touche à « ses » bougainvillées, les plus belles de la région, prétend-elle. La petite salle à manger, crépie de blanc et meublée de bahuts provençaux, s'ouvre sur une terrasse ombragée par une tonnelle de vigne vierge et de glycine : c'est là qu'à la belle saison on sert le dîner, à la lumière des lampes à huile et dans le grésillement des cigales. Une cuisine familiale que Martine prépare elle-même, à partir des ingrédients du marché : daube à la provençale, loup au fenouil et bouillabaisse le samedi soir.

En été, la clientèle se compose essentiellement d'habitués qui, le plus souvent, retiennent leurs chambres d'une année sur l'autre. On est ici entre gens de connaissance, presque entre amis, sous la conduite de Martine qui mène son monde à la baguette : elle est intraitable, notamment sur les heures des repas. Le reste de l'année, l'hôtel vit un peu au ralenti, au gré des clients de passage, représentants de commerce à la recherche d'une bonne table ou couples de retraités en goguette qui profitent de la douceur de l'arrière-saison méditerranéenne.

En juillet-août, on entend souvent la voix puissante de Martine râler contre les estivants sans gêne qui envahissent le pays et se conduisent en terrain conquis. Mais, en fait, elle aime bien cette agitation qui la force à se démener comme un beau diable. En hiver, il lui arrive de s'ennuyer un peu, encore qu'entre les conserves de champignons, le tricot et la couture elle trouve toujours à faire. A Noël, son fils, qui vit au Canada, vient lui rendre visite avec sa femme et leurs quatre enfants. Ça fait bien du « tintouin », mais Martine ne s'en plaint pas. D'ailleurs, elle ferme l'hôtel pour l'occasion.

Martine le reconnaît, elle mène une vie plutôt agréable au cœur de cette région varoise dont elle ne se lasse pas de vanter les charmes. Pour rien au monde elle ne voudrait vivre ailleurs, lui offrirait-on pour cela la fortune de la Bégum. Elle est ici chez elle, y est née, et ne pourrait se passer du spectacle quotidien de la Grande Bleue étalée sous ses yeux ni de la vision des montagnes des Maures, au-dessus de sa tête, couvertes de maquis d'un vert profond, hiver comme été. Elle est allée une fois au Québec, pour voir où vivait son fils, et n'avait eu qu'une idée au bout d'une semaine : rentrer au plus vite.

Non, le seul souci de Martine concerne sa santé. Au demeurant, un souci relatif qui la préoccupe d'un bout de l'année à l'autre : elle a en permanence la sensation d'être constipée. Depuis plus de vingt ans, elle a essayé à peu près tous les traitements existants sans remarquer la moindre amélioration. Soupes, sirops, comprimés, tisanes : tout a été testé. Elle a subi de nombreux examens, des lavements. En vain. Son ventre lui paraît toujours aussi ballonné, au point qu'elle ne supporte aucun vêtement serrant sa taille. Aller à la selle devient une obsession. Un retard de deux jours et elle se précipite chez un médecin. Du reste, elle a dû en consulter une bonne vingtaine dans la région. Raymond la raille souvent à ce propos, lui reprochant de gaspiller l'argent du ménage dans ces consultations, examens et traitements à répétition inutiles.

Mais, cette fois, voilà près d'une semaine que Martine ne parvient pas aller aux toilettes. La cote d'alerte est dépassée. Au matin du huitième jour, elle n'en peut plus et, malgré les remarques moqueuses de son époux, se précipite au cabinet médical de la petite ville voisine. Le médecin, qui commence à bien la connaître, évoque alors l'éventualité d'une apopathodiaphulathophobie.

Diagnostic

L'apopathodiaphulatophobie relève de la peur obsédante et intense de devenir constipé. Malgré des examens répétés et de multiples traitements, le patient n'arrive pas à calmer son angoisse. Cette phobie de maladie, encore appelée « phobie intéroceptive », peut devenir chronique au fil des années. Il s'ensuit une peur irraisonnée et incoercible de certaines sensations corporelles. En l'absence de traitement, ces angoisses évoluent parfois vers une dépendance médicamenteuse qui peut s'avérer dangereuse chez des patients prêts à tout essayer pour éliminer la constipation. Seul un traitement médicamenteux et une aide psychothérapeutique peuvent apporter une amélioration.

La thérapie comportementale peut parfois permettre d'aider le patient. Elle comprend trois étapes. La première permet d'explorer les scénarios que le patient construit autour de sa phobie. Dans la seconde, il apprend à maîtriser la crise d'angoisse en utilisant une technique de relaxation. Et dans la troisième, il affronte l'objet de sa phobie de façon très progressive.

Le clown

« Élève agité, qui perturbe la classe », « Des capacités peu exploitées », « D'indéniables talents de clown ». Christian, qui a conservé tous ses bulletins scolaires depuis l'école primaire, se plaît parfois à les feuilleter. Cela le fait d'autant plus sourire qu'il est aujourd'hui instituteur, et sent de temps à autre les mêmes jugements venir sous sa plume, lorsqu'il doit établir les appréciations trimestrielles sur ses élèves. Il se reprend alors, cherchant quelque chose de plus positif à écrire.

Pourtant, Christian n'a jamais appartenu à cette catégorie d'enfant que l'on dit difficile de nos jours. Il n'a connu ni les cités ni la vie de banlieue. Élevé à la campagne, ses terrains de jeu jusqu'à l'adolescence ont plutôt été la mare du voisin, le bois communal ou l'étable de la ferme familiale. Par la suite, à l'époque du lycée, il a bien fréquenté des cafés, s'adonnant au flipper avec une maestria que ses professeurs auraient probablement souhaité retrouver dans ses devoirs, mais rien de bien méchant.

D'ailleurs, Christian conserve de sa jeunesse un souvenir plutôt agréable. Il aimerait qu'il en soit de même pour ses propres enfants, malgré le divorce qui l'a séparé de sa femme. Quand il les prend en vacances, il se plie en quatre pour satisfaire leurs moindres caprices. Au point qu'il se demande parfois s'il ne les gâte pas trop. Mais, après tout, y a-t-il quelque chose dont on ait plus besoin que l'amour de ses parents, quand on est enfant ? Lui-même avait été fils unique, adoré de ses grands-parents, qui lui donnaient tout ce que sa mère ne voulait pas lui offrir. Il se rappelle encore le scandale de la Mobylette. Ses parents ne voulaient pas en entendre parler, mais il avait si bien manœuvré que son grand-père l'avait accompagné à Évreux pour l'acheter après son succès au brevet. Christian était revenu fier comme Artaban à la ferme, au guidon de son engin. Sa mère avait frôlé la syncope, et n'avait plus adressé la parole à son propre père pendant près d'un mois. Heureusement, tout s'était arrangé, et l'adolescent avait pu frimer devant ses copains du village.

En revanche, il ne garde guère de bons souvenirs de ses années d'école. A vrai dire, il s'ennuyait en classe où son activité essentielle consistait à amuser la galerie, notamment en repliant ses doigts sur le dos de sa main. Il faut dire qu'il arrivait à se tirer la peau dans tous les sens. A tous les coups, cet exercice faisait hurler les filles, plier de rire les garçons, et entraînait mises à la porte et heures de retenue. Malgré ses facéties, il était arrivé tant bien que mal jusqu'au bac, qu'il avait décroché de justesse au rattrapage. Ne sachant trop que faire ensuite, il avait embrassé la carrière d'instituteur, sans doute dans un ultime pied de nez à ses professeurs. A l'époque, le bac suffisait pour obtenir un poste de maître auxiliaire.

Aujourd'hui titularisé, Christian exerce ses fonctions dans l'école d'un petit village de l'Eure, à deux pas de la ferme de ses parents. A l'approche des vacances de Noël, ses enfants étant encore plus excités que de coutume, il peine à les supporter. D'autant qu'une douleur à la poitrine provoque chez lui une sensation quasi permanente d'oppression. Ces dernières semaines, il s'est rendu à plusieurs reprises à l'hôpital ébroïcien pour des consultations au service de cardiologie. Le jour de la sortie des classes, le 20 décembre 1992, le verdict tombe enfin : Christian souffre d'une complication cardio-vasculaire caractéristique de la maladie d'Ehler Danlos.

DIAGNOSTIC

Maladie génétique du tissus conjonctif, le syndrome d'Ehler Danlos entraîne une hyperélasticité cutanée et ligamentaire.

La première description, qui date de 1657, rapporte le cas d'un homme capable de tirer la peau de son muscle pectoral droit jusqu'à la mandibule gauche. Fine, douce, veloutée et pâle, la peau se laisse étirer très facilement entraînant une hyperextensibilité sévère encore appelée « dermatochalasis ». Certains patients atteints réussissent à toucher la pointe de leur nez avec l'extrémité de la langue (signe de Gorlin). D'autres peuvent loger cinq à six balles de golf dans leur bouche. D'autres encore parviennent à poser le pouce sur la face antérieure de l'avant bras, comme dans le cas de Christian. Cette maladie atteint parfois les tissus conjonctifs de tous les viscères et entraîne des complications cardio-vasculaires mais aussi pulmonaires, gastriques, ophtalmologiques, dentaires...

Il n'existe pas de traitement spécifique. La prévention demeure l'aspect primordial de la thérapeutique. Il est nécessaire d'éviter les traumatismes, d'effectuer de la kinésithérapie et des échographies régulières. Un soutien psychologique est parfois indispensable.

Un basketteur de haut niveau

A la sortie du lycée d'Aubervilliers, dans la foule des élèves qui se pressent aux grilles, impossible de rater la silhouette athlétique de Christophe. A dix-sept ans, du haut de ses 2,05 m, il dépasse de deux bonnes têtes la plupart de ses camarades. En dehors de cela, il ne diffère en rien de ces derniers : même accent banlieusard, même tenue faussement négligée, une casquette en permanence vissée sur un crâne rasé, un pantalon trop grand qui retombe en accordéon sur ses chevilles, des baskets aux lacets artistiquement dénoués.

Sans le sport, Christophe aurait peut-être mal tourné, comme certains de ses amis de la cité, aujourd'hui en taule. A douze ans, il a connu les honneurs du juge pour enfants au sujet d'un trafic d'autoradios volés dans les parkings souterrains. Sa mère, divorcée, qui l'élève seule, avait dû accepter l'assistance d'un éducateur. D'autant que Christophe, dont les résultats n'avaient jamais été brillants, était alors en voie de déscolarisation, séchant régulièrement les cours pour commettre des larcins avec ses potes.

Mais, depuis 1992, année où il pratique le basket à un haut niveau, Christophe a trouvé un équilibre et n'a plus le temps de traîner dans la cité. Sa mère, rassurée, le voit échapper à la délinquance. Même son comportement en classe s'est amélioré, et ses notes, sans atteindre des sommets, tournent désormais autour de la moyenne. Dès la sortie des cours, il file à l'entraînement. Quant aux week-ends, ils sont occupés par les compétitions. En quelques années, Christophe est devenu le meilleur espoir de son club, et son entraîneur commence à rêver pour lui d'un destin national.

Mais, ce mercredi-là, alors qu'il s'exerce au tir au panier avec deux joueurs, Christophe reçoit malencontreusement une balle sur la tête. A moitié groggy, il doit quitter le terrain pour se mettre sur un banc, où il reste jusqu'à la fin de la partie ne se sentant pas assez en forme pour reprendre l'entraînement.

Dans les vestiaires, au moment de se changer, il se plaint de violents maux de tête. Il a même l'impression, durant quelques instants, que la moitié gauche de son corps est engourdie, comme paralysée. Il ressent dans ses membres de curieuses sensations de picotement, une sorte de fourmillement qu'il n'a jamais connu auparavant. Par ailleurs, il ne sait plus vraiment où il est ni comment il s'appelle. Après vingt minutes de prostration, avec l'assistance de son entraîneur, il parvient péniblement à se remettre sur ses jambes. Debout, il a tout juste le temps de se précipiter aux toilettes pour vomir. Son mal au crâne empire.

Un équipier le raccompagne à pied jusqu'à son domicile, distant tout au plus de huit cents mètres. Christophe peine comme un beau diable, se sent épuisé comme s'il venait de courir un marathon. Et n'a qu'une hâte, se coucher. Ce qu'il fait aussitôt arrivé, sans même se déshabiller. Quand sa mère rentre à son tour, elle le trouve alité dans le noir le plus complet. Il refuse même de se lever pour dîner, prétextant la fatigue de l'entraînement.

Le lendemain matin, Christophe se lève à l'heure habituelle et prend le chemin du lycée comme si de rien n'était. Il a bien encore un peu mal à la tête et ne se sent pas vraiment vaillant, mais il refuse d'inquiéter sa mère. Et puis, il a trop peur qu'elle lui interdise de jouer au basket. Dans les mois qui suivent, il reprend régulièrement l'entraînement. A trois ou quatre reprises, il lui arrive de ressentir à nouveau ses terribles migraines, accompagnées des mêmes fourmillements, et chaque fois, il est contraint de s'asseoir un moment. Par chance, cela ne dure pas plus de quelques instants, mais Christophe en ressort pourtant terriblement fatigué.

A huit jours des épreuves de français du bac, Christophe est terrassé par une crise beaucoup plus sévère. Sa mère le retrouve allongé sur son lit, complètement prostré, désorienté, incapable d'articuler un mot, de bouger ou d'expliquer ce qui lui arrive. Aux questions maternelles insistantes, il répond par des borborygmes et des sons incohérents. C'est d'ailleurs tout juste s'il paraît la reconnaître. Affolée, celle-ci téléphone à SOS médecin. Christophe est hospitalisé le soir même, victime d'une migraine hémiplégique familiale.

Diagnostic

La migraine hémiplégique familiale est une forme rare de migraine à transmission héréditaire. Cette affection, qui touche indifféremment les deux sexes, associe la présence de migraine à des accidents hémiplégiques.

Les premières crises apparaissent en général durant la période prépubertaire. Leur fréquence varie, mais la moyenne d'apparition de ces phénomènes se situe autour de trois à quatre crises annuelles déclenchées par différents facteurs : stress, surmenage, période menstruelle et traumatismes crâniens modérés.

La crise débute souvent par de violents maux de tête unilatéraux associés à des nausées. Apparaissent alors rapidement les troubles neurologiques déficitaires qui durent entre une heure et trois jours. Surviennent aussi un engourdissement des membres accompagné de sensations de fourmillement d'un bras et d'une jambe entraînant une difficulté motrice, mais encore des troubles visuels (obscurcissement de la moitié du champ visuel), une diminution du débit verbal et des troubles de l'articulation. Le côté du déficit moteur alterne d'une crise à l'autre. Des examens complémentaires sont toujours effectués afin d'éliminer une cause plus sévère. Le patient mène une vie normale entre les crises. Le pronostic de cette pathologie est en règle générale favorable. La localisation d'un gène responsable est une étape dans la recherche de l'étiologie de cette maladie. Pour l'heure, il n'existe pas de traitement préventif particulier car cette forme de migraine est encore mal connue.

Citons enfin la curieuse histoire de deux frères séparés peu après leur naissance qui se sont retrouvés soixante-dix ans après grâce à une équipe médicale qui suivait différents membres d'une famille atteints de migraine hémiplégique familiale.

Une blonde plantureuse

Quand Martial avait annoncé son intention d'épouser Babette, il avait remarqué la surprise et même la gêne de son entourage. Elle était certes belle, grande et élégante, avec son allure décidée, mais de là à l'épouser !, pensaient ses proches. Dans son monde, celui des affaires, il existe des femmes que l'on épouse et d'autres qu'on exhibe. Babette, apparemment, appartenait à la seconde catégorie.

Pourtant, Martial avait tenu bon, faisant fi des commérages et de la différence d'âge qui les séparait : Babette, qui approchait la quarantaine, était de plus de dix ans son aînée. Sans doute cet écart choquait-il aussi. En trois années de mariage, Martial n'avait jamais eu à regretter sa décision et formait avec son épouse un couple épanoui.

Babette avait dû surmonter bien des handicaps pour en arriver là. Issue d'un milieu modeste, fille d'un ouvrier métallurgiste, elle s'était faite elle-même, comme on dit, à coups de cours du soir et de lectures choisies. Bien que n'étant pas du sérail, elle avait réussi à s'imposer dans le monde fermé des galeristes parisiens, et faisait aujourd'hui dans l'art contemporain. Tous les experts du monde s'accordaient à reconnaître ses dons de « découvreuse » de nouveaux talents. C'est d'ailleurs lors du vernissage d'une exposition de jeunes artistes qu'elle avait rencontré Martial. Ils avaient quitté ensemble la galerie, avec les derniers invités, avaient fait taxi commun ayant découvert qu'ils habitaient le même quartier. Depuis, ils ne s'étaient plus séparés. Pour Babette, son mariage était le couronnement d'une ascension sociale commencée vingt ans plus tôt.

Toujours très apprêtée, très maquillée, presque trop, disaient les mauvaises langues, elle prenait grand soin de sa personne, appréciant qu'on la remarque. Et ce d'autant plus qu'elle avait compris combien Martial était sensible à l'attention que lui portaient les autres hommes. Il aimait manifestement que sa femme attire les regards, voire suscite une certaine jalousie. Babette se rendait chaque semaine chez le coiffeur pour entretenir la blondeur oxygénée de ses cheveux et en profitait généralement pour procéder à une séance de manucure, elle qui portait de faux ongles très longs, impeccablement entretenus et couverts d'un vernis rouge éclatant.

Mais voilà qu'un beau matin d'avril 1994 Martial se réveille en proie à de furieuses démangeaisons. Le plus étrange est qu'elles semblent circonscrites à un périmètre très restreint de son anatomie, les testicules, pour les nommer. S'il ne se retenait pas, il s'arracherait la peau des bourses. En sortant de sa douche, il remarque d'ailleurs que ces dernières sont couvertes de plaques rouges. Mais, attribuant cette gêne à une irritation passagère ou à un slip trop serré, il ne juge pas utile d'en parler à sa femme.

Les jours suivants, la scène se reproduit. Martial hésite encore à en informer son épouse, retenu par une pudeur idiote. En catimini, il prend rendez-vous avec son généraliste. Ce dernier, un peu intrigué, évoque un eczéma et prescrit des comprimés antihistaminiques, ainsi qu'une pommade qu'il devra appliquer sur ses testicules matin et soir. Mais, lui précise-t-il, si les symptômes persistent, il faudra consulter un allergologue. Il lui note d'ailleurs l'adresse d'un confrère spécialiste.

En cachette, Martial suit scrupuleusement le traitement prescrit, en dépit des difficultés que cela représente. Dans un premier temps, l'amélioration est indiscutable, et les démangeaisons matinales disparaissent presque complètement. Mais tout reprend dès l'arrêt du traitement. C'est finalement l'allergologue, consulté en urgence, qui découvre le pot aux roses : Martial est victime d'un eczéma par procuration, provoqué par le vernis à ongles de Babette.

Diagnostic

Les vernis à ongles peuvent entraîner de nombreuses réactions allergiques. Souvent, ce sont les résines du vernis qui entraînent des réactions cutanées sur les endroits que les doigts peuvent atteindre : les paupières, les lèvres, le cou, les bras et les régions ano-génitales. Utiliser un vernis dépourvu de résines évite ces phénomènes.

Un des eczémas par procuration les plus courants est celui des paupières provoqué par le contact des doigts trempés dans du liquide à lentilles de contact. Certains hommes présentent parfois des problèmes cutanés parce qu'ils sont allergiques aux teintures blondes de leur femme.

Un grand trou noir

Représentant de commerce pour une grosse entreprise de matériel de bricolage, Richard a l'habitude de conduire. Il parcourt chaque année près de 50 000 kilomètres au volant de son break Citroën. Son secteur comprend une large portion du Sud-Ouest, mais il peut être amené, à l'occasion, à pousser jusqu'à Lyon, voire Avignon ou Marseille.

Alors, que lui est-il arrivé cette nuit-là, tandis qu'il rentrait tranquillement chez lui, au terme d'une soirée agréable ? Lui-même serait incapable de le raconter. Il se souvient juste de phares, face à lui, qui l'ont aveuglé un instant. Puis, plus aucun souvenir. Le trou noir. Il avait probablement un peu trop bu ce soir-là, pour fêter la nouvelle année, et à 4 heures du matin, la fatigue commençait à se faire sentir. Sans doute n'était-il pas en pleine possession de ses moyens. Mais la nuit de pleine lune était claire et la route parfaitement sèche.

Quand Richard se réveille, il est à l'hôpital. Sa femme, prévenue en urgence, se tient à ses côtés, assise sur une chaise au pied du lit, et entreprend aussitôt de le rassurer. Il n'a rien d'irrémédiable, juste une fracture du tibia, une épaule déplacée, qui se soignent facilement de nos jours. Il doit cependant s'attendre à plusieurs mois d'immobilisation. Pour une fois, Richard devra se montrer patient, ce qui, justement, n'est pas sa qualité première. La seule inquiétude des médecins, lui explique-t-elle, concerne un traumatisme crânien assez sévère.

Mais les examens apparaissent rassurants malgré la perte de connaissance, et, apparemment, il n'y a aucune lésion grave. Cependant, il est encore un peu tôt pour se prononcer définitivement. « Tu as eu beaucoup de chance », répète son épouse.

C'est également ce que lui disent les gendarmes venus enregistrer sa déposition, quelques jours plus tard. Sa voiture est réduite en bouillie. Pis, il a fallu plus de deux heures pour l'extraire de l'amas de tôles froissées. En fait, Richard a heurté de plein fouet un camion roulant en sens inverse. De toute évidence, le chauffeur routier s'était assoupi au volant et avait perdu la maîtrise de son véhicule. Ce qui, à plus de 80 kilomètres à l'heure, ne pardonne pas. Richard n'avait rien pu faire pour l'éviter. Les traces de pneu, sur l'asphalte, montraient bien qu'il avait essayé de freiner et de changer brusquement de direction, mais hélas trop tard.

Encore heureux, se dit Richard, d'avoir été seul dans la voiture puisque sa femme était partie chez ses parents fêter le réveillon avec les enfants. Il était prévu qu'il les retrouve là-bas, le soir du 31 décembre 1996. Mais, à l'annonce de chutes de neige, il s'était décommandé à la dernière minute, préférant rester à Pau, et dîner au restaurant.

Son terrible accident vaut à Richard plusieurs semaines d'hospitalisation ainsi que quatre mois d'arrêt de travail. Fort heureusement, il récupère assez vite. Le maniement des béquilles se révèle même pour lui un jeu d'enfant, et sa rééducation ne pose aucun problème.

Mais une question taraude Richard. Une anomalie que les médecins sont en peine d'expliquer, et encore plus de résoudre. Ils ne le lui ont d'ailleurs pas caché : il faudra probablement qu'il s'habitue à vivre avec. En effet, Richard voit désormais la vie en noir et blanc, comme dans un vieux film des années 1930. Suite à ce choc, il est devenu achromatopsique.

DIAGNOSTIC

L'achromatopsie cérébrale, ou cécité totale aux couleurs, consécutive à une lésion du cerveau a été décrite pour la première fois au XVIIe siècle. La partie essentielle du système de perception des couleurs se trouve alors hors circuit ; il en résulte une abolition de la perception des couleurs, la rétine ne fournissant que la sensation du noir, du blanc et des intermédiaires.

Cette perte brutale provoque un curieux sentiment chez les patients. Leur vie est bouleversée par cette vision du monde en gris sale : le choix des vêtements, la reconnaissance de certains aliments, regarder la télévision, éviter de se tromper aux feux tricolores... sont autant de situations anodines qui posent de nombreux problèmes dans la vie quotidienne. Ils ne différencient les objets que par leur luminosité. Le patient achromatopsique met plusieurs mois à s'adapter à sa nouvelle vie en noir et blanc.

Certaines achromatopsies cérébrales acquises peuvent se résoudre au cours des années, d'autres jamais. L'achromatopsie cérébrale congénitale atteint certaines personnes dès la naissance, comme les habitants de l'île de Pingelap dans le Pacifique, surnommée « l'île des aveugles aux couleurs ».

La couleur est capitale à notre imagination et à notre mémoire. Son absence entraîne un déséquilibre profond, une perte de la perception de la beauté.

Une parfaite maîtresse de maison

Vivre à cinq dans une loge de gardienne de 35 mètres carrés à Asnières n'est pas facile tous les jours. Pourtant, madame Mégou ne se plaint jamais, n'est pas du genre à gémir sur son sort, et encore moins à envier celui des autres. Comme elle aime à le répéter : « A quoi ça sert de regarder dans l'assiette du voisin quand la vôtre est pleine ? »

Toujours souriante, la gardienne fait l'unanimité parmi les résidents de l'immeuble. Il faut dire qu'elle n'hésite jamais à rendre service, à prendre les colis ou les envois recommandés, à arroser les jardinières des locataires en vacances. Et son mari, ouvrier dans le bâtiment, est également toujours prêt à donner un coup de main pour de menus travaux, à remplacer une ampoule ou un joint de robinet chez la vieille dame du cinquième, à aider à poser les placards de cuisine du jeune couple qui s'installe. Très habile de ses mains, on peut quasiment tout lui demander.

Leurs trois enfants, Hakim, six ans, Dabiah, trois ans, et la petite dernière, Soumia, tout juste âgée de huit mois, dorment ensemble dans la même chambre, dont l'unique fenêtre donne sur la cour intérieure de l'immeuble. Quant à monsieur et madame Mégou, ils déplient chaque soir le canapé-lit dans la pièce principale, qui fait aussi office de salle à manger.

Malgré cette promiscuité, madame Mégou tient à ce que ses

enfants soient toujours impeccables et exerce sur sa progéniture une intraitable autorité, en vraie maîtresse du foyer, respectant la tradition marocaine. Son époux est souvent plus coulant, mais ne discute jamais ses injonctions, même quand l'un des deux aînés vient se plaindre à lui.

A l'approche du Noël 1995, qui n'a pourtant guère de signification pour cette famille musulmane, les enfants sont plus excités que d'habitude. Il est parfois difficile d'exiger le calme, surtout quand des petits camarades de l'immeuble viennent jouer à la maison. Cette fois, l'après-midi s'est mal terminé. Dabiah a fini par piquer une colère contre son frère qui voulait lui arracher ses crayons de couleur. Et madame Mégou a dû faire preuve de sévérité pour ramener le calme, renvoyant le petit Fabien chez lui : tu reviendras demain, lui a-t-elle dit, quand ça ira mieux.

Quelques minutes plus tard, Dabiah se met à vomir. Sa mère attribue cette réaction à la dispute qui vient de se produire, et ne s'inquiète pas outre mesure. Une heure après, la petite continue pourtant à se plaindre, notamment de maux de ventre. Et de recommencer à vomir. Le médecin, appelé en urgence, ne semble pas vraiment comprendre ce qui arrive à la fillette, et décide de la placer en observation à l'hôpital quelques jours. Le temps de trouver une explication, précise-t-il, et de décider d'un traitement approprié. Mais après plusieurs jours d'hospitalisation, et malgré toute une série d'examens, le cas de Dabiah reste un mystère : apparemment, aucune étiologie précise ne peut expliquer son état. Le diagnostic de gastro-entérite est évoqué, mais sans grande certitude. Quand madame Mégou récupère sa fille, celle-ci va effectivement beaucoup mieux, a retrouvé le sourire, mais, de retour chez elle, elle dit encore souffrir parfois de douleurs abdominales.

Quelques semaines plus tard, c'est Hakim qui pose des problèmes. Il est fatigué, ne veut plus aller en classe, et sa mère le trouve très pâle. Au moment de partir pour l'école, un matin, il se met à vomir en se tenant le ventre. Affolée, sa maman rappelle le médecin. Celui-ci le fait immédiatement hospitaliser dans le service qui a déjà accueilli sa sœur. Il subit alors lui aussi toute une série d'examens qui, cette fois-ci, s'avèrent payants : on réalise en effet que la famille Mégou est en train de s'intoxiquer au mercure. Du mercure contenu dans un thermomètre qu'Hakim avait malencontreusement cassé, peu avant Noël, et qui s'était répandu sur la moquette de la chambre.

Diagnostic

Un dosage sanguin du mercure a mis en évidence une intoxication de tous les membres de la famille. Les médecins ont d'abord pensé à une intoxication de mercure organique. Mais tous les acteurs de la Santé de la région, pédiatres, infirmiers, médecins du centre antipoison, inspecteur régional des affaires sociales ont éliminé l'hypothèse d'une contamination extérieure à la maison, aucun cas n'ayant été révélé en dehors des membres de la famille.

L'hypothèse la plus probable semble donc être cette intoxication secondaire à l'inhalation répétée de vapeur de mercure, métal contenu dans un thermomètre et capable d'entraîner des problèmes pour le cerveau, le foie et les reins. Des dosages effectués dans toutes les pièces ont mis en évidence une contamination du sol. Des concentrations élevées ont été observées dans la moquette de la chambre des enfants ainsi que dans le tuyau de l'aspirateur. Détail capital : les gouttes de mercure ont été aspirées puis ventilées dans l'appartement. Il a fallu décontaminer l'endroit, changer les moquettes et l'aspirateur, nettoyer les murs, se débarrasser des jouets en peluche. Un traitement spécifique proposé aux enfants a permis une amélioration rapide.

Selon un ingénieur du génie sanitaire, face à un bris de thermomètre, il faut impérativement récupérer les morceaux, les mettre dans une boîte et les donner à un pharmacien ou à un hôpital. Si l'incident a lieu sur une moquette ou un tapis, il faut alors refaire les revêtements.

Le mercure, métal très toxique, se trouve aussi dans les baromètres et certaines piles rondes que les fabricants recommandent de rendre après usage.

Desillusions

A l'école primaire, déjà, Jean-Claude était un teigneux, prompt à prendre la mouche, à se quereller. Par la suite, cette violence lui avait joué bien des tours dans sa vie professionnelle, l'obligeant maintes fois à démissionner, victime de l'hostilité de ses collègues. Obligé de partir, en fait, parce que plus personne ne pouvait supporter son sale caractère. Une fois, il en était même venu aux mains avec son patron : résultat, il avait reçu sa mise à pied le soir même. Mais Jean-Claude prétendait toujours qu'il n'y était pour rien; que ce n'était pas sa faute s'il était entouré de cons. A l'écouter, les autres lui en voulaient alors qu'il souhaitait toujours arrondir les angles. Mais comme on le poussait à bout, il devait bien réagir.

Ce comportement paranoïaque s'est aggravé depuis un terrible accident de voiture qui l'a laissé handicapé à vie, diminuant la motricité de ses jambes. Plus que jamais, il semble prêt à se battre contre la terre entière, en voulant à l'ensemble de l'humanité de sa situation. Il devient de plus en plus invivable, envoie tout le monde promener, se dispute avec ses voisins comme avec les commerçants. Même avec ses propres enfants, il devient violent. Jusqu'à prétendre ne pas les reconnaître : « Ce ne sont pas mes enfants, ce sont des doubles qu'on m'a envoyés », déclare-t-il un soir, tout à trac, à sa femme. Sur le coup, Sylvie pense avoir mal entendu. Mais quand sa petite, Nathalie, âgée de six ans, lui demande : « Pourquoi Papa dit qu'on n'est pas ses enfants ? », elle comprend qu'elle n'a pas rêvé. Jean-Claude est de plus en plus bizarre. Mais il est vrai que, la plupart du temps, il paraît tout à fait normal. Malgré le handicap dû à son accident, il a su rester actif, s'occupe admirablement du jardin et bricole des heures entières dans son atelier, réparant tout ce qui est cassé dans cette maison de Neauphle-le-Château.

Pourtant, ce dimanche-là, alors que ses parents viennent déjeuner, Jean-Claude présente à nouveau un comportement curieux. En leur ouvrant la porte, il s'exclame : « Ce ne sont pas mes parents ! », et glisse à l'oreille de sa femme, en la rejoignant dans la cuisine : « Je t'assure, ce ne sont pas eux. D'ailleurs, ils ont disparu en Afrique, tu le sais bien. Je te dis qu'on les a remplacés pour qu'ils me surveillent. » Sylvie fait mine de ne pas comprendre et réussit tant bien que mal à faire passer cette phrase pour une nouvelle facétie de son mari. Elle est anéantie. Son mari devient fou.

Le lendemain matin, Sylvie décroche le téléphone et appelle le médecin en cachette. Jean-Claude n'a jamais voulu entendre parler d'assistance médicale, se considérant en parfaite santé mentale et physique. Mais, cette fois, il faut faire quelque chose. Il déraille complètement. Le généraliste lui dit de ne pas s'inquiéter : il passe dès qu'il a un moment, probablement dans l'après-midi.

Mais quand il se présente à l'improviste, vers 14 heures — Sylvie s'est bien gardée de dire quoi que ce soit —, Jean-Claude ne semble absolument pas le reconnaître. Il devient même agressif, le repoussant brutalement vers la sortie en hurlant : « Vous vous faites passer pour mon médecin, mais vous mentez. Qui êtes-vous, d'abord ? Vous me voulez du mal. Ça fait des années que je sais que vous me voulez du mal. » Un instant désarçonné, le médecin prend rapidement la mesure de la gravité de la situation.

En accord avec Sylvie, il décide de faire hospitaliser Jean-Claude en unité psychiatrique, où le diagnostic de syndrome de Capgras est alors porté.

Diagnostic

Joseph Capgras décrit, en 1923, le syndrome qui porte son nom comme une affection mentale, encore appelée « l'illusion des sosies » : c'est une forme d'hallucination visuelle dans laquelle le sujet rencontre de pâles copies des êtres qui lui sont proches.

Cette affection provoque chez les malades l'illusion que la famille, les amis et toutes les personnes qui lui sont liées affectivement ont été remplacés par des sosies. Ce phénomène peut également se rencontrer avec des objets (habits, meubles, lettres, papiers officiels) que le malade dévalorise. Les sosies qui se succèdent ne sont qu'un pâle reflet, sans relief, sans image et sans originalité propre, de la personne originale. Le nombre de sosies augmente avec la gravité du syndrome. Il est rapporté le cas d'une femme qui a visualisé deux mille sosies de sa fille pendant plusieurs années. Les sentiments du patient vis-à-vis du sosie sont variables, allant de l'indifférence à l'agressivité. Des troubles psychiatriques à type de psychose ainsi qu'une prédisposition paranoïaque sont souvent associés.

Les causes de cette maladie font aujourd'hui l'objet de nombreuses recherches. Un dysfonctionnement cérébral s'associe au trouble psychiatrique. Des expériences menées à l'université de San Diego en Californie semblent montrer qu'il n'existe pas de communication entre le centre de reconnaissance des visages et la partie du cerveau qui gère les émotions. Le patient reçoit ainsi une image véritable de la personne qu'il reconnaît, mais ne ressent pas l'émotion qui devrait accompagner cette vision de visages familiers. Une autre partie du cerveau s'efforce alors de compenser cette anomalie et invente des sosies.

L'illusion de Fregoli peut se rapprocher du syndrome de Capgras. Fregoli, illustre imitateur, qui se produisait dans le monde entier au début du siècle, pouvait prendre l'apparence physique et gestuelle des personnages qu'il imitait. Dans ce cas, le malade croit reconnaître un individu, alors qu'il n'existe aucune ressemblance physique avec celui-ci.

Un réveil mouvementé

Sa mère a choisi son prénom en pensant à la chanson de Michel Delpech que l'on entendait sur toutes les radios l'été de sa naissance. Et c'est vrai que Marianne était jolie, un bébé magnifique, au dire de tous. Par chance, elle l'est toujours et peut être fière du choix de sa maman.

A l'approche de la trentaine, Marianne n'a pas encore de rides aux coins des yeux. Jeune femme superbe, à la silhouette élancée de nageuse, aux jambes interminables qui supportent un torse parfait, au regard profond, presque noir, à la superbe crinière de cheveux auburn qu'elle laisse flotter librement sur ses épaules athlétiques, elle prend grand soin de son apparence, est élégamment vêtue et soigne sa peau avec les meilleurs produits. Il est vrai que son salaire confortable le lui permet : secrétaire de direction dans un laboratoire pharmaceutique, elle gagne fort bien sa vie. Marianne pratique régulièrement la natation et a découvert depuis peu les plaisirs de la plongée sous-marine. Après son initiation en piscine, elle a effectué, l'été dernier, ses premières descentes en mer Rouge, dans le golfe d'Akaba. Elle en garde un souvenir ému et n'a qu'une idée : repartir au plus tôt. Elle s'est d'ailleurs déjà inscrite à un stage aux Seychelles pour ses prochaines vacances d'été 1997. Il paraît, d'après les spécialistes, que les fonds sous-marins y sont encore plus beaux : des myriades de poissons multicolores qui vous glissent entre les jambes. Son seul problème, ses deux chiens qu'elle a du mal à faire garder.

Marianne est propriétaire de son appartement, un trois pièces dans un immeuble ancien du centre de Lyon dans lequel elle a englouti plusieurs centaines de milliers de francs de travaux. Mais, selon tous ses amis, cela valait la peine. Le salon surtout est une réussite, avec ses deux cheminées de marbre qui se font face, surmontées de grands miroirs Art déco. Il s'ouvre par deux portes-fenêtres sur un balcon-terrasse envahi de verdure. Marianne a tenu à préserver la sensation d'espace, limitant le mobilier à une commode ancienne, une table de bridge en noyer qui fait office de console et deux canapés de cuir noir qui reposent sur le plancher de chêne clair laissé volontairement nu. Au-dessus de la table, une superbe lithographie d'Aki Kuroda, une sorte de nu stylisé, se détache sur le mur blanc. En dépit de cette sobriété apparente, un brin spartiate, l'ensemble laisse une impression chaleureuse, confortable, propice aux conversations.

D'ailleurs, Marianne reçoit beaucoup. Elle aime faire la cuisine et a la réputation d'être un fin cordon-bleu. Mais ce que Marianne apprécie avant tout, ce sont les soirées entre amis, où l'on parle à bâtons rompus, devant une bonne bouteille de vin, où l'on refait le monde pendant la nuit entière.

Ce que sa mère a du mal à comprendre, c'est que Marianne soit encore célibataire, alors qu'elle a tout pour elle, la grâce, l'intelligence et une excellente situation. Ce n'est pourtant pas les occasions qui ont manqué. Elle a eu, à plusieurs reprises, des aventures sérieuses avec des garçons tout à fait convenables. Il a même été question de fiançailles avec l'un d'entre eux, un jeune ingénieur informaticien prénommé Joseph. Mais, chaque fois, Marianne a rompu au bout de quelques mois. « Je ne me sens pas prête encore pour la vie de couple », se plaît-elle à répéter. Quelle peur la retient ? Elle ne saurait le dire exactement. Ce qu'elle sait, en revanche, c'est que sa solitude, toute relative au demeurant, ne la gêne aucunement.

Encore que celle-ci présente parfois des inconvénients indéniables. Notamment lorsque l'on est confronté brusquement à un problème de santé et que l'on doit se débrouiller seule. Ce qui lui est arrivé récemment.

Déjà, une semaine plus tôt, un idiot d'insecte avait eu la malencontreuse idée de se nicher dans son oreille gauche alors qu'elle s'apprêtait à s'endormir. Elle avait eu toutes les peines du monde à l'en faire ressortir, avec un Coton-Tige.

Et voila que, depuis deux ou trois jours, elle a de nouveau mal à la même oreille. Au point que ça l'empêche de dormir, et qu'elle est obligée d'avaler chaque soir un comprimé d'anxiolytique afin de trouver le sommeil. Mais ce qui inquiète le plus Marianne, c'est qu'elle a l'impression que cette sourde douleur empire.

Et puis ce matin, au réveil, elle découvre dans le miroir de sa salle de bains que son visage est complètement déformé. Elle ne parvient même plus à ouvrir son œil gauche entièrement. Son visage semble figé, le coin supérieur gauche surélevé ; elle est méconnaissable. Sur le coup, elle panique un peu. Puis tente de se raisonner. Ça ne peut pas être bien grave. Mais il faut tout de même qu'elle en ait le cœur net. Elle s'empare donc de son téléphone pour prendre rendez-vous avec son médecin, qui accepte de la recevoir en fin de matinée. Elle prévient alors son travail qu'elle ne pourra pas être là avant le début de l'après-midi.

A 11 h 30, Marianne est au cabinet médical. Le médecin, un vieux monsieur très doux qu'elle connaît depuis l'enfance, l'examine attentivement. *A priori*, il est perplexe, et évoque une paralysie faciale gauche. Mais, dit-il, il faut encore trouver une explication. Ce n'est pas une pathologie courante. Il s'intéresse alors plus particulièrement à cette oreille dont Marianne lui dit qu'elle la fait de plus en plus souffrir. Après avoir injecté un anesthésique local pour la soulager, il finit par en retirer une tique responsable de tous les problèmes de la jeune femme depuis ces derniers jours.

Diagnostic

L'examen de l'oreille gauche a permis de constater la présence sur le tympan d'une boule de sang qui était probablement à l'origine des douleurs et de la paralysie faciale gauche. Grâce à l'instillation d'un anesthésique local, il a été possible de retirer cette tuméfaction qui s'est avérée être une tique. Les douleurs et la paralysie faciale ont vite disparu. Un traitement antibiotique a été prescrit afin d'éviter la maladie de Lyme.

Les tiques sont les vecteurs de nombreux agents infectieux. La maladie de Lyme est une infection microbienne transmise par la tique à l'homme qu'elle a piqué. Son diagnostic est difficile. Il apparaît une éruption qui peut persister et s'étendre plusieurs semaines et disparaître. L'agent pathogène poursuit sa généralisation à tous les tissus de l'organisme et peut entraîner de sévères complications neurologiques, articulaires et cardiaques.

Une chute bien mal placée

Le coup de foudre n'existe pas que dans les films, dit Hélène, en repensant à sa rencontre avec Patrick. A cela près que, dans la vie réelle, il n'y a pas de violons pour souligner l'événement. Encore que...

Patrick et Hélène travaillent dans la même entreprise, une firme de cosmétiques haut de gamme, filiale d'une grosse société américaine, dont le siège se trouve dans le quartier de la Madeleine, à Paris. Lui, directeur de formation, doit s'assurer que les produits de la marque sont bien connus des diffuseurs, et veiller à ce que les vendeuses, dans les magasins, soient à même de renseigner correctement les clients. Il a sous ses ordres une quinzaine de formatrices qui organisent des stages, à Paris et en province, à cet effet. Du coup, il est souvent en déplacement. Quant à Hélène, qui a récemment intégré le service commercial, elle a en charge toute la correspondance avec les gros distributeurs genre Sephora.

Ils ont fait connaissance voilà deux ans, lors du séminaire d'automne organisé en Irlande, en septembre 1994. Hélène, qui n'avait travaillé jusqu'alors que dans des petites entreprises, n'avait jamais connu une réunion de ce genre : quelque deux cents personnes réunies pour quatre jours dans un somptueux hôtel quatre étoiles de la région de Killarney, au sud-ouest du pays. Une région magnifique qu'elle n'avait eu, hélas, que le temps d'entr'apercevoir. Il faut dire que tout avait été prévu pour que personne n'ait une minute de répit entre les réunions de travail, les promenades en calèche, un rallye-surprise dans la ville et les soirées en discothèque après le dîner.

C'est lors de la soirée de clôture, présidée par le P-DG venu des États-Unis, qu'Hélène avait remarqué pour la première fois cet homme d'une quarantaine d'années, au physique de play-boy de cinéma, qu'elle ne se souvenait pas d'avoir croisé précédemment. Au demeurant, pas du tout son genre. Habituellement, elle flashait plus facilement sur le style voyou à moto, en blouson de cuir. Et pourtant, elle était immédiatement tombée sous le charme. Et cela avait été réciproque. Patrick l'avait invitée à danser. Elle avait accepté. A peine avait-elle posé la tête sur son épaule qu'elle s'était sentie en confiance, s'abandonnant tout entière à ses bras. Quelques minutes plus tard, ils s'éclipsaient discrètement. Cette nuit-là, ils n'avaient pas beaucoup dormi.

De retour à Paris, il avait fallu, pour chacun d'eux, apprendre à gérer cette situation inédite. Patrick était marié, et sa femme enceinte de leur troisième enfant. Même s'il était indéniablement amoureux d'Hélène, il ne voulait pas entendre parler de divorce pour le moment. Elle-même, du reste, ne savait pas très bien où elle en était. Elle s'était mariée très jeune, dix-sept ans à peine, et, si l'on ne pouvait plus vraiment parler d'amour entre Jacky et elle, une indéfectible affection continuait à les réunir. Elle n'avait pas envie de le faire souffrir.

C'est ainsi qu'Hélène et Patrick avaient été amenés à s'organiser peu à peu une existence parallèle à leurs vies de couple respectives. Ils étaient devenus des amants clandestins, se retrouvaient plusieurs fois par semaine dans de petits hôtels pour faire l'amour avec une passion que rien ne semblait altérer.

Périodiquement, Hélène se demande si Jacky ne commence pas à avoir des soupçons. A plusieurs reprises déjà, il lui a posé des questions sur ses retards répétés. Jusqu'à présent, elle a toujours réussi à s'en tirer par des pirouettes, prétextant une surcharge de travail au bureau. Elle-même s'interroge aussi. Va-t-elle pouvoir mener longtemps cette double vie, ces rencontres à la sauvette, sur un dessus-de-lit pelucheux en acrylique ? Elle voudrait enfin une vraie nuit, pleine et entière, avec Patrick. Comme celle de leur rencontre, à Killarney.

Jacky lui a annoncé, le mois dernier, qu'il avait l'intention d'aller passer huit jours de vacances chez ses parents, en Bretagne. Viendrait-elle avec lui ? Une fois encore, elle s'était servie de son boulot comme alibi : ce n'est vraiment pas le moment, mon chéri, on est en plein lancement du nouveau parfum. Elle s'était sentie rougir en énonçant son mensonge, mais l'occasion était trop belle. Elle allait enfin l'avoir, sa nuit avec Patrick.

Le jour même du départ de Jacky, Patrick la retrouve chez elle. Elle a préparé un petit dîner d'amoureux. Mais ils ne prennent pas le temps de se mettre à table. Le désir qu'ils ont l'un de l'autre est trop pressant. La gastronomie viendra plus tard. Ils se jettent sur le lit ouvert. Mais, soudain, alors qu'ils sont en pleine étreinte sexuelle, ils entendent une clé tourner dans la serrure de la porte d'entrée. Sous l'effet de la panique, Patrick se retire brutalement. Il s'écroule au pied du lit en poussant un hurlement, victime d'une rupture des corps caverneux.

Diagnostic

La fracture du pénis, encore appelée « Texas Trauma » ou « Bent Nail Syndrome », est exceptionnelle. Notre patient, dont le pénis était en érection, s'est retiré brutalement, puis est tombé sur le sol. Il s'est alors produit une rupture des corps caverneux, partie de la verge qui se gonfle de sang lors d'une érection, provoquant un craquement alors qu'il n'existe pas d'os dans le pénis.

Se sont ensuivis alors de violentes douleurs, un hématome,

une déformation de la verge et des troubles de l'érection. Il est souvent nécessaire de suturer les corps caverneux, puis d'immobiliser le pénis dans un pansement ou une attelle et de prendre des antalgiques afin de calmer la douleur. Celle-ci disparaît progressivement, mais le pronostic fonctionnel n'est pas toujours favorable.

Un enfant bien agité

De l'avis de tous, à commencer par ses parents, Christophe est un enfant calme et posé. Il peut passer des heures seul dans sa chambre sans qu'on l'entende. Sa maman s'en inquiète parfois, se demandant s'il ne serait pas en train de faire quelque bêtise. Mais non, chaque fois qu'elle monte à l'étage, elle le trouve sagement assis sur la moquette, au milieu de ses jouets, en train de se raconter des histoires ou de dessiner. A l'école de Bagnolet, son institutrice le juge parfois un peu distrait, dans les nuages. Mais rien d'alarmant : il réussit bien ce qu'il entreprend, à condition qu'on lui laisse prendre son temps, et devrait négocier sans problème son passage en sixième.

Toutefois, depuis quelque temps, deux ou trois semaines tout au plus, Christophe se montre beaucoup plus agité. Surtout le week-end. Lui d'habitude discret n'arrête plus de parler, passant du coq à l'âne, ne terminant jamais ses phrases, comme subitement pris d'une boulimie de paroles. Au point que ses parents peinent parfois à le reconnaître. Que lui arrive-t-il ? Même l'institutrice a remarqué le changement. Le lundi, Christophe débarque souvent très excité à l'école, ne tenant pas en place, dérangeant ses camarades et perturbant le travail de la classe. Fort heureusement, dès le lendemain, il recouvre son calme et sa sérénité habituels. C'est à n'y rien comprendre.

Les parents de Christophe mettent cette transformation sur le compte des préparatifs de son prochain anniversaire. Toujours très gâté à cette occasion, il s'attend cette fois à avoir encore plus de cadeaux. Il a d'ailleurs établi sa liste, soigneusement recopiée sur du papier quadrillé. C'est qu'il va fêter ses dix ans. Une date qui compte à cet âge. Ses parents ont prévu un grand goûter et ont envoyé une trentaine d'invitations. Toute la classe de Christophe sera là, sans compter ses cousins et cousines.

Le jour dit, 18 avril 1996, Christophe est levé à l'aube. Il aide sa maman à dresser la table, à préparer gâteaux et boissons, et paraît étonnamment tranquille, voire paisible, comme si son agitation des dernières semaines n'était qu'un lointain souvenir. Une heure avant l'arrivée des invités, sa mère l'envoie prendre son bain. Il faut qu'il fasse honneur à ses amis, lui dit-elle.

Christophe passe une bonne demi-heure dans la baignoire, que sa maman vient périodiquement remplir d'une nouvelle rasade d'eau bien chaude. Il joue longuement avec son sous-marin en plastique, et finit par oublier l'heure. Sa mère doit le rappeler à l'ordre trois fois de suite avant qu'il consente à sortir de l'eau. Bizarrement, elle le trouve à nouveau très agité, présentant des mouvements brusques et saccadés. Pendant qu'elle l'habille, il n'arrête pas de gigoter et la soûle de propos incohérents.

La petite fête ne tarde pas à tourner au cauchemar. Alors qu'il était tellement excité quelques minutes auparavant, Christophe, très pâle, sombre rapidement dans une sorte d'apathie. Il prétend avoir envie de vomir. Lui d'habitude enjoué refuse de s'amuser avec ses camarades et de participer à leurs jeux, reste prostré au pied de l'escalier, comme indifférent à ce qui l'entoure. Quand on lui apporte ses cadeaux, il ne fait pas un geste pour les ouvrir. Pressentant un problème, son père prend alors la décision de raccompagner les enfants chez eux, tandis que sa mère, complètement abasourdie et n'y comprenant plus rien, appelle un médecin en urgence. Il ne faut pas bien longtemps à ce dernier pour rendre un verdict sans appel : ce que vient de faire Christophe n'est ni plus ni moins qu'une crise d'épilepsie. Un bilan neurologique permettra de comprendre que cette crise avait été provoquée par les bains chauds.

Diagnostic

Christophe présente une forme rare d'épilepsie, la « hot water épilepsy », déclenchée par l'immersion dans un bain chaud. Le diagnostic est confirmé en effectuant un électro-encéphalogramme qui permet de visualiser l'existence des signes caractéristiques de l'épilepsie. Cette forme rare a été décrite pour la première fois en 1965 chez un enfant qui présentait une perte de connaissance et une raideur des membres chaque fois qu'il s'immergeait dans de l'eau chaude.

Ce type de manifestations semble survenir plus fréquemment chez l'enfant de sexe masculin. C'est surtout au Japon et dans le sud de l'Inde, où il est habituel de prendre des bains très chauds, que cette forme particulière d'épilepsie est le plus décrite. La température de l'eau du bain varie de 38° à 50° selon les études réalisées.

Un traitement médicamenteux antiépileptique entraîne une évolution favorable.

Une vie sans mouvement

A cinquante ans, Virginia en paraît dix de moins. Et ce, contrairement à bien d'autres femmes de son âge et de son milieu, sans jamais avoir eu recours à la chirurgie esthétique, ce qui en 1997 constitue une performance. Du reste, elle ne manque pas de le souligner à qui veut l'entendre, avec la pointe de cynisme qui la caractérise. Après tout, pourquoi s'en priver ? Dans le petit monde fermé d'Hollywood, la tendresse n'est pas de mise, et les copines, ou prétendues telles, ne se gênent pas, elles, pour balancer sur son compte les pires vacheries.

Virginia doit sa forme olympique à une discipline de fer et à la pratique régulière du sport. Tous les matins, à 9 heures pétantes, et quelle que soit l'heure à laquelle elle s'est couchée la veille, elle quitte sa villa de Bel Air avec ses deux chiens pour courir sur la plage. Jamais moins de dix kilomètres aller et retour qu'elle parcourt d'une foulée ample et régulière. Elle s'adonne également au tennis et s'oblige, chaque après-midi, à cinquante traversées en dos crawlé dans sa piscine pavée de mosaïques à l'antique.

Virginia n'a pourtant rien d'un monstre body-buildé tel qu'on en voit à la télévision lors des concours de culturisme qu'affectionnent les chaînes californiennes. Elle est au contraire très féminine, apprécie les chaussures à talons hauts, les bijoux, les robes fluides à décolletés plongeants qui mettent en valeur sa silhouette parfaite. Mariée depuis près de trente ans à un producteur de cinéma, elle organise régulièrement dans leur maison des réceptions qui comptent parmi les plus prisées de Los Angeles. Tout le gratin d'Hollywood s'y précipite, ainsi que la foule des parasites de service, starlettes prépubères à la recherche d'un engagement, actrices sur le retour à la peau tendue comme un tambour et scénaristes en mal d'inspiration qui espèrent retrouver celle-ci dans les vapeurs d'alcool. Tout ce beau monde se réunit en fin de soirée autour du piano à queue blanc, dans l'immense salon qui s'ouvre sur le jardin planté d'hibiscus et de lauriers-roses, à entonner de vieux airs de comédies musicales. Il n'est pas rare que le dernier carré des invités plonge dans la piscine avant de repartir aux lueurs d'une aube naissante. Virginia est souvent la première à se jeter à l'eau, abandonnant sur place escarpins et fourreau de soie, exhibant fièrement son corps aux regards embrumés des hommes, dont celui de son époux : une manière pour elle, elle ne s'en cache pas, d'exciter la jalousie des autres femmes.

Mais, depuis quelques jours, Virginia se plaint de plus en plus souvent de maux de tête à répétition, ainsi que d'une raideur au cou qui l'empêche de poursuivre comme elle le voudrait son entraînement physique quotidien. Une gêne qui commence à l'agacer et à la rendre irritable. D'autant que les comprimés d'antalgique dont elle se bourre apparaissent d'une totale inefficacité. Elle s'efforce pourtant, par une forme d'orgueil mal placé, à ne rien en laisser paraître.

Du moins jusqu'à cette terrible matinée où elle se réveille en proie à d'atroces nausées. Une migraine insoutenable lui fracasse le crâne. Elle tente de se lever pour se rendre à la salle de bains attenante, mais en est incapable. Elle a du mal à bouger la partie droite de son corps, ne sent plus ni sa jambe ni son bras. Elle parvient péniblement à s'asseoir et à appeler son médecin qui décide une hospitalisation immédiate. Pendant deux jours, Virginia est soumise à une quantité incroyable d'examens. Radio, scanner, ponction lombaire, artérioscopie, électro-encéphalogramme. On en déduit qu'elle vient d'être victime d'un accident vasculaire cérébral.

Après quelques semaines d'observation, Virginia est autorisée à quitter la clinique. Cette immobilisation forcée l'a beaucoup affectée, elle d'habitude si active. Néanmoins, les médecins se montrent plutôt rassurants : apparemment, l'assurent-ils, elle ne devrait pas connaître de séquelles de son accident. Mais elle est encore fatiguée et ne pourra pas reprendre ses activités sportives dans l'immédiat : il lui faudra, comme on dit, prendre son mal en patience, ce qui, justement, n'a jamais été sa qualité première.

De retour à son domicile, Virginia constate qu'elle est sujette à de petites pertes de mémoire inhabituelles. Elle met des heures à retrouver ses clés de voiture, par exemple, ou est infichue, subitement, de se souvenir du numéro de téléphone de son mari, au studio, alors qu'elle l'a composé des milliers de fois. Pour exercer ses neurones, elle se lance dans les sports cérébraux, passe des heures à lire, ce qu'elle n'avait jamais fait auparavant, dévore tous les derniers best-sellers parus, y mettant autant d'ardeur qu'autrefois à courir ou à nager.

Quelques mois plus tard, alors qu'elle prend son petit déjeuner sur la terrasse, face au jardin, elle se met d'un seul coup à trembler. Incapable de se ressaisir, Virginia renverse la moitié du contenu de sa tasse de café sur la nappe. Serait-ce une récidive de son accident neurologique ? Qu'importe, ayant rendez-vous avec une amie pour faire un peu de shopping, elle décide de la rejoindre malgré tout.

Par chance, elle trouve une place de parking juste face au centre commercial. Pour une fois, elle sera à l'heure. C'est alors qu'au moment de traverser la rue elle est saisie d'une curieuse sensation : elle a l'impression que les voitures sur la chaussée sont totalement immobiles, comme engluées dans le goudron, alors qu'elle continue à percevoir le chuintement des pneus roulant sur l'asphalte. Quelques jours plus tard, son neurologue lui apprend qu'elle a été victime d'une cécité aux mouvements.

DIAGNOSTIC

La cécité aux mouvements est une anomalie neurologique rare. Le trouble visuel qui en résulte se traduit par une perte de la vision du mouvement, dans les trois dimensions de l'espace.

Cette anomalie entraîne de nombreuses gênes dans la vie quotidienne. Traverser une rue devient problématique ; dialoguer entre amis s'avère parfois difficile car le patient n'arrive pas à analyser les mouvements des lèvres de ses interlocuteurs. Et verser du liquide, par exemple, entraîne une réelle difficulté car le mouvement n'est pas analysé. Le patient semble observer un liquide gelé l'empêchant de déterminer à quel moment le verre est plein.

Seul le temps peut permettre aux patients atteints de ce trouble si rare d'évaluer avec précaution certains mouvements habituels.

Un enfant tant désiré

Lorsqu'on leur avait confirmé la nouvelle, Gilles et Catherine avaient d'abord refusé d'y croire. Un instant, ils avaient songé à une erreur ou, pire, à une plaisanterie. Ce n'est qu'une fois passé ce premier moment d'étonnement qu'ils avaient pu laisser libre cours à leur joie. Plantés au milieu d'un couloir, ils avaient longuement pleuré dans les bras l'un de l'autre, sans se soucier le moins du monde des malades, médecins ou infirmières qui les bousculaient. On venait de leur annoncer la naissance d'un bébé, événement tant attendu, tant espéré depuis leur mariage.

Il est vrai qu'ils avaient toutes les raisons de douter. Pendant quatre ans, Catherine avait essayé quasiment tous les traitements connus contre la stérilité. En vain. Sur les conseils d'une amie, elle était même « montée » à Paris pour consulter un spécialiste qui, lui avait-on dit, faisait des miracles. Hélas, le miracle n'avait pas eu lieu.

A la suite de ce dernier échec, Catherine avait annoncé à son époux qu'elle renonçait définitivement à avoir un enfant. Elle lui avait même proposé la séparation afin qu'il pût refaire sa vie avec une autre. Afin qu'il pût, comme il le souhaitait tant, assumer son désir de paternité. Mais Gilles n'avait rien voulu entendre. Avec ou sans enfant, c'était elle qu'il aimait. Ils avaient certes songé à l'adoption. Mais quelque chose qu'ils n'auraient su définir les retenait l'un et l'autre d'entreprendre les démarches nécessaires. Les formulaires récupérés par Catherine à la mairie de Villeurbanne étaient restés vierges sur la table basse du salon et avaient fini enfouis sous des piles de magazines.

C'est suite au retard prolongé de ses règles que Catherine avait eu ses premiers doutes. En cachette de son mari, elle avait acheté un test de grossesse en pharmacie. Contre toute attente, celui-ci s'était révélé positif. C'était à n'y rien comprendre. Pendant une semaine, Catherine avait tergiversé, ne voulant pas donner de faux espoirs à Gilles. Mais huit jours plus tard, ses règles n'étaient toujours pas revenues. Cette fois-ci, impossible de reculer. Le dimanche soir, alors qu'ils regardaient un film à la télé, elle avait informé Gilles, comme si de rien n'était, s'efforçant de minimiser l'événement. Son époux avait aussitôt bondi de son fauteuil. Comment avait-elle pu lui cacher cela aussi longtemps ? Il fallait en avoir le cœur net, prendre immédiatement rendez-vous à l'hôpital. C'est ainsi que, le surlendemain, la nouvelle était confirmée : Catherine était enceinte.

La grossesse s'était déroulée sans problème particulier. Pas le moindre malaise, en dehors des légers écœurements habituels des premiers mois. Aide-comptable dans une grosse entreprise de travaux publics où son mari exerçait les fonctions de chef de chantier, Catherine avait continué à se rendre à son travail comme à l'accoutumée, faisant l'étonnement de ses collègues et de ses chefs qui la poussaient à se ménager. Pourtant, jusqu'à la dernière minute, elle s'était refusée à changer quoi que ce soit dans la maison. Une forme de superstition, sans doute, une manière à elle de ne pas s'attirer le « mauvais œil ». Et c'est seulement quatre semaines avant la date prévue de l'accouchement qu'elle s'était décidée à aménager pour le bébé la pièce restée vide du pavillon acheté voilà cinq ans. Elle avait alors mis les bouchées doubles. En quelques jours, le papier peint avait été collé, les rideaux suspendus à la fenêtre et le lit d'enfant acheté, garni dans la foulée d'une parure de dentelle blanche offerte par les parents de Gilles, qu'il avait bien fallu se résoudre à prévenir, eux-aussi.

Exactement à la date fixée par les médecins, le 8 août 1995, Catherine mettait au monde un petit Kevin de 3,4 kg, un beau bébé déjà chevelu débarqué sans césarienne ni péridurale. Gilles, qui avait exigé d'assister à l'accouchement, n'en revenait pas de tenir ce bout de chou dans ses bras.

D'emblée, Kevin s'était révélé un enfant idéal. Jamais grincheux, toujours souriant, avalant son biberon sans rechigner et faisant sa nuit d'une traite. À l'âge de neuf mois, il s'était mis à piquer parfois de violentes colères. Fort heureusement, cela ne durait jamais. Il suffisait que l'un ou l'autre de ses parents le prenne dans ses bras et joue un moment avec lui pour qu'il se calme.

Mais un soir, Kevin semblait beaucoup plus agité que d'habitude. Appelé à la rescousse par Catherine, Gilles ne parvenait pas plus qu'elle à l'apaiser. Il avait beau le bercer, lui montrer ses jouets un à un, rien n'y faisait. Impossible d'interrompre ses hurlements entrecoupés de sanglots. C'est alors que Gilles avait eu l'idée de placer son fils sur ses épaules, puis de le balancer à bout de bras. Apercevant une amorce de sourire sur le visage encore barbouillé de larmes du gamin, il avait poursuivi de plus belle, le faisant sauter en tous sens, enchaînant des acrobaties et des pirouettes acrobatiques, jouant avec lui à l'avion comme il l'avait déjà fait à maintes reprises. Au bout de quelques minutes, Kevin ne pleurait plus, et ses yeux commençaient à se fermer de fatigue. Catherine l'avait alors reposé dans son berceau où il s'était aussitôt endormi, les traits enfin apaisés.

Inquiète malgré tout, Catherine retournait une demi-heure plus tard voir si tout allait bien. Posé sur sa couette, Kevin était maintenant secoué de curieux tremblements. Ses petits bras potelés étaient agités de mouvements saccadés et désordonnés. Qu'est-ce que cela voulait dire ? Alors que sa mère s'apprêtait à le recouvrir d'un drap, pour qu'il ne prenne pas froid, l'enfant s'était brutalement mis à vomir. Plus angoissé qu'il voulait bien le laisser paraître, Gilles s'était précipité sur le téléphone pour contacter le médecin de garde. Après avoir examiné l'enfant, et longuement interrogé ses parents, ce dernier avait semblé perplexe. Des parents aimants, un enfant désiré et choyé. Tout cela ne collait pas. Et pourtant, les faits étaient là : Kevin était bel et bien victime du syndrome des enfants secoués.

Diagnostic

Le syndrome de l'enfant secoué, appelé « Shaken Baby Syndrome », est encore méconnu mais reste la première cause de mortalité des enfants maltraités, avec 23 % de décès.

Cette pathologie est assimilée à un traumatisme crânien entraînant, dans le cas de Kevin, une hémorragie méningée secondaire aux secousses et mouvements violents qu'avaient effectués son père en prenant le bébé dans ses bras. Dans le cas décrit, il ne s'agit nullement de sévices mais d'un accident provoqué involontairement par un père maladroit.

Le plus souvent toutefois, ce syndrome révèle une maltraitance. Une étude réalisée sur cent vingt-sept enfants apprend que ce syndrome est pratiqué dans près de 70 % des cas par des hommes et que les garçons en sont victimes une fois et demie plus souvent que les filles.

L'évolution dépend de la gravité de l'accident neurologique.

La plus vieille dent

Son père Caïus Julius Gedemon, Gaulois de naissance, avait servi vingt-cinq ans dans les troupes auxiliaires de l'Empire avant de se voir octroyer la citoyenneté romaine en remerciement. Lui-même, Caïus Julius Rufus, s'était enrôlé pour vingt ans dans la légion des citoyens. Pour ça, il avait eu une vie bien remplie ! Pendant toutes ces années, il avait patrouillé sur le limes, aux confins de l'Empire, le long du Rhin et du Danube, avait connu toutes ces régions lointaines de Germanie, de Rhétie, de Norique, poussant même jusqu'aux rivages du Pont-Euxin.

De retour en Gaule, Caïus Julius Rufus avait troqué le glaive et le bouclier du soldat pour la toge du magistrat, devenant un notable comme son père avant lui. Jusqu'à aujourd'hui, il s'était consacré tout entier à la vie municipale, s'occupant principalement du culte impérial dont il est l'un des principaux organisateurs dans sa cité. Il a d'ailleurs participé financièrement à la restauration du temple sur le forum, et une plaque gravée à son nom en témoigne. Il a depuis longtemps adopté le panthéon des dieux romains, mais cela ne l'empêche pas, à l'occasion, de rendre honneur aux anciennes divinités gauloises, comme le taureau à trois cornes. Après tout, on n'est jamais trop prudent.

Quand il est en ville pour ses affaires, Caïus Julius Rufus mène l'existence de n'importe quel citoyen romain, qu'il vive à Rome, en Gaule ou n'importe où ailleurs dans l'Empire. Il se rend aux thermes chaque matin et y passe plusieurs heures. C'est souvent là, dans les vapeurs soufrées des piscines, que se discutent les choses les plus importantes. En fin d'après-midi, il se rend au théâtre ou au cirque, pour les spectacles de gladiateurs. Il en offre d'ailleurs plusieurs chaque année à la cité, ce qui lui a valu récemment un décret honorifique.

Mais à soixante ans passés, Caïus Julius Rufus passe le plus clair de son temps dans le calme de sa villa à la campagne, une vaste demeure à péristyle dont les bâtiments s'organisent autour de la cour principale, à la mode romaine. Il a eu son compte des honneurs et aspire désormais à la tranquillité. Il se contente de surveiller de loin les travaux agricoles sur ses terres qu'il parcourt encore à cheval de temps à autre. Sa silhouette s'est alourdie, empâtée, et il n'a plus grand-chose à voir avec le jeune homme fringant qui guerroyait contre les Barbares quelque trente ou quarante ans plus tôt. Aujourd'hui, ses plaisirs essentiels sont ceux de la bouche. Il est gourmand comme un vieux chat et se régale des gibiers et des viandes en sauce.

C'est pourquoi, lorsqu'il perd une incisive au cours d'un repas, il s'en trouve fort marri. Il lui vient alors une idée : et s'il demandait à son forgeron de lui fabriquer une fausse dent en métal ? Ce qui est aussitôt fait : en repliant plusieurs fois sur elle-même une lame de fer, l'homme de l'art réussit à fabriquer une sorte de gros clou qu'il arrime tant bien que mal dans la bouche de son maître, en remplacement de la dent manquante. Caïus Julius Rufus est très satisfait de ce bricolage. D'autant qu'il apparaît d'une solidité à toute épreuve. A sa mort, un an plus tard, la fausse incisive est en effet toujours en place et il est enterré avec.

Cette fausse dent, les archéologues viennent de la retrouver dans un crâne découvert sur les fouilles de la nécropole gallo-romaine de Chantambre, dans la région parisienne. A ce jour, c'est le plus vieil implant dentaire connu.

DIAGNOSTIC

Cet implant dentaire, qui constitue la première découverte d'une fausse dent d'époque romaine, ressemble à un gros clou. Il semble que l'homme décéda un an après la pose et qu'il réussit à mâcher correctement pendant cette période. L'archéologue et l'anthropologue qui ont découvert le crâne de cet homme ont observé aux rayons X la bonne ostéo-intégration de la prothèse, critère d'une implantation réussie.

Récemment, en 1997, une jeune Anglaise s'offrit une bague ancienne ordinaire. Quelque temps plus tard, elle s'aperçut qu'elle contenait les restes d'une vieille mouche de quarante millions d'années. Des examens ont permis de déterminer l'âge du fossile qui aurait été protégé par la résine de l'ambre.

Bâiller de plaisir

Quand, le 9 février 1995, la gendarmerie lui avait annoncé la nouvelle par téléphone, Christiane avait eu l'impression que les murs s'écroulaient autour d'elle. Elle refusait d'y croire. Elle était dans un mauvais rêve, dans un cauchemar.

Certes, Pascal et elle n'avaient jamais constitué un ménage modèle. Et comme tous les couples de leur âge, il leur arrivait de se disputer. A la naissance de Léa, leur deuxième enfant, ils avaient été à deux doigts de la séparation, mais avaient réussi à surmonter ces épreuves. Avec le temps, la passion de leurs débuts s'était progressivement muée en une forme d'estime réciproque. Un attachement que Christiane avait fini par croire indestructible. A cela près que la vie allait en décider autrement.

Bien sûr, Christiane était encore irritée par le côté fort en gueule de son mari. Son côté loubard de banlieue, fier-à-bras, toujours prêt à prendre la mouche, prompt à jouer du poing pour un oui ou pour un non l'agaçait, mais elle savait pouvoir compter sur lui à tout moment. Au fond, il suffisait qu'il soit là pour qu'elle se sente en confiance. Comment allait-elle faire désormais, sans lui ?

Enfant de la DASS, Pascal n'avait pas de famille, et Christiane avait dû organiser seule ses obsèques. A vrai dire, tout cela lui avait paru, sur le coup, terriblement irréel. Que Pascal soit dans cette boîte, là, au centre de l'église, elle n'arrivait pas à le réaliser. Ce n'est que deux ou trois jours plus tard qu'elle avait vraiment compris. Compris que Pascal ne serait plus jamais à ses côtés. Qu'il était bien mort dans le tas de ferraille écrabouillée — leur voiture — que les gendarmes lui avaient montré au bord de la route. Et qu'elle était désormais seule, sans travail, avec deux enfants en bas âge à élever.

Grâce à une amie d'école, Christiane décroche un emploi de femme de chambre dans l'un des hôtels modernes construits récemment à la sortie de Saint-Brieuc. Elle fait désormais les aller-retour matin et soir en mobylette. Plus d'une fois, elle doit agripper à deux mains son guidon pour résister à l'envie de se jeter sous une voiture venant en sens inverse. Seule la pensée de ses deux enfants, devenus orphelins à leur tour, la retient. Devant Julie et Léa, elle s'efforce toujours de garder bonne contenance, veut que, pour elles, tout continue comme avant, même sans Papa. Le soir, elle s'occupe de ses filles longuement, les aidant à faire leurs devoirs, à prendre leur bain. Mais dès qu'elle les a mises au lit, après le dîner, elle s'affale dans un fauteuil et pleure. Souvent, elle reste dans le noir des heures entières, incapable de bouger, de prendre un journal ou de regarder la télé. Généralement, elle ne s'endort qu'aux premières lueurs de l'aube, puis est réveillée en sursaut par le radio-réveil, à l'heure de préparer le petit déjeuner.

Christiane, de plus en plus épuisée, se demande combien de temps elle va pouvoir tenir le coup. Mais en Bretonne têtue, elle refuse toute assistance médicale, décidée à s'en sortir seule. Elle rejette même la proposition de sa mère de venir s'installer chez elle quelque temps pour l'aider. Seulement, après trois mois d'un tel régime, Christiane est obligée de constater qu'elle est à bout de forces. D'une maigreur à faire peur, elle a perdu près de dix kilos. Si cela continue, elle risque de perdre son travail, ce qu'elle ne peut se permettre.

Sur les conseils de son amie d'enfance, Christiane se résout finalement à aller voir un médecin. Après l'avoir longuement interrogée, ce dernier lui prescrit des anxiolytiques et un antidépresseur. De fait, assez rapidement, le moral de la jeune femme s'améliore. Peu à peu, elle a l'impression de reprendre goût à la vie. Elle accepte même, plusieurs samedis de suite, de sortir au restaurant avec des copines de boulot, confiant la garde de ses filles à ses parents qui ne demandent pas mieux.

C'est lors d'une de ces sorties que Christiane constate pour la première fois un phénomène troublant. Quand elle se met à bâiller, elle a comme une sensation d'excitation, ce qui la trouble beaucoup. Elle ressent alors une sorte de bouffée de chaleur, la conduisant à deux doigts du plaisir. Elle n'ose évidemment en parler à personne, tant elle trouve cette histoire gênante, presque inconvenante. Pourtant, cela se reproduit à plusieurs reprises : à chaque nouveau bâillement, elle est au bord de l'orgasme. Christiane connaît, en fait, une curieuse sensation sexuelle liée à l'absorption de l'antidépresseur prescrit par son médecin.

DIAGNOSTIC

La dépression s'accompagne souvent d'une inhibition sexuelle du désir. Les médicaments antidépresseurs diminuent en général la libido, provoquant une aggravation transitoire des troubles de la sexualité qui atteint autant les hommes que les femmes. Mais, dans certains cas, ces traitements peuvent entraîner un hyperfonctionnement sexuel. Une étude pratiquée en 1995 révèle que près de 5 % des patients traités connaissent une excitation sexuelle à chaque bâillement.

Une jeune femme présentait un véritable orgasme quelques minutes après avoir avalé son comprimé. Un état qui se poursuivait quelques heures puis disparaissait. Un homme présentait une érection et éjaculait chaque fois qu'il bâillait, devant même porter des préservatifs toute la journée. Certains patients ont décidé de poursuivre leur traitement contre l'avis de leur médecin afin de prolonger ces sensations agréables.

Il faut informer les patients que les dysfonctionnements sexuels peuvent exister et qu'ils disparaissent à l'arrêt du traitement.

L'ÉTERNEL ASSOIFFÉ

Pour une fois, il avait été bien inspiré de suivre les conseils de sa sœur. Groggy par ses huit heures d'autoroute, Pierre avait garé sa voiture devant l'immeuble. A ses pieds gisaient deux bouteilles d'eau vides. Il avait bu avidement les dernières gouttes qui restaient dans la troisième et était resté un moment assis sur son siège, la portière ouverte. Lui qui avait toujours si soif avait déjà avalé quatre bouteilles d'eau. Il s'était laissé peu à peu envahir par les senteurs du soir, ces parfums de thym, de romarin et d'herbes séchées qui lui rappelaient les vacances de son enfance. Sa madeleine à lui, en somme. Comme par magie, les angoisses et les déceptions de ces derniers mois prenaient un tour moins tragique. La lumière et la chaleur de la Côte d'Azur commençaient déjà à agir, ce dont il avait besoin pour relativiser ce qu'il ne pouvait s'empêcher de considérer comme un échec personnel.

Après quelques minutes passées à écouter le chant strident des cigales, il avait retrouvé suffisamment d'énergie pour monter ses bagages jusqu'à l'appartement. Comme il faisait encore chaud, il s'arrêta au deuxième étage pour se désaltérer. Arrivé dans l'appartement, tout était en ordre, exactement comme il l'avait laissé en partant, à la fin de l'été. Mais, en pénétrant dans la petite entrée, il n'avait pu se retenir de passer un doigt sur la tablette du téléphone et de redresser le bouquet de fleurs artificielles posé sur l'étagère. Un geste automatique dont il n'avait probablement pas eu conscience lui-même. Pourtant, sa sœur ne cessait de l'asticoter à ce sujet : « Qu'est-ce que tu peux être maniaque. Pas étonnant que tu n'aies jamais trouvé à te marier », lui répétait-elle. Il est vrai que son sens de la propreté prenait parfois un caractère obsessionnel puisqu'il était du genre à faire bouillir deux fois ses draps par peur des microbes et autres acariens et à shampouiner sa moquette tous les mois pour les mêmes raisons.

En tâtonnant, il avait mis la main sur le disjoncteur et allumé la lampe du salon. Il avait alors relevé le lourd volet de bois qui occultait la baie vitrée de la terrasse puis s'était attelé au rangement de ses effets personnels : en deux piles impeccables, alignées au cordeau, il avait commencé par déposer chemises et tee-shirts, soigneusement repassés, sur les étagères de l'armoire de la chambre. Ensuite, il avait suspendu, avec le même soin, vestes et pantalons dans la penderie. En tout, il lui avait bien fallu une bonne heure pour venir à bout de cette tâche.

Pierre avait apporté de Paris des fruits et un restant de fromage, qu'il avait grignoté du bout des lèvres, debout devant le plan de travail de la cuisine, pour ne pas salir. Aux termes de ce repas frugal, il avait bu au moins cinq verres d'eau du robinet, tant il se sentait assoiffé. Puis il avait pris son paquet de cigarettes — son seul vice avoué — et s'était installé dans un fauteuil, sur la terrasse, pour fumer tranquillement en profitant de la fraîcheur du soir. C'est là que ses idées noires l'avaient brusquement repris, sans qu'il parvienne à les repousser.

Pierre se considérait à juste titre comme un self-made man. Entré juste après le bac comme manutentionnaire dans une grosse entreprise d'import-export, il en avait rapidement gravi tous les échelons, pour finalement se retrouver directeur de marketing à l'âge de trente-cinq ans. Une ascension fulgurante qui faisait sa fierté et à laquelle il avait consacré toute son énergie, lui sacrifiant sa vie personnelle et ses loisirs. Mais voilà, d'un seul coup, cette belle machinerie s'était mise à dérailler. En l'espace de quelques mois, plusieurs gros contrats n'avaient pas été renouvelés, échec dont on lui avait fait porter le chapeau. Mal préparé à cette situation, il n'avait pas su se défendre. La mort dans l'âme, il n'avait pas eu d'autre alternative que de négocier son départ. Depuis ce premier janvier 1995, il ne parvenait pas à remonter la pente. Les quelques entretiens qu'il avait eus pour un nouvel emploi avaient tourné en eau de boudin, et il commençait à se demander s'il n'était pas définitivement fichu, *out*, bon pour la casse. C'est justement ça qu'il voulait tenter d'oublier, à Cavalaire. *A priori*, ce n'était pas vraiment une réussite. Mais il fallait peut-être attendre que le soleil et la mer fassent leur effet. Écrasant son mégot dans le cendrier, Pierre avait alors pris la sage décision d'aller se coucher.

Il avait entamé sa journée du lendemain par un nettoyage complet de l'appartement, traquant la poussière et les toiles d'araignées dans les moindres recoins. Emporté par sa tâche, il n'avait pas vu le temps passer. Tant et si bien qu'il avait failli arriver au supermarché après l'heure de fermeture. Dieu merci, il y était juste à temps pour acheter ses quatre packs d'eau minérale, ce qui représentait à peu près sa consommation hebdomadaire. Le soir, épuisé, il avait sombré dans un sommeil sans rêve, son litre d'eau gazeuse posé au pied du lit.

Très vite, Pierre avait imposé un rythme immuable à ses journées : le matin, ménage ; l'après-midi, baignade dans les eaux de l'Escalet ; le soir, télévision ou lecture, mais sans jamais vraiment parvenir à se concentrer sur quelque chose.

Sa sœur Corinne avait prévu de le rejoindre pour le week-end de la Pentecôte. En débarquant du TGV, à la gare de Saint-Raphaël, celle-ci n'avait pas trouvé son frère très en forme, contrairement à ce qu'elle espérait. Le lendemain, ils étaient allés ensemble à la plage. Le temps était splendide, le ciel uniformément bleu, et la température carrément estivale avoisinait les 35° à midi. Corinne avait été surprise des quantités d'eau que son frère ingurgitait. Pas moins de trois ou quatre litres dans la journée. Pierre avait paru agacé quand elle lui en avait fait la remarque. Qu'est-ce que ça pouvait bien lui faire ? Aurait-elle préféré lui voir s'enfiler des litres d'alcool ?

Le soir, Corinne l'avait invité à dîner au restaurant. Ils s'étaient mis d'accord sur le Souleïas, dont l'immense terrasse dominait la baie de Gigaro. Pendant le repas, Pierre s'était levé plusieurs fois de table, prétextant se rendre aux toilettes. Au moment du dessert, il avait disparu à nouveau, laissant sa sœur en plan devant sa tarte tropézienne. Mais un quart d'heure plus tard, il n'était toujours pas réapparu. Inquiète, Corinne l'avait retrouvé la tête dans le lavabo des toilettes, buvant avidement au robinet. Non sans mal, elle était parvenue à le convaincre de revenir à table avec elle. Mais il était comme ivre, titubant entre les convives, tenant des propos incohérents, se prenant pour Louis XV à la cour de Versailles tout en riant comme un hystérique.

Dès le lendemain, Corinne le faisait hospitaliser à la clinique de Saint-Tropez. C'est là qu'on lui avait appris que celui-ci était victime de potomanie.

Diagnostic

La potomanie, ou l'habitude de consommer beaucoup d'eau, peut parfois conduire à l'intoxication si la consommation atteint six à quinze litres par jour. Il s'ensuit une trop grande hydratation des cellules entraînant une baisse de sodium dans le sang responsable d'un œdème cérébral et de troubles neurologiques sévères.

Le comportement des patients atteints est souvent discret, moins bruyant et passe plus inaperçu que celui des gens présentant une boulimie, une anorexie mentale ou un alcoolisme. La vie des patients, souvent victimes de troubles psychiatriques, est rythmée par les boissons ; ils passent beaucoup de temps dans les cafés, les restaurants mais aussi les toilettes. Ils ont le besoin impulsif de boire de l'eau. Cette conduite alimentaire pathologique est une activité de remplissage de la bouche ainsi qu'une évacuation urétrale fréquente, toutes deux procurant un plaisir intense.

Le traitement de cette intoxication représente une urgence. Il faut diminuer considérablement la consommation d'eau, lutter contre les dérèglements biologiques et hormonaux et les complications neurologiques. Des neuroleptiques sont également prescrits.

Il arrive parfois que l'intoxication par l'eau révèle une conduite purement accidentelle ; citons le cas d'un patient, ayant bu de l'eau de Javel par inadvertance, qui a consommé dix litres d'eau afin de soulager son intoxication.

Lisbeth

Comme tous les pays européens, la Grande-Bretagne est touchée, en 1890, par une grave crise économique. Les laissés-pour-compte de la première révolution industrielle sont, par milliers, réduits à la misère. A Londres, ils s'entassent par familles entières dans les taudis de la vieille ville quand, à deux pas de là, les hommes de la City roulent en calèche dans des costumes amidonnés.

La famille Richardson fait partie des gueux que la bonne société ne veut pas voir et rejette dans les faubourgs mal famés. Le père, usé avant l'âge et malade, a été mis à la porte de l'entreprise d'outillage agricole dans laquelle il travaillait. Il sombre peu à peu dans l'alcoolisme et le désespoir. Sa femme, enceinte de quatre mois, éprouve le plus grand mal à trouver de quoi nourrir chaque jour ses huit enfants, âgés de vingt-huit à deux ans. Elle grappille légumes et fruits pourris à la fin des marchés, à partir desquels elle fabrique un brouet brunâtre et malodorant sur un réchaud à charbon, dans la cour.

Aucun des gamins ne va plus à l'école, aucun sou n'étant disponible pour payer l'instituteur. Vêtus de haillons, ils parcourent les rues des beaux quartiers, en faisant la mendicité. Mais c'est Lisbeth, l'aînée, qui rapporte le plus d'argent à la maison. Il est vrai qu'elle est étrange et attire le regard bienveillant des passants. Car, à près de trente ans, elle ne mesure guère plus de soixante-dix-huit centimètres : elle est lilliputienne.

Pourtant, les quelques pièces qu'elle ramène chaque soir dans ses petites mains transies de froid ne suffisent plus à payer le loyer. Le propriétaire, un vieux grigou aussi avare que répugnant, est intraitable : il menace la famille d'une expulsion prochaine. Madame Richardson ne sait plus à quel saint se vouer, d'autant qu'elle ne peut plus compter sur son époux incapable de travailler. La seule solution serait qu'elle abandonne ses enfants à une institution charitable, du moins les plus petits. Mais sa foi chrétienne l'en empêche : elle ne peut s'y résigner.

C'est alors qu'clle cntend parler du cirque Barnum, qui défraie la chronique dans le monde entier, déplaçant les foules sur son passage. Il est même récemment venu en tournée en Europe. Et une idée incroyable germe dans son esprit : rejoindre la troupe aux États-Unis et présenter Lisbeth au directeur afin qu'il l'engage. Elle se décide alors à vendre la bague que sa mère lui a léguée. Avec le produit de la vente, elle achète deux billets pour voyager dans la cale d'un paquebot en partance pour les Amériques, confie son mari et ses autres enfants à la garde d'une voisine guère mieux lotie qu'elle, et part sans se retourner, traînant Lisbeth par la main.

Comment réussissent-elles à franchir les comptoirs de l'immigration, à leur arrivée à Ellis Island ? Mystère. Quelques semaines plus tard, elles sont pourtant à Atlanta, où le cirque a dressé son chapiteau. Mais en dépit de son insistance, madame Richardson ne parvient pas à obtenir un entretien avec le maître des lieux. Trop occupé par le spectacle en cours, monsieur Barnum refuse de les recevoir. Épuisée par son voyage, madame Richardson est sur le point d'abandonner.

C'est finalement Lisbeth qui prend les choses en main. Un soir, grâce à sa petite taille, elle réussit à tromper la vigilance des gardiens qui font la chasse aux resquilleurs, s'introduit subrepticement dans la roulotte de Barnum, décidée à l'attendre jusqu'à la fin de la représentation. Quand il arrive enfin, il ne la voit pas immédiatement. C'est au moment de se coucher qu'il l'aperçoit dans le reflet du miroir accroché au-dessus de sa table de maquillage. Il est d'emblée conquis par cette apparition inattendue et l'engage sur-le-champ. Dès le lendemain, Lisbeth fait connaissance avec ses nouveaux partenaires de piste. Lisbeth découvre alors les différents membres de la troupe. Une femme-tronc, un cul-de-jatte, un géant, un monstre double parasitaire, un homme à deux têtes...

Diagnostic

Les individus présentant des malformations ont toujours fasciné. Au XIXe siècle, de nombreux spectacles à succès ont présenté ces curieux phénomènes. Le plus célèbre d'entre eux, le cirque Barnum, effectua de nombreuses tournées aux États-Unis et dans toute l'Europe.

Les femmes-troncs ou les hommes-troncs restent une des curiosités les plus atroces de la nature. Ces individus ont réussi à vivre des années sans bras ni jambes. Les manchots n'ont pas de bras, les culs-de-jatte ni cuisses ni jambes.

Les tératodelphes, jumeaux plus ou moins mêlés, ont défrayé la chronique. Le plus célèbre, Franck Lantini, vécut cinquante-trois ans et mourut peu après la Seconde Guerre mondiale : son corps se terminait par deux arrière-trains. Il avait trois jambes, quatre pieds avec seize orteils et deux paires d'organes génitaux. Il fut riche, tourna un film en 1900 et eut quatre enfants.

Les monstres doubles parasitaires asymétriques sont également des cas exceptionnels. Ils donnent l'impression d'être plus qu'un homme, mais ne sont pas réellement des jumeaux. Le plus connu présentait une tête parasitaire insérée sur son front. Cette tête recouverte de cheveux pouvait ouvrir les yeux et manifester sa joie ou sa tristesse mais était incapable de parler. Une Américaine portait sur sa hanche une partie de sa sœur jumelle.

Les géants s'exposaient aussi très fréquemment, leur taille évoluant entre deux mètres soixante et deux mètres quatre-vingts.

Aujourd'hui, certaines de ces malformations sont dépistées pendant la grossesse grâce aux progrès de l'échographie. En cas de naissance d'un bébé malformé, des techniques chirurgicales permettent souvent d'éviter ces atrocités.

Un art bien particulier

Pas de doute, on était bien un soir de 13 juillet. Le 13 juillet 1994, exactement. Depuis le début de l'après-midi, ambulances et voitures particulières n'arrêtaient pas de déverser leur lot habituel de brûlés en tout genre, victimes de feux d'artifice aux éclats intempestifs, sur les urgences de l'Hôtel-Dieu. Des adolescents, surtout.

Dans la salle d'attente, plus bondée qu'un grand magasin à la veille de Noël, la panique était complète. Les infirmières étaient dépassées par les événements, les médecins excédés, et les malades, le plus souvent debout, faute de sièges libres, hurlaient après tout le monde, exigeant qu'on s'occupe d'eux immédiatement. Dans les étages, ce n'était pas mieux. Des chariots encombraient les couloirs au point que personne n'arrivait à passer, pas même les internes de service aux blouses blanches constamment happées par des mains au désespoir.

Devant les ascenseurs, une vieille dame, présentant manifestement des troubles d'ordre psychiatrique, s'époumonait en vain, attendant qu'on la délivre d'on ne sait quel démon et entonnant, d'une voix éraillée, des chansons de corps de garde à faire rougir le toubib le plus endurci. Assise à même le sol, une maman au visage défait tenait dans ses bras sa petite fille à demi endormie. Une plaie au cuir chevelu avait laissé sur le front de l'enfant une traînée de sang séché. Encore un de ces stupides accidents domestiques dont on se dit après coup qu'ils auraient pu facilement être évités.

C'est alors que les portes automatiques donnant sur la rue s'étaient ouvertes sur un étrange attelage. Un jeune homme, vêtu d'un collant rayé blanc et vert et d'un caraco sans manche imprimé panthère, s'ouvrant sur un torse glabre et sec, presque décharné, était traîné par deux acolytes du même acabit. Manifestement, le garçon était au bord de l'évanouissement. Sous la lourde masse de ses cheveux bouclés aux reflets dorés, ses yeux clairs, cernés de khôl, étaient sur le point de se révulser. Encore conscient cependant, il gémissait à chaque pas.

Au bout d'une bonne heure d'attente, un interne avait enfin trouvé le temps d'examiner Ahmed. Diagnostiquant une sévère hémorragie interne, il l'avait immédiatement dirigé vers le service de chirurgie. Aussitôt pris en main par deux infirmiers, Ahmed avait bientôt disparu dans le ventre de l'immense hôpital.

Mais le jeune médecin, s'il n'avait aucune inquiétude quant aux chances de survie de l'éphémère patient, restait perplexe. Ce qui l'intriguait, c'était l'origine de cette curieuse hémorragie. C'est alors qu'il avait eu l'idée d'interroger les deux comparses d'Ahmed. Par chance, ceux-ci attendaient toujours. Il les surprit en train de rouler ce qui ressemblait fort à un joint. D'abord méfiants, les deux garçons avaient finalement consenti à parler, révélant par bribes ce dont l'interne se doutait déjà. D'origine kabyle, Ahmed se considérait comme un forain. La plupart du temps, il exerçait ses talents sur la piazza Beaubourg, au pied du centre Georges-Pompidou. Mais quels talents, au juste ? Car c'était bien là, assurément, que résidait la solution de l'énigme. Ahmed était avaleur de sabre.

Aujourd'hui, Ahmed a repris ses tours sur la piazza, entre ses deux complices de toujours, qui crachent le feu à ses côtés. Peut-être le verrez-vous exécuter son numéro si vous passez par là.

DIAGNOSTIC

Les avaleurs de sabres s'enfoncent réellement la lame dans l'œsophage, qu'ils réussissent parfois à amener jusqu'à l'estomac. Essayant d'abord de garder beaucoup de salive afin de lubrifier le sabre, ils mettent la tête en arrière afin que l'œsophage, long d'une bonne vingtaine de centimètres, soit très rectiligne. Avant l'exercice, il est conseillé de bien manger pour dilater l'œsophage. Cette pratique peut provoquer des accidents dramatiques entraînant la mort par hémorragie interne due aux plaies subies par l'œsophage et l'estomac.

Des hommes, des femmes et des poils

Soubrette chez des bourgeois des beaux quartiers, Georgette n'a droit qu'à quelques heures de repos par semaine, le dimanche après-midi. A 14 heures, une fois les liqueurs servies et la table débarrassée, sa patronne lui donne son congé par un rituel « Bon, vous pouvez y aller, ma petite. » Elle peut alors ôter son tablier blanc et sa coiffe, enfiler ses bottines à boutons, son manteau et son chapeau puis courir rejoindre son bon ami, le beau Serge, qui l'attend déjà au coin de la rue, sa casquette à visière vissée sur le crâne. Ils espèrent se marier au printemps et ouvrir un petit commerce bien à eux, une laverie pour le linge sale des rupins. Ils ont déjà repéré l'emplacement, un ancien atelier de menuiserie au coin du boulevard des Batignolles. Pour l'instant, ils économisent sou à sou afin de pouvoir acquérir le matériel nécessaire, les lessiveuses en tôle galvanisée et la grosse essoreuse à rouleaux.

A vingt-huit ans, Georgette est une jeune femme pétillante, au regard vif et à la langue bien pendue, qui a conservé un peu des rondeurs de l'enfance, des joues pleines et un teint clair qui plaisent aux hommes. Elle est arrivée de sa Normandie natale à l'âge de vingt ans, mais s'est très vite accoutumée à la vie parisienne. Elle aime l'animation des boulevards, les lumières au gaz qui se reflètent dans les devantures des magasins, et la gouaille sans pareille des Parisiens. Aujourd'hui, elle ne voudrait pour rien au monde retourner dans sa campagne, même si ses parents lui manquent parfois. C'est que le voyage est long jusqu'à Évreux et qu'elle n'a guère l'occasion d'aller les voir. Mais, en dehors de ça, elle n'a aucun regret. D'ailleurs, elle ne se plaint jamais. Ses patrons paient bien, et la place est bonne. Et des fenêtres de sa soupente, où Serge vient parfois la rejoindre en catimini, elle peut apercevoir les arbres du parc Monceau qui lui rappellent un peu le bocage normand.

Dès qu'elle a passé le coin de la rue, Georgette se précipite dans les bras de Serge pour l'embrasser. Lui, un peu gêné, fait mine de rien, mais elle sent bien qu'il est ravi. Elle renifle dans son cou la bonne odeur du savon frais : il est allé aux bains-douches pour lui faire honneur. Il la prend alors par le bras et l'entraîne dans son sillage. S'il fait beau, ils vont au Bois. Parfois, ils poussent jusqu'aux guinguettes des bords de la Marne, pour danser en amoureux et manger de la friture de poisson délicieusement croustillante. En hiver, ils déambulent le long des rues, serrés l'un contre l'autre dans la foule des passants qui s'arrêtent aux étals des camelots ou aux stands des forains. Pour se réchauffer, ils se réfugient dans les cafés chantants et restent assis une heure ou deux sur les banquettes de moleskine, à refaire pour la centième fois les plans de leur laverie.

Mais ce que Georgette préfère, c'est aller au théâtre. En cet hiver 1889, la mode est aux spectacles à sensations. Sur les Boulevards, la troupe du Grand Guignol fait salle comble à chaque représentation. L'attraction de la guillotine est particulièrement prisée et fait courir les foules. Cependant, le spectacle le plus en vue, celui qui défraie la chronique, est celui des « Hirsutes de Birmanie ». Tous les journaux en ont parlé, publiant force articles et croquis racoleurs. Des affiches suggestives ont été placardées sur toutes les colonnes Morris, et le bouche à oreille a fait le reste. Même la patronne de Georgette en a eu vent et lui en a touché deux mots, affectant une mine dégoûtée pour lui demander ce qu'elle pensait de telles horreurs. Du coup, les places s'arrachent à prix d'or, et il faut attendre plusieurs mois pour en avoir. Le spectacle se donne, en effet, à guichet fermé depuis près d'un an.

Évidemment, Georgette n'a plus qu'une idée en tête, aller voir ces hommes-chiens et ces femmes-guenons dont tout le monde parle à Paris. Aussi ne peut-elle cacher sa joie quand Serge glisse dans sa main les deux billets qu'il est parvenu à obtenir au marché noir, pour la matinée. Elle est excitée comme une puce et entraîne son galant au pas de course. Elle ne veut absolument pas rater le début de la représentation. Quand ils arrivent au théâtre, la foule se presse déjà à l'entrée, mêlant bourgeois et ouvriers dans une mêmc cuphoric.

Georgette n'oubliera sans doute jamais ce spectacle inouï. Ce vieillard surtout, le chef de la tribu, dont le corps et le visage sont recouverts de poils. Un poil gris et fin comme de la soie, long de quinze bons centimètres, semblable en tout point à celui d'un chat angora. Et le plus étrange est que sa fille et son petit-fils présentent la même pilosité extraordinaire. C'est à la fois répugnant et fascinant. En fait, tous trois sont atteints d'hypertrichose généralisée.

Diagnostic

L'hypertrichose généralisée est une maladie rare, souvent héréditaire. Moins de cinquante cas sont décrits dans la littérature depuis trois siècles.

Dès leur naissance, les personnes atteintes ont le corps recouvert de poils. Les hommes sont surnommés des « hommes-loups » et les femmes, des « femmes-singes ». L'hyperpilosité féminine, plus fréquente, a toujours inquiété et suscité un vif intérêt. Il existe une profusion de poils sur le crâne, le menton et le pubis. En 1869, une petite fille de quatre ans devint célèbre, et fut l'objet de plusieurs tentatives d'enlèvement, parce que ses cheveux mesuraient deux mètres de long. Les femmes à barbe ont aussi exercé un grand pouvoir de séduction au début du siècle. Peu avant la Seconde Guerre mondiale, des concours « Prix de la femme à barbe » étaient encore organisés. Les femmes atteintes pouvaient vivre un véritable enfer et devaient se raser plusieurs fois par jour.

Aujourd'hui, l'hypertrichose se rencontre beaucoup moins car des traitements permettent d'atténuer la pousse des poils.

Une infirmière si consciencieuse

En dehors de son travail à l'hôpital de Boston, la vie de Nancy reste un mystère. C'est tout juste si ses collègues savent où elle habite. Une petite maison de banlieue, semble-t-il, semblable à des milliers d'autres, dont elle dit avoir hérité de ses parents. On ne lui connaît ni de famille proche ni d'amis. Célibataire endurcie, elle n'entretient apparemment aucune relation affective avec qui que ce soit. Si elle a eu un homme dans sa vie, elle n'en parle jamais. Pas plus qu'il ne lui viendrait à l'idée de raconter ses week-ends.

Pourtant, Nancy est une infirmière très appréciée dans le laboratoire d'analyse où elle travaille depuis plus de vingt ans. Employée efficace et scrupuleuse, bien notée de ses supérieurs, elle ne rechigne jamais à faire des heures supplémentaires ou à remplacer une collègue qui le lui demande. Toujours ponctuelle, elle arrive très tôt le matin dans sa petite Ford rouge qu'elle gare sur le parking du personnel, encore désert à cette heure, et repart tard le soir, de la même manière discrète. Au physique, c'est une femme affable, souriante qui, à cinquante-deux ans, porte allégrement un léger embonpoint et affectionne tout particulièrement les tenues de couleurs vives.

En fait, les voyages sont sa seule passion avouée. Nancy y consacre tous ses congés, les prépare avec minutie tout au long de l'année, lisant quantité d'ouvrages et de revues sur sa future destination, dévalisant les librairies, écumant les bibliothèques. Avant de partir, elle connaît déjà tout ou presque du pays qu'elle va visiter, et en sait souvent plus que les guides locaux. Très prudente, elle se renseigne longtemps à l'avance sur les problèmes sanitaires de la région et ne laisse rien au hasard. C'est ainsi qu'en vue de son prochain périple au Kenya elle a procédé à l'avance aux vaccinations nécessaires et entamé un traitement paludéen préventif trois semaines avant son départ, comme le lui a conseillé son médecin.

Ce voyage de l'année 1996, le premier qu'elle effectue en Afrique, est pour elle un véritable enchantement. Tout est parfaitement organisé, les guides sont d'une gentillesse inouïe, et les *lodges* d'un confort bien supérieur à ce qu'elle avait imaginé. Mais, surtout, les paysages l'émerveillent : l'immense étendue du rift africain, le lac Nakuru et ses milliers de flamants roses, le Kilimandjaro nimbé de brumes matinales et les steppes à perte de vue de la réserve massai-mara, avec ses troupeaux d'animaux sauvages en liberté l'enthousiasment. Elle ramène plus de cinq cents photos de son séjour. Des clichés qu'elle va classer par thèmes et mettre en album. De quoi occuper ses soirées de solitude. Bref, Nancy revient enchantée de son périple et n'a de cesse que de convaincre ses collègues d'aller découvrir ce pays béni des dieux.

Mais deux mois après être rentrée de Nairobi, elle connaît une brusque poussée de fièvre, accompagnée de maux de tête et de frissons, qui l'oblige à s'arrêter. Le médecin songe d'abord à un simple syndrome grippal, mais, en poussant ses investigations un peu plus loin, il diagnostique une crise paludéenne. Évidemment, compte tenu du traitement préventif qu'a scrupuleusement suivi Nancy, cela peut paraître étonnant. Mais, l'assure-t-il, il existe des souches résistantes. De fait, un traitement ciblé entraîne une amélioration rapide de l'état de santé de Nancy, et la disparition du parasite. Du moins en apparence.

Car, trois mois plus tard, un second accès de fièvre cloue la quinquagénaire au fond de son lit. Cette fois-ci, le palu est immédiatement détecté, et un autre traitement prescrit. En moins d'une semaine, les symptômes régressent et Nancy peut rapidement reprendre son travail. Un mois plus tard, tout repart pourtant de plus belle. En deux ans, Nancy est victime de plus de dix crises successives. Les médecins en perdent leur latin.

Une enquête médicale permet de découvrir que, depuis plus d'un an, Nancy s'injectait régulièrement le sang de patients infectés par le paludisme et se déclenchait elle-même les crises dont elle prétendait être victime. Elle était atteinte du syndrome de Münchhausen.

DIAGNOSTIC

Le syndrome de Münchhausen se réfère au célèbre baron du XVIIIe siècle qui racontait ses exploits extraordinaires, fruits de son imagination.

Les patients atteints s'inventent des maladies. Mythomanes, ils maîtrisent très bien le langage médical, connaissent parfaitement les symptômes qu'ils simulent, subissent de nombreux examens, diverses hospitalisations et interventions chirurgicales qui ne décèlent rien. Les médecins sont souvent déroutés par ces personnes qui les manipulent, leur grand plaisir et leur raison de vivre consistant à mettre en échec les scientifiques.

De nombreuses maladies peuvent être simulées : des infections urinaires, des crises d'épilepsie, des épisodes d'hypoglycémie, des abcès sont fréquemment observés. Ils miment très bien certaines situations d'urgence, comme l'appendicite et l'occlusion abdominale conduisant alors à de nombreuses opérations.

Les traitements médicamenteux prescrits sont toujours inefficaces ou responsables de nombreux effets secondaires. Plus leur corps subit d'interventions chirurgicales, plus ces patients vivent une grande jouissance. Quand un médecin émet des doutes sur la vérité de leurs maladies, ils le quittent pour se tourner vers d'autres praticiens ou services hospitaliers. Difficilement identifiables, ils changent souvent d'identité et d'adresse, errent de ville en ville. Souvent célibataires, ces patients sont rarement visités par leur famille quand ils sont hospitalisés, rendant l'enquête médicale encore plus difficile.

Une femme a connu plus de cinquante hospitalisations, subit vingt interventions chirurgicales, laissant son abdomen couvert de cicatrices. Le cas le plus jeune concerne un enfant de dix ans qui falsifiait ses prélèvements d'urines afin d'égarer les médecins sur la piste d'infections urinaires à répétition, utilisant bien sûr la complicité bienveillante de sa mère.

Il est indispensable d'effectuer ce diagnostic difficile et rare le plus rapidement possible afin de prendre en charge ces patients sur le plan psychiatrique.

Rouge porto

En sortant de la salle de gym de la rue Chanez, à Paris, où il venait de pratiquer son heure quotidienne de musculation, Jean-François n'avait pu retenir une grimace douloureuse. Son fichu mal de dos le reprenait. C'était bien sa veine en ce jour où il devait visiter trois chantiers. Il avait peiné comme un beau diable pour remonter les escaliers du vestiaire et s'installer sur le siège de son 4x4. Décidément, il se souviendrait de cet hiver 1992.

Certes, Jean-François avait toujours été un peu négligent en ce qui concernait sa santé, faisant trop confiance à sa bonne étoile et à sa résistance hors du commun. Athlète depuis son plus jeune âge, il pratiquait les sports de glisse aussi souvent que son boulot d'architecte le lui permettait et entretenait régulièrement sa forme, pour ne pas dire ses formes, au Gymnase Club : du reste, il était fier de ses abdos en plaque de chocolat, de ses pectoraux rebondis, et ne perdait jamais une occasion de les exhiber, affectionnant les tee-shirts moulants et les jeans serrés. Célibataire endurci, il collectionnait les conquêtes féminines.

En fait, Jean-François ne supportait pas d'être malade. Le seul médicament que contenait son armoire de toilette était un tube d'aspirine régulièrement renouvelé. Hormis celle-ci, point de salut. Pourtant, à plusieurs reprises déjà, il avait connu de telles douleurs lombaires. Mais chaque fois, il lui avait suffi de ralentir ses activités sportives et d'adopter un traitement anti-inflammatoire fourni par un ami pharmacien pour que tout rentre dans l'ordre. Il avait bien consulté un médecin trois ou quatre ans auparavant, à l'occasion d'une crise plus violente que d'habitude, qui avait émis l'hypothèse d'un début d'arthrose et suggéré de vérifier en procédant à une radio, mais trop absorbé par ses différentes activités, Jean-François n'avait jamais pris rendez-vous dans un centre de radiographie.

Cette fois, la crise semblait plus sérieuse. Au bout de huit jours, et malgré l'arrêt de tout exercice physique, Jean-François avait de plus en plus mal au dos. Qui plus est, les articulations de ses genoux le faisaient souffrir : monter trois marches d'escalier devenait très pénible. Cette fois, il ne pouvait plus se dérober : c'était le médecin ou la chaise roulante. Après avoir procédé à l'examen d'usage, un spécialiste lui avait fait subir un interrogatoire serré. Un peu gêné, Jean-François avait été obligé d'avouer qu'il émettait des urines noires depuis des années. Il souffrait, en fait, d'ochronose.

Diagnostic

La découverte de l'anomalie urinaire de Jean-François a permis d'effectuer le diagnostic souvent difficile de l'ochronose. Depuis l'enfance, il présentait une alcaptonurie, propriété particulière que présentent les urines : se colorer en rouge porto lors de leur exposition à l'air libre. Une anomalie bénigne qui peut rester asymptomatique pendant trente ans, puis évolue progressivement vers l'ochronose.

L'ochronose, qui vient du grec, *ochros*, signifiant ocre, et *nosos*, maladie, est due à l'accumulation de pigments ochromatiques, de couleur brunâtre, sur les tissus conjonctifs. Des dépôts colorés sont alors observés fréquemment sur la sclère des yeux, les pavillons des oreilles et les ongles de la main. L'arthrose ochronique en représente la manifestation la plus invalidante. Des douleurs et une raideur des genoux, de l'épaule, des hanches suggèrent alors une arthrose banale qui peut égarer les médecins, retarder le diagnostic et entraîner une évolution plus sévère. Le pronostic de cette maladie dépend de l'atteinte cardiaque et rénale.

La patiente la plus connue reste une momie égyptienne remontant à 1500 avant Jésus-Christ. Des études radiologiques ont permis de découvrir sur elle des dépôts caractéristiques.

Cette maladie, dont le diagnostic est souvent difficile et effectué tardivement, doit être dépistée le plus précocement afin d'éviter des complications plus sérieuses et de commencer une prise en charge thérapeutique.

Un bruit explosif

Elle l'écrivait déjà au collège, sur les fiches de renseignements que ses professeurs lui demandaient de remplir en début d'année. A la ligne « projets d'avenir », de son écriture ronde et appliquée, elle inscrivait toujours : hôtesse de l'air. En général, ce genre de lubie passe avec l'adolescence, mais Birgitt n'avait jamais varié dans ses ambitions. Elle était restée fidèle à cet idéal de jeunesse et avait fini par le réaliser.

Elevée dans une grosse ferme de la forêt Noire, où ses parents vivaient chichement de quelques vaches et de la coupe du bois, Birgitt n'avait jamais eu l'occasion d'approcher un avion avant l'âge adulte. Tout au plus, enfant, avait-elle pu voir quelques traînées blanches, haut dans le ciel, laissées par un jet en partance vers une destination lointaine. Est-ce cela qui la faisait rêver ? Dans la maison familiale, vieille de plus de trois siècles, dont la lourde toiture en bardeaux couverts de joncs tombait quasiment jusqu'au sol, il n'y avait ni chauffage central ni électricité dans les chambres, encore moins de télévision. La seule intrusion du monde moderne était un antique poste de radio à lampes à incandescence. Et encore, on ne l'allumait qu'aux heures des repas, pour les informations. En dehors du bulletin paroissial, jamais la moindre revue ne pénétrait le foyer. En avait-elle souffert ? Birgitt n'en garde pas le souvenir. Sans doute s'imaginait-elle que tous les autres enfants vivaient comme elle.

C'est à son entrée au lycée de Tübingen que Birgitt avait découvert l'autre face du monde. Le choc avait été rude. Par rapport à ses camarades de la ville, elle faisait en effet figure de paysanne mal dégrossie. Mais elle avait eu tôt fait de rattraper son retard, en rajoutant même du côté maquillage et tenues à la mode, quitte à scandaliser ses parents par ses extravagances. Était-ce alors que sa vocation était née ? Il lui semble pourtant que celle-ci remonte à plus loin. C'est en tout cas à cette époque qu'elle avait manifesté d'incroyables facilités pour l'apprentissage des langues étrangères. Sans compter un appétit immodéré pour tout ce qui relevait de l'histoire, de la géographie, de la découverte des autres civilisations.

Après son bac, elle n'avait eu aucun mal à intégrer une école d'hôtesses dont elle est sortie major. Ensuite Birgitt avait fait ses premières armes à la KLM, puis, sur les conseils d'une amie, elle avait proposé sa candidature à British Airways, qui l'avait aussitôt retenue. Birgitt est aujourd'hui chef de cabine sur les vols long-courriers, principalement à destination de l'Amérique du Nord et de l'Asie.

Au départ, ça avait été l'euphorie. Plus tard, toutefois, le désenchantement était venu, progressivement, insidieusement. En fait, il était le résultat d'un somme de déconvenues, de déceptions n'ayant pas forcément un rapport direct avec son métier. Et notamment de sa séparation douloureuse avec Michel. Sans doute ses absences répétées en étaient-elles partiellement la cause. Mais il y avait eu aussi cette impossibilité d'avoir un enfant, Birgitt ayant supporté plusieurs traitements contre la stérilité sans résultat. Heureusement, Birgitt a recouvré aujourd'hui son équilibre avec Herman, un industriel de vingt ans plus âgé qu'elle rencontré sur le tarmac de l'aéroport de Munich, un jour de tempête de neige. Il l'avait abritée sous son parapluie.

A l'approche de la quarantaine, Birgitt est toujours aussi soucieuse de son apparence. Sa salle de bains déborde de crèmes achetées dans les aéroports du monde entier : contours des yeux, lifting doux, lotion désincrustante, gel hydratant, elle possède à peu près tout ce qui est disponible sur le marché des cosmétiques. Elle vit dans l'angoisse de vieillir, et scrute chaque matin dans le miroir l'apparition de nouvelles rides sur son visage. C'est après sa rencontre avec Herman qu'elle s'est résolue à une intervention chirurgicale : la pose de deux superbes prothèses mammaires qui lui donnent une silhouette à la Dolly Parton, seins qu'elle exhibe fièrement, sanglée dans son uniforme. Elle songe aussi à se faire opérer d'un début de double menton qu'elle a cru remarquer depuis peu.

Dans le Bœing 747 qui la ramène vers Munich, le 12 septembre 1993, Birgitt vient de servir les plateaux-repas. La routine. Le vol est loin d'être complet, et la traversée s'annonce calme. Elle décide de prendre une petite pause avec ses collègues et vient à peine de s'asseoir qu'un passager sonne, sans doute pour demander un verre d'eau. D'habitude, elle est toujours la première à se lever pour voir de quoi il retourne. Mais, brusquement, elle se sent lasse, éprouve une curieuse sensation au niveau de la poitrine, une sorte de picotement persistant. D'un seul coup, un bruit sec, comme un claquement, fait sursauter le steward assis à côté d'elle : sa prothèse mammaire droite vient d'éclater en plein vol.

Diagnostic

La rupture d'une prothèse mammaire en plein vol constitue une complication inattendue et désagréable. Lors de la pose des prothèses gonflables remplies de sérum physiologique, il s'est produit une infiltration de bulles d'air. En altitude, les bulles ont augmenté de volume à cause de la dépression atmosphérique, aboutissant à l'explosion d'un des deux seins. Un phénomène identique se produit avec les dentifrices et les paquets de chips qui gonflent en altitude.

Ce type d'incident implique le retrait immédiat des prothèses. Lors de la pose de ce type de prothèses, le chirurgien doit toujours vérifier qu'aucune bulle d'air ne s'y infiltre.

Un voyage tant attendu

Dans la famille, c'était devenu un rituel. Chaque fois qu'il débarquait avec un nouveau livre, tout le monde se mettait à hurler, à commencer par son épouse. Il faut dire que, progressivement, et sans même que Robert s'en rende compte, les livres avaient peu à peu envahi l'espace vital de tout l'appartement. On en trouvait dans les coins les plus incongrus, sous la baignoire, dans les placards de la cuisine, sous les lits des enfants. Le moindre recoin avait été aménagé en étagère. Même les toilettes s'étaient transformées en bibliothèque.

Robert avait conscience de la gêne qu'il imposait à ses proches, mais n'y pouvait rien. A une édition rare, dénichée chez les bouquinistes, ou un nouveau livre d'art, vendu en souscription, il ne savait résister. Et rentrait piteux à la maison, la tête dans les épaules, cachant maladroitement sa nouvelle acquisition. Il pouvait passer des heures à compulser les ouvrages de sa bibliothèque, sourd à ce qui l'entourait, s'évadant ainsi de la vie réelle. C'était la seule chose qui lui permettait de tenir le coup, face à des élèves de plus en plus difficiles.

Professeur dans un collège de la banlieue parisienne, il peaufinait secrètement depuis des années le grand projet de sa vie : découvrir enfin *de visu* toutes les merveilles qu'il ne connaissait que par ouvrages interposés. Un projet repoussé maintes fois pour des raisons matérielles : le manque d'argent et la naissance de quatre enfants en cinq ans. Mais cette fois-ci, c'était décidé. Les derniers-nés venaient d'atteindre l'âge de raison, et sa femme avait donné le feu vert : dans un mois, ils partaient tous pour l'Italie.

Depuis lors, Robert consacrait l'essentiel de son temps libre à revoir leur itinéraire, à feuilleter frénétiquement les guides qu'il avait achetés pour être sûr des horaires des musées. Ils commenceraient par Florence, enchaîneraient par Rome, avant de remonter le long de l'Adriatique vers Ravenne et Venise. Dans un petit carnet à spirale, d'une écriture serrée, il notait tout ce qu'il leur faudrait voir. Sa femme, qui craignait que le voyage ne vire au cauchemar avec les enfants, tentait de le refréner, mais en vain. Il n'y avait pas moyen de lui faire entendre raison et d'obtenir qu'il sacrifie la moindre visite aux plaisirs inconsistants de la baignade : chaque nom qu'elle l'obligeait à rayer était pour lui un arrachement, et il s'empressait de l'inscrire à nouveau dès qu'elle avait le dos tourné.

Arrivé à Florence, le 8 juillet 1994, après plus de douze heures de route par une chaleur accablante, Robert avait abandonné à sa femme le soin de trouver un hôtel à prix compatible avec leur budget. Dès que les bagages avaient été montés dans les chambres, il avait laissé en plan toute la famille pour aller vérifier, disait-il, si les horaires de la galerie des Offices étaient bien ceux indiqués dans le Guide Bleu. Il était rentré rassuré à l'heure du dîner. En démarrant très tôt leur visite, ils pourraient enchaîner sur la galerie de l'Accademia et le couvent San Marco, qui abritait les fresques de Fra Angelico. Tout s'annonçait pour le mieux.

Le lendemain, une heure avant l'ouverture des portes, toute la famille était à l'entrée du musée des Offices. A 9 heures précises, Robert s'était engouffré dans l'immense escalier de pierre menant aux salles d'exposition, suivi à grand-peine par sa femme et ses enfants. Très vite, celle-ci s'était rendu compte que le rythme imposé par son époux serait impossible à suivre, et avait embarqué sa progéniture à la cafétéria, pour un copieux petit déjeuner.

Comme d'habitude, Robert ne s'était aperçu de rien et avait

poursuivi seul la visite, s'arrêtant longuement devant chaque tableau. C'est en arrivant devant *Le Printemps* de Botticelli qu'il avait senti ses jambes vaciller. La tête commençant à lui tourner, il avait été contraint de sortir de la salle pour s'asseoir sur un banc. Au bout de quelques instants, Robert, d'attaque pour reprendre son périple muséographique, était retourné dans la salle mais avait été à nouveau pris d'un malaise. Cette fois, il avait été obligé de se diriger précipitamment vers les toilettes pour y vomir. Jamais il ne s'était vu dans un tel état, depuis une gastro-entérite remontant à l'adolescence. Sa femme, partie à sa recherche, l'avait retrouvé alors qu'il se passait de l'eau sur le visage. Attribuant son malaise à la chaleur et à la fatigue du voyage, elle avait réussi à le convaincre de rentrer se reposer à l'hôtel. Il reviendrait demain, tandis qu'elle irait à la piscine avec les enfants.

Robert avait passé une nuit agitée, peinant à trouver le sommeil, se réveillant sans cesse, comme en proie à une sorte d'exaltation incontrôlable. Il s'était même relevé à plusieurs reprises pour prendre l'air à la fenêtre. Au matin, cependant, ses nausées ne semblaient qu'un lointain souvenir. Comme convenu, et bien qu'encore un peu fatigué, il avait décidé de retourner aux Offices. Mais arrivé devant la même toile que la veille, il s'évanouissait. Robert était victime du syndrome de Stendhal.

Diagnostic

Le syndrome de Stendhal a été décrit par Graziella Magherini, psychiatre à Florence. Il regroupe un ensemble de manifestations psychopathologiques (angoisse, délire, vomissements, insomnie) que présentent certains patients devant des œuvres d'art. Magherini se réfère au voyage de Stendhal en Italie. Lors de sa visite dans une église de Florence, l'écrivain fit un malaise et dut s'asseoir sur un banc pour reprendre ses esprits.

De tels malaises peuvent conduire à une hospitalisation. De fait, l'hôpital de Florence reçoit régulièrement chaque année plusieurs touristes présentant ce type de manifestations. Certains patients se sont déshabillés tandis que d'autres se sont couchés sur le sol devant le *David* de Donatello. L'étude d'une centaine de cas a révélé que les victimes ne semblaient pas avoir d'antécédents psychiatriques, et voyageaient plutôt à l'écart des groupes. On a observé également ce type de comportement à Paris, devant Notre-Dame par exemple.

Certains médecins contestent le caractère uniquement psychiatrique du syndrome de Stendhal. Ils pensent que des visites longues et rapides en été, par une chaleur étouffante, entraînent un surmenage, une fatigue intense et des malaises. Le changement de nourriture, le vin italien, la solitude et les efforts permanents fournis dans les musées (tourner sa tête dans tous les sens) aggravant selon eux ces sensations.

Ces manifestations disparaissent assez rapidement, mais il est fortement conseillé de quitter les lieux pour retourner chez soi, et retrouver son cadre de vie.

L'ARLEQUIN

En quarante années d'exercice du métier de sage-femme, Monique avait assisté à de multiples naissances, qu'elle avait renoncé depuis belle lurette à comptabiliser. Sans compter l'accouchement de ses trois enfants qu'elle avait élevés seule, son mari l'ayant quittée à l'arrivée du troisième.

Mais le lendemain matin à 8 heures, le 15 janvier 1994, ce serait fini : elle rendrait définitivement sa blouse. Monique ressentait un peu de nostalgie à l'idée d'abandonner le service de maternité de cette clinique de la banlieue lyonnaise, mais elle éprouvait aussi du soulagement. Durant toutes ces années, elle avait connu de nombreuses joies, mais aussi trop de douleur, de déception, d'angoisse. Et elle rêvait désormais d'émotions plus paisibles.

Tout en stérilisant pour la dernière fois ses instruments, elle songeait à ce qu'elle pourrait faire le lendemain, et tous les jours à venir : se lever tard, entretenir son jardin comme elle le souhaitait et s'occuper de ses six petits-enfants. Après s'être lavé les mains, Monique avait vérifié une fois encore que les bouteilles de champagne avaient bien été placées au réfrigérateur. Tout à l'heure, à la fin du service, elle arroserait son départ. Mais elle n'avait voulu ni tralala ni grand discours.

Mine de rien, l'heure avançait. Il était temps de se rendre en salle de travail. La jeune femme qui devait accoucher était arrivée vers 21 heures, seule, sa petite valise à la main. Elle n'avait pas paru spécialement inquiète, et l'accouchement, une seconde naissance, s'annonçait *a priori* sans problème. Mais sait-on jamais ?

Monique avait rapidement retrouvé ses automatismes. Comme prévu, le travail s'était déroulé sans anicroche particulière. C'est au moment ultime de l'expulsion que tout s'était précipité. Le spectacle auquel elle allait être confrontée subitement, Monique en garderait le souvenir jusqu'à son dernier souffle.

Quand elle avait recueilli le bébé dans ses bras, elle qui pourtant en avait beaucoup vu, n'avait pu réfréner un mouvement de recul. Son cœur s'était soulevé. Sous le choc, elle avait bien failli lâcher sa charge. Le nouveau-né était englué dans une véritable gangue visqueuse. Pour la première fois de sa longue carrière de sage-femme, Monique venait d'assister à un phénomène rarissime : la naissance d'un bébé arlequin.

Diagnostic

Le syndrome de l'arlequin est une anomalie congénitale de la peau, rare, de cause inconnue, peu étudiée, qui semble toucher aujourd'hui cent cinquante cas dans le monde. Le bébé est recouvert d'une enveloppe kératinisée qui conserve sa face et son corps, carapace interrompue à certains endroits par de profondes crevasses. Le bébé, d'un poids petit, n'a ni cils ni sourcils, ses oreilles sont plaquées contre sa boîte crânienne, et on n'aperçoit que deux trous à la place de son nez très aplati. Sa peau est sèche, dure et ressemble à celle d'un éléphant ou d'un crocodile. Ses membres sont figés en flexion car enserrés dans la carapace rigide.

Autrefois, les bébés arlequins décédaient rapidement, leur peau très rigide entraînant une diminution des mouvements respiratoires, de la succion et de la déglutition, et une déformation de tous les membres. Aujourd'hui, le nursing intensif (couveuse, humidification, antiseptique, surveillance, traitements locaux, alimentation adaptée) ainsi que des traitements médicamenteux associés à un traitement préventif permettent de diminuer la mortalité de ces enfants.

Un frère oublié

Ni Coréen, ni vraiment Français. Apatride. De nulle part. C'est ainsi que Jinh se définit, bien qu'ayant en poche un passeport dûment estampillé de citoyen européen. Il se dit souvent qu'il pourrait quitter Paris du jour au lendemain pour n'importe quelle autre ville du monde sans que cela lui pose problème. En fait, il se sent un peu comme une plante sans racines, une sorte d'orchidée sauvage pouvant s'accrocher n'importe où. Chez lui, il a réduit l'ameublement au strict minimum : un futon posé à même le sol, un poste de télévision, un portant et quelques cintres pour accrocher ses vêtements. Le tout tiendrait dans une malle, et il lui faudrait seulement quelques minutes pour déménager. Comme s'il devait être prêt au départ à tout moment.

Arrivé de Corée avec ses parents à l'âge de cinq ans, Jinh conserve peu de souvenirs de son pays natal. Ce sont plus des impressions. Des goûts. Des odeurs. Des couleurs. Sensations dont il se demande s'il ne se les est pas fabriquées après coup, en écoutant parents, oncles et tantes. Si, en famille, il parle coréen, c'est une langue qu'il n'écrit pas, et qui n'a quasiment aucune résonance en lui. Il a fait toute sa scolarité en France, et aujourd'hui, à cause de sa profession d'ingénieur informaticien, il s'exprime le plus souvent en anglais. Il a d'ailleurs compris depuis peu que c'est dans cette langue qu'il rêve.

Pourtant, à bien des égards, Jinh reste fortement imprégné

de sa culture d'origine. Quand il s'est installé chez lui, après avoir décroché son premier job, c'est à Belleville, en plein Chinatown, qu'il a cherché un appartement. Et même s'il s'avoue volontiers athée, il respecte les rites religieux de sa communauté. Du reste, la plupart de ses amis sont comme lui coréens de la deuxième ou troisième génération. Quand il va au restaurant, c'est au « chinois », et il n'apprécie que très modérément la cuisine européenne. Il est, au demeurant, assez indifférent à la nourriture qu'il ingurgite : pour lui, manger est une nécessité, rarement un plaisir. Ainsi a-t-il beaucoup de mal à se plier aux repas d'affaires inhérents à son milieu professionnel. Depuis l'enfance, Jinh a appris à faire confiance aux pratiques médicales ancestrales inculquées par ses parents. Acupuncture et décoctions sont, selon lui, la panacée à tous les maux. De fait, il est très fier de n'avoir jamais eu à recourir à la médecine occidentale. Pourtant, depuis plusieurs mois, il souffre quasiment en permanence de violentes douleurs abdominales. Et les médications préparées par sa mère ne lui apportent aucun soulagement. C'est donc la mort dans l'âme qu'il se résout à prendre rendez-vous à l'hôpital. Mais il est encore loin, à ce moment-là, de se douter qu'il va devenir un objet de curiosité pour les médecins.

Aux termes d'un premier examen, ces derniers décident de soumettre leur patient à un bilan médical et radiologique complet, nécessitant une journée entière d'hospitalisation. Une échographie va finalement permettre de découvrir la source des maux du jeune informaticien. Celle-ci dévoile en effet une masse suspecte au niveau de l'abdomen. De quoi peut-il bien s'agir? Seule une intervention chirurgicale, au demeurant bénigne, révèle l'existence d'un fœtus.

DIAGNOSTIC

Ce fœtus était le jumeau de Jinh, réduit à une masse avec une dent, des yeux pas tout à fait formés et un torse couvert de poils. Cette anomalie rare, peu décrite, vient d'une grossesse gémellaire dont l'évolution anormale aboutit à l'inclusion du fœtus à l'intérieur du corps de l'autre. C'est le fœtus *in fœtu*, qui passe souvent inaperçu et n'est découvert que des années plus tard. Bien toléré, il n'entraîne pas de complications hémorragiques ou infectieuses. Parfois il grossit, entraînant alors des douleurs abdominales. Son poids et sa taille sont variés : certains fœtus pouvant atteindre 2 kg et 25 centimètres. Lorsqu'il est découvert, le fœtus doit être retiré.

On peut le retrouver dans l'abdomen, mais aussi dans la vessie, dans les testicules, et même dans la boîte crânienne. S'il est souvent unique, certaines observations relatent la présence de deux ou trois fœtus à la fois. Cinq fœtus ont un jour été retrouvés dans le crâne d'un bébé.

Aujourd'hui, cette anomalie est le plus souvent décelée dès l'enfance et parfois pendant la grossesse grâce aux échographies.

Un souffle trop puissant

Georges est venu tard à la musique. Parce qu'il habitait la campagne étant gamin et parce que, dans son milieu, il ne serait venu à personne l'idée d'apprendre à jouer d'un instrument. Au mieux, on soufflait une fois l'an dans le cor de chasse du grand-père accroché au-dessus de la cheminée. Et ce ne sont pas les cours d'histoire de la musique terriblement rébarbatifs qu'il avait subis au collège qui lui en auraient donné le goût.

Son brevet en poche, Georges avait passé les concours administratifs. Le travail de la terre ne l'attirait pas et, de toute façon, son frère aîné était désigné pour reprendre la ferme. Il avait donc intégré l'administration des postes et commencé à travailler au tri dans la ville voisine. Par promotion interne, il avait rapidement gravi les échelons, mais sentait qu'il manquait quelque chose à sa vie. Quoi ? Il n'aurait su le dire exactement. Incidemment, par le biais d'une collègue, ayant entendu parler des cours du conservatoire municipal, il était allé se renseigner timidement et avait appris que ces leçons étaient ouvertes même aux débutants. Il avait été étonné de la variété des possibilités et avait éprouvé beaucoup de difficulté à faire son choix. Après une initiation au solfège, il s'était d'abord attelé au piano. Mais, très vite, il s'était rendu compte que c'était trop difficile, quand on commence tard. Sur les conseils d'un professeur, il s'était ensuite tourné vers le trombone et n'avait pas tardé à se prendre de passion pour cet instrument injustement négligé. En quelques mois, il avait fait des progrès spectaculaires, s'était pris au jeu, et avait passé tous les examens du conservatoire. Et on lui avait proposé au bout du compte de faire partie de l'orchestre philharmonique de Besançon.

Aujourd'hui, Georges mène quasiment une double carrière. Dans la journée, il distribue ses conseils financiers aux clients, avec un sérieux et une compétence qui ne sont plus à démontrer. Deux ou trois fois par semaine, il répète avec les autres musiciens de l'orchestre. Et le reste du temps, il continue à prendre des leçons pour se perfectionner. Le week-end, il s'exerce chez lui, sur de nouvelles partitions, ce qui n'est pas sans poser problème avec certains voisins. En vérité, s'il a insonorisé du mieux qu'il le pouvait son studio de répétition, le trombone est un instrument terriblement sonore.

Par chance, avec les vacances scolaires, l'immeuble est quasiment vide, et Georges peut s'entraîner sans gêner. Il a pris une semaine de congé pour se préparer au grand concert que l'orchestre doit donner pour le 14 juillet 1995. Il souffle quasiment du matin au soir dans son instrument. Au point que, depuis quelques jours, il souffre de douleurs persistantes chaque fois qu'il avale. Inquiet, il a déjà consulté son médecin, qui n'a constaté aucune anomalie. Mais, lui a-t-il dit, il faudra peut-être aller voir un ORL si cela se prolonge. Évidemment, trop pris par sa musique, Georges n'en a rien fait.

Mais, à la veille de la représentation, il constate, en se réveillant, que son cou a quasiment triplé de volume. Affolé, il se précipite aux urgences de l'hôpital. Des examens révèlent alors qu'il présente un laryngocèle.

DIAGNOSTIC

La pratique intensive du trombone a produit une trop forte pression dans le pharynx et entraîné une tumeur kystique gazeuse de la paroi du larynx, encore appelée « laryngocèle ».

De très grandes quantités d'air sont ainsi produites quand on joue du trombone et provoquent parfois des microperforations de la paroi du pharynx. Il est alors conseillé d'interrompre momentanément le trombone, puis de le pratiquer en essayant d'absorber le moins d'air possible.

Les maladies liées à la pratique d'un instrument de musique sont étudiées depuis 1975. Les musiciens sollicitant leur corps, les fonctions musculaires, tendineuses, vasculaires et neurologiques peuvent être endommagées.

Le syndrome du surmenage entraîne des douleurs liées à des tendinites ou une instabilité articulaire. Il provient de la réception d'efforts qui dépassent les capacités des tissus. Chaque trouble doit bénéficier d'un traitement adapté associant anti-inflammatoire et rééducation. La prévention est fondamentale car il est nécessaire de déceler les facteurs de risque chez un enfant avant de l'orienter vers la pratique d'un instrument.

Des pulsions incontrôlables

De son propre aveu, Robert a toujours été un chaud lapin. Très précoce, ce dont il n'est pas peu fier, il a connu sa première expérience sexuelle à treize ans avec une amie de sa mère. A Toulouse, où il habite, sa réputation a depuis longue date fait le tour de la ville. A son travail — il est dessinateur industriel dans l'aéronautique —, à peu près tout ce qui porte jupon a eu à subir, un jour ou l'autre, ses assauts répétés. Du moins jusqu'à ce qu'une secrétaire — une « mal-baisée », selon lui — le menace de poursuites judiciaires pour harcèlement sexuel, ce qui l'a quand même un peu calmé.

D'un physique avenant, le cheveu dru et droit, le regard sombre et une carrure avantageuse entretenue par la pratique régulière du rugby, Robert, sans être un play-boy, attire les femmes et le sait. Du magnétisme, le charme latin, un œil de velours, la tchatche *ad hoc*, et le tour est joué.

Françoise, sa femme, a depuis longtemps appris à fermer les yeux sur ses frasques réelles ou présumées. Tout ce qu'elle demande, c'est de ne rien savoir. Pour le reste, elle a pris le parti de s'en moquer. De toute façon, elle est une épouse épanouie, heureuse dans son rôle de mère au foyer. L'éducation de ses trois enfants l'occupe à plein temps, et elle n'a pas le loisir de se soucier des commérages. Et puis, elle savait ce qu'elle faisait en épousant Robert : jamais elle ne l'a pris pour un ange asexué. C'est même tout le contraire qui l'a attirée : son côté un peu brutal, presque animal.

Déjà au lycée, où ils se sont rencontrés, Robert était un dragueur invétéré. C'était plus fort que lui. Il fallait que toutes les filles passent par son lit, les moches comme les jolies. Il ne supportait pas que l'on puisse lui résister. Et il n'hésitait pas à draguer les enseignantes, du moins les plus jeunes, quitte à se faire rabrouer vertement. A bien y penser, seule la prof de musique — mais elle devait être quasiment centenaire — avait échappé à ses tentatives de séduction.

Cependant, loin de se calmer avec l'âge, les ardeurs de Robert s'avèrent de plus en plus pressantes. Depuis quelque temps, il a même l'impression de se transformer en animal sauvage, en rut permanent. Il a désormais besoin de faire l'amour plusieurs fois par jour. Sinon, dit-il, il explose. Françoise, comblée au-delà de toute espérance, n'en peut plus. Robert la réveille plusieurs fois par nuit pour satisfaire ses pulsions. Un soir, en rentrant du travail, il se rue même sur elle et commence à la prendre debout dans la cuisine, contre la porte du congélateur, sans songer une seconde que les enfants pourraient les surprendre. Elle a toutes les peines à le repousser.

Robert en est réduit à fréquenter les prostituées plusieurs fois par semaine. Ce qui commence à lui coûter une petite fortune. Au travail, il quitte fréquemment son poste pour aller se masturber dans les toilettes. Mais ce qui l'inquiète le plus, c'est le caractère de moins en moins maîtrisable de ses pulsions. Un dimanche d'été 1994, à la campagne, en pique-nique avec les enfants, il s'est même surpris à porter un regard de concupiscence sur un âne dans le champ voisin.

Du coup, Robert prend peur. Il craint de ne plus être capable, un jour, de résister à ses envies et de recourir à la force. Il décide donc, en cachette de Françoise, de consulter un psychiatre. Celui-ci lui apprend qu'il est atteint de satyriasis.

Diagnostic

Satyriasis signifie « lubricité » en latin. Quand au mot « satyre », il vient du grec et désigne le « membre viril ». C'est un état d'excitation morbide des fonctions sexuelles chez un homme qui entraîne une nécessité irréversible de répéter l'acte sexuel plusieurs fois par jour, jusqu'à vingt reprises sans épuisement. Il se produit des érections continuelles et des désirs immodérés des plaisirs de l'amour, et survient à tout âge.

Le satyriasis est différent du priapisme, qui est une érection prolongée et douloureuse survenant sans appétit sexuel et n'entraînant pas d'éjaculation. Il est symptomatique d'une pathologie organique sous-jacente (infection des voies urinaires et génitales, leucémie, lésion neurologique ou vasculaire). Le satyriasis est le pendant masculin de la nymphomanie chez la femme, mais s'observe beaucoup moins fréquemment. Il est parfois comparé à un trouble obsessionnel. Toute représentation, apparemment anodine, entraîne une forte pulsion sexuelle. Ces hommes sont impudiques et incontrôlables, car potentiellement dangereux envers les femmes, les enfants ou les animaux. Pire, s'il n'arrive pas à soulager sa pulsion sexuelle, le malade peut présenter une phase délirante.

Cette anomalie peut parfois se rencontrer dans certaines pathologies cérébrales.

Toute personne atteinte par cette anomalie doit être prise en charge par un psychothérapeute et suivre un traitement médicamenteux.

L'ÉTABLE HOSPITALIÈRE

A la fin du siècle dernier, la prison de la Petite-Roquette domine de sa masse sombre le quartier de la Bastille, dédale de ruelles sales et malodorantes où grouille une foule d'artisans en tout genre. C'est, à Paris, la seule prison de femmes, réputée pour la discipline de fer qu'y font régner les matons. Prosper est l'un d'entre eux, et peut-être le plus féroce. D'une grande intransigeance, il n'admet aucune incartade au règlement et est capable de colères terribles en cas d'infraction. Craint presque autant de ses collègues que des prisonnières, cet homme sec de quarante ans, au visage taillé à la serpe, au regard droit, est toujours impeccablement sanglé dans son uniforme de service.

Marié depuis une quinzaine d'années, il a cinq enfants. L'aîné va sur ses quatorze ans et a commencé son apprentissage dans la menuiserie. Le plus jeune, âgé de quelques mois seulement, a été placé en nourrice à la campagne. Prosper fait régner chez lui la même atmosphère de terreur qu'il impose à la prison. Il ne supporte aucune parole durant les repas, et sa femme, Clairette, ose à peine lui demander l'argent nécessaire au paiement du loyer, en fin de semaine, tant elle a peur de se faire rabrouer. Elle-même travaille comme lavandière dans un atelier du quartier et s'échine, des journées entières, à battre les draps des autres, les mains plongées dans l'eau glacée tirée du puits.

Avec les années, le caractère de Prosper ne s'est pas amélioré, loin s'en faut : il est même de plus en plus sombre. Il peut ainsi passer des heures sans desserrer les dents, les mâchoires crispées, les points serrés au fond des poches de sa vareuse. Mais le plus terrible, ce sont ces crises de démence subites, qui lui amènent l'écume au bord des lèvres et le laissent hagard, comme épuisé. Dans ces moments-là, il devient incontrôlable, et Clairette n'a d'autre solution que de pousser les enfants dehors, dans la cour de l'immeuble, en attendant qu'il revienne à lui et recouvre son calme.

Dans les premiers temps, il ne connaissait de telles crises qu'à la maison. Mais voila que, depuis peu, elles se produisent aussi au travail. Ses collègues, qui ne l'ont jamais beaucoup apprécié, finissent par s'en plaindre au directeur, en ayant assez, disent-ils, de prendre des coups en essayant de le maîtriser et de le ramener à la raison. Aussi, ce soir-là, quand Prosper se met à hurler, la bave à la bouche, le directeur se résout à le faire conduire à l'hôpital, escorté par deux infirmiers, et fait prévenir sa femme. Celle-ci est paniquée. Prosper ne supportera jamais une telle humiliation et risque d'en sortir encore plus violent, de la battre ou, pire, de s'en prendre à ses enfants.

Pourtant, le dimanche suivant, Clairette prend sur elle et décide de se rendre à l'hôpital. Elle n'a qu'à traverser la Seine par le pont d'Austerlitz. Quand elle débarque sous le vaste porche de pierre, elle est impressionnée par la forêt de bâtiments de briques rouges qui se dresse devant elle. Elle ne trouve personne auprès de qui se renseigner en cette heure matinale et commence par se perdre. Puis un infirmier lui indique le bâtiment des fous.

Clairette a alors la surprise d'arriver dans une étable. Une vraie étable, avec de la paille dans les râteliers et des vaches sagement alignées, qui attendent la traite. A cela près qu'entre les vaches se trouvent des malades sur des couches de fortune et, parmi eux, son mari. L'infirmier, qui l'a accompagnée jusque-là, lui explique alors que son époux est atteint d'épilepsie et que les vaches doivent permettre sa guérison.

Diagnostic

Au XIXe siècle, il n'était pas rare d'assister à des scènes curieuses dans certains établissements hospitaliers. Une salle de soins était alors aménagée en étable dans laquelle on pouvait trouver plusieurs lits entourés de vaches. A l'époque, les médecins pensaient que les épileptiques présentaient une diminution anormale de leur transpiration. En hospitalisant ces malades auprès de vaches recouvertes de sueur, ils espéraient obtenir une guérison.

Aujourd'hui, les crises d'épilepsie qui touchent cinq cent mille personnes en France sont traitées par des médicaments anticonvulsivants qui permettent aux malades de mener une vie normale. Dans certains cas graves, une intervention chirurgicale peut être proposée. Cette opération spectaculaire, qui consiste à retirer la partie malade du cerveau, donne d'excellents résultats et ne laisse pas de séquelle. Nous sommes loin de la « vachothérapie ».

Une commerçante adorée

Sur le marché Poncelet, la voix tonitruante de Madeleine est tout aussi légendaire que celle de « la Callas » pour les mélomanes avertis. Quoique dans un tout autre registre. Elle fait partie du décor au même titre que le clochard du coin de l'avenue des Ternes, l'étal du fleuriste, le déballage de tissus de Toto ou la boulangerie Paul et sa célèbre baguette à l'ancienne. Il n'y a qu'elle, en effet, pour hurler de la sorte afin de convaincre combien sa moule est fraîche, et sa crevette aussi, et inviter à venir le vérifier toute affaire cessante. Tout le monde en convient, à commencer par ceux à qui elle casse les oreilles toute la sainte journée, le marché sans elle serait comme une poule sans ses poussins, un coiffeur sans ses bigoudis et Pâques sans les œufs en chocolat.

Depuis bientôt vingt ans qu'elle est installée là — elle avait accueilli son premier client le 2 décembre 1975 —, elle n'a jamais raté un seul jour d'ouverture. Qu'il pleuve, qu'il vente, qu'il neige, Madeleine est fidèle au poste. Le matin, elle se lève à 4 heures pour faire ses achats à Rungis, tenant à être parmi les premières, dès l'ouverture, afin de sélectionner les meilleurs produits. En outre, elle est dure en affaires, intraitable sur la qualité et la fraîcheur, mais paie le prix sans barguigner. C'est qu'elle connaît ses clients, des pointilleux et des râleurs. Dame, le XVIIe arrondissement, ce n'est pas Barbès.

A l'approche de Noël, les journées sont rudes. Il lui arrive alors de rester plus de dix-huit heures debout, sans avoir le temps de s'arrêter un instant. C'est qu'il faut qu'elle ait l'œil à tout, veillant sans relâche à ce que l'écailler ait bien ouvert la commande de madame Dehousse et que le petit commis ne mélange pas les bigorneaux et les bulots. Malgré son embonpoint, elle se démène comme un beau diable et ne ménage pas sa peine.

Remarquez, elle ne se plaint pas. Elle aime son travail et n'en changerait pour rien au monde. Mais cette année, elle ne se sent pas dans son assiette. Depuis le début décembre, elle qui a toujours eu un sommeil de bébé peine à s'endormir. Et le matin, à sortir du lit. Dans la journée, il lui arrive de connaître de véritables coups de pompe : pour un peu, elle s'endormirait sur son comptoir, l'indéfrisable posée dans la glace en train de fondre. Dans un premier temps, elle met ça sur le compte de l'âge : c'est qu'à soixante ans bientôt carillonnés elle n'est plus une gamine. Mais à l'approche des fêtes, son insomnie s'aggrave. Elle ne dort plus qu'une heure par nuit, et souvent en pointillés. Ce n'est pourtant pas le moment. Il faut au moins qu'elle tienne jusqu'en janvier. Exceptionnellement, elle pourrait peut-être s'arrêter une huitaine. Après tout, ce ne serait pas un drame.

En quelques semaines, Madeleine a perdu près de quatre kilos. Mais ce qui l'inquiète le plus, ce sont ces mouvements désordonnés et incontrôlables qu'il lui arrive d'avoir à certains moments. Au point qu'elle est parfois incapable d'emballer la marchandise des clients. Quant à ouvrir des huîtres, il n'en est même plus question.

Traditionnellement, son fils Christian profite des vacances scolaires — il est enseignant — pour lui donner un coup de main dans la dernière ligne droite, juste avant Noël. Mais, cette année, quand il débarque à la poissonnerie, il est immédiatement frappé par le visage amaigri et les traits tirés de sa mère. Dans l'après-midi, la voyant piquer du nez, il l'envoie se reposer à l'appartement. Mais quand elle réapparaît une heure plus tard, c'est plutôt pire. Sa démarche semble mal assurée.

Elle vacille derrière le comptoir, comme si elle avait bu, alors qu'elle ne prend jamais une goutte d'alcool. De plus, son élocution paraît pâteuse. A plusieurs reprises, Christian l'entend saluer d'un sonore « Bonjour Monsieur » des clientes fidèles, qui repartent éberluées, se demandant si elles ont bien entendu. Sans compter qu'elle se trompe trois ou quatre fois en rendant la monnaie, elle qui a toujours eu une calculatrice dans la tête. A l'heure de la fermeture, Madeleine est trop fatiguée pour aider au rangement de l'étalage. Non sans mal, Christian réussit à la convaincre d'appeler le médecin du quartier. Celui-ci ne laisse aucun choix à sa patiente : c'est l'hospitalisation immédiate. Madeleine souffre d'une insomnie fatale familiale.

Diagnostic

L'insomnie fatale familiale est une maladie génétique rare, de découverte récente. Elle débute vers l'âge de cinquante ans, et associe une insomnie devenant rapidement totale à des troubles du système nerveux et des épisodes de myoclonie, contractions musculaires brusques, involontaires, se répétant à intervalles variables. L'évolution est mortelle en moins d'un an. Très peu connue, cette maladie touche parfois plusieurs membres d'une même famille et fait partie du groupe des maladies à prions, telle la maladie de Creutzfeld-Jakob.

Elle est due à l'existence d'un agent infectieux non habituel constitué en partie ou totalement d'une protéine du patient qui s'est modifiée et accumulée dans les cellules. Les affections à prions touchent également les animaux.

Ces affections sont aujourd'hui difficilement accessibles à tout traitement.

Une région si sauvage

Dans l'aube argentée de ce premier dimanche de mai 1993, la baie de Somme n'a jamais été aussi belle. Sauvage comme Jean-Marc a appris à l'aimer depuis l'enfance quand il venait avec ses parents pour les vacances d'été. Il sent sous ses bottes la terre élastique, encore humide, du chemin. Une poule d'eau s'envole presque sous ses pieds. Un héron plane au-dessus des roseaux à la recherche de nourriture. Au-delà du clocher de Cayeux-sur-Mer, il aperçoit, loin à l'horizon, le rouleau blanc des vagues : la mer commence à remonter. A midi, la marée sera haute, et il pourra se baigner : son premier bain de l'année. Par chance, il n'a jamais craint l'eau froide, et la journée promet d'être belle. Il n'y a pas un nuage dans le ciel d'un bleu encore laiteux en cette heure matinale.

Après une heure de promenade, Jean-Marc décide de faire demi-tour. D'un bon pas, il reprend la direction du village par un autre chemin. Il connaît chaque sente comme sa poche, chaque bouquet d'ajoncs, chaque abri de bateau. C'est là qu'il a connu sa femme : premiers émois d'adolescence, premiers attouchements maladroits au creux des fossés, dans l'odeur de foin des herbes sèches gorgées d'embruns salés. Sans qu'ils y prissent garde, cette aventure d'un été s'était peu à peu transformée en attachement profond qui avait résisté à l'éloignement et à l'usure du temps. Ils s'étaient mariés à l'église du village, ayant tout juste dix-huit ans l'un et l'autre. De leur union étaient nés deux enfants.

Jean-Marc passe par la boulangerie pour acheter une brioche odorante, encore chaude. Quand il arrive devant la maison, les volets blancs sont déjà ouverts, et les enfants ont enfourché leurs VTT, pressés d'aller voir la mer. Sa femme prépare le café. Cette baraque de pêcheur, dont les murs de pierre dégagent de forts effluves de varech, a été achetée peu de temps après leur mariage. Ils l'ont aménagée eux-mêmes progressivement, week-end après week-end. Ils viennent aussi souvent que possible, dès que le temps le permet, dès qu'ils peuvent fermer le garage que Jean-Marc dirige avec son frère Charles. C'est là qu'ils passent toutes leurs vacances d'été, pendant la fermeture du mois d'août.

Après le petit déjeuner, Jean-Marc annonce qu'il va au club de tennis, espérant trouver un partenaire pour la matinée. Il a toujours été très sportif, mais, à Paris, étant donné ses horaires, il n'a guère l'occasion de pratiquer ses activités favorites. Il se rattrape à Cayeux. Surtout depuis que le nouveau maire s'est mis en tête de développer le tourisme et a, en quelques années, doté le village de courts de tennis et d'un club de voile qui fonctionnent dès les premiers week-ends de printemps.

En montant dans sa voiture, Jean-Marc crie à son épouse qu'il sera de retour pour le déjeuner. Il fera peut-être un détour par la plage, histoire de prendre un petit bain. Arrivé sur place, il n'a aucun mal à dénicher un partenaire, puis un second. Toujours de bonne humeur, c'est un joueur très apprécié pour sa courtoisie, son côté bon enfant, jamais mauvais perdant. Il est presque midi quand il sort en nage du court. Au lieu de prendre une douche au vestiaire, il décide d'aller piquer une tête dans la mer.

Le soleil est déjà haut et la température agréable. Après s'être aspergé la nuque et les avant-bras, Jean-Marc se jette dans les vagues. L'eau est fraîche : 16°, lui a annoncé un autre courageux, qui s'essuyait vigoureusement dans sa serviette. Au bout de quelques brasses coulées, il ressent de curieuses démangeaisons sur tout le corps. Ce qui ne l'arrête pas pour autant. Il poursuit sa nage, en direction de la grosse bouée orange qui a toujours été son repère. Cinq cents bons mètres à marée haute, comme aujourd'hui, un kilomètre aller et retour. C'est sa dose. Mais, à mi-course, il remarque de grandes plaques rouges sur ses bras, a l'impression d'avoir le visage en feu, et éprouve des difficultés à respirer. Cette fois, il lui faut faire demi-tour. Pas question de prendre des risques inutiles. Sans doute a-t-il présumé de ses forces pour un premier bain.

En sortant de la mer, Jean-Marc constate qu'il est couvert de rougeurs de la tête aux pieds. En fait, il présente une crise d'urticaire... à l'eau.

Diagnostic

L'urticaire à l'eau, encore appelée « urticaire aquagénique », est provoquée par l'immersion du corps dans l'eau. Cette anomalie entraîne des plaques rouges et des démangeaisons qui disparaissent en général trente minutes après que l'on est sorti des vagues.

L'urticaire touche les zones du corps en contact avec l'eau. Le sel et la température de l'eau n'interviennent pas dans l'apparition de ce phénomène qui peut également se produire sous la douche ou dans un bain.

Le test à l'eau, réalisé à l'aide d'une compresse d'eau tiède posée sur l'avant-bras permet de confirmer le diagnostic quand apparaissent des plaques rouges sur la partie du bras humidifiée par la compresse. Un traitement médicamenteux antiallergique pris avant un bain permet d'éviter la plupart du temps ces réactions. Un bilan allergologique s'impose afin d'éliminer une autre forme d'urticaire plus sévère : l'urticaire au froid. Celle-ci survient dans toutes les situations entraînant une diminution de la température du corps : bains dans une mer froide, vent glacial, ingestion d'aliments ou de boissons glacées.

Ce type d'urticaire peut entraîner une réaction allergique sévère qui peut mettre en jeu le pronostic vital. Les bains de mer ou en piscine sont alors formellement contre-indiqués.

Une maman adorable

Dans la famille d'Hélène, l'exercice de la médecine est une tradition, presque une religion. Son grand-père était chef de clinique dans un grand hôpital parisien, son père médecin, et elle-même a songé un moment à embrasser la carrière. Mais elle a vite été rebutée par la terrible sélection en première année de fac, et a renoncé à ses ambitions après quelques semaines de cours. Il lui en reste une forme de nostalgie, sinon de regret. Quand on a été bercé toute son enfance par ce culte du soin, de l'assistance à apporter à autrui, il est difficile d'y renoncer soi-même. Pour Hélène, cet arrêt avait été comme une capitulation, une reddition sans condition. Fort heureusement, elle avait réussi à trouver son épanouissement ailleurs.

En effet, quelques mois plus tard, en 1975, Hélène s'était mariée. Elle venait tout juste d'avoir vingt ans. Son époux, de dix années plus âgé qu'elle, est le dauphin désigné de son père à la tête de l'important groupe de presse qui porte son nom. C'est un homme à la stature imposante, au front précocement dégarni, dont l'attitude reflète cette forme d'assurance que confère l'argent. Ils se sont rencontrés lors d'une réception chez des amis communs. Leurs fiançailles n'auront pas excédé le laps de temps fixé par les conventions sociales. La cérémonie du mariage a été célébrée dans l'église de la Madeleine, devant un parterre d'hommes politiques de tout bord.

Un an après, jour pour jour, Hélène accouche de Clara.

Désormais, sa fille devient son unique raison de vivre, l'objet de toutes ses attentions. Elle décide de se consacrer entièrement à elle, à son éducation, au point de renoncer à toute nouvelle maternité, en dépit de l'insistance de son mari qui la presse de lui donner un héritier mâle.

Rien n'est trop beau pour Clara, aucun jouet, aucun vêtement. Hélène passe des heures avec elle, à pratiquer tous les jeux d'éveil. A son entrée en maternelle, dans un cours privé huppé du seizième arrondissement, sa fille sait déjà lire et compter, et fait l'admiration de l'institutrice. Elle a même commencé à apprendre le piano, perchée sur un tabouret rehaussé par des annuaires téléphoniques.

Tous les jours, à la sortie des classes, Hélène vient chercher Clara en voiture, se garant en double file devant le portail d'entrée. C'est une maman très impliquée dans la vie de l'école, toujours prête à rendre service, à accompagner une sortie. Elle participe activement à la préparation de la kermesse de fin d'année, ne comptant pas son temps et aidant efficacement les enseignantes dans la confection des costumes pour le spectacle ou la préparation des stands. Elle devient très vite une auxiliaire à laquelle on n'hésite pas à faire appel. Tout le monde la connaît et l'apprécie, à commencer par les enfants, qui savent qu'elle cache toujours quelques confiseries dans les poches de ses amples jupes. Mais les autres mamans, surtout, ne cessent de la remercier pour son dévouement.

Pourtant, cette première année scolaire avait mal commencé pour Clara. Victime d'une déshydratation aiguë, ce petit bout de chou de quatre ans à peine avait dû être hospitalisé en urgence. Fort heureusement, l'alerte s'était révélée sans gravité, et Clara avait pu rejoindre rapidement ses camarades de classe. A cela près que les médecins n'avaient pu apporter la moindre explication à ce brusque accident de santé. En dépit des analyses, aucune cause n'avait été décelée. Le mystère était resté entier.

Jusqu'à l'âge de sept ans, Clara ne connaît aucun autre problème du même type. Jusqu'à un matin où elle fait un malaise au moment de partir pour l'école. Elle est alors à nouveau hospitalisée. Les médecins ne tardent pas à découvrir un taux anormalement élevé de sucre dans ses urines et son sang. Des examens plus approfondis confirment bien vite la présence d'un diabète. Clara devra désormais subir des injections quotidiennes d'insuline, absolument nécessaires pour équilibrer cette anomalie. Mais sa mère fait face courageusement à cette situation difficile et décide, pour ne pas effrayer la fillette, d'effectuer elle-même les piqûres prescrites par les spécialistes.

Hélas, la santé de Clara reste précaire, l'obligeant à manquer fréquemment l'école. Elle fait toujours de nombreux malaises nécessitant de fréquentes hospitalisations. La jeune maman et son adorable petite fille deviennent vite des habituées du service, et connaissent tous les médecins, les saluent par leurs prénoms.

Cependant, le cas de Clara rend de plus en plus perplexes les médecins qui ne comprennent pas les difficultés qu'ils rencontrent pour équilibrer son diabète. Habituellement, ce type de traitement ne présente pas autant de difficultés. C'est finalement un jeune interne qui découvre par hasard la clé de ce mystère. Lors d'une visite de routine, il surprend Hélène en train d'injecter une forte dose d'insuline à sa fille. L'enquête médicale progresse dès lors à grands pas. On comprend bientôt que cette mère provoquait elle-même les malaises à répétition de sa fille chérie.

Diagnostic

Hélène présente le syndrome de Meadow, décrit pour la première fois en 1977 par le docteur R. Meadow. Un parent, la mère le plus souvent, simule ou crée un symptôme chez un enfant.

Cette pathologie, qui se rapproche de la maltraitance, est très difficile à diagnostiquer. Les patients atteints connaissent très bien le langage médical et manipulent tous les médecins qu'ils rencontrent, lesquels deviennent involontairement complices du parent maltraitant.

Dès qu'un médecin émet des doutes sur la personnalité du parent, celui-ci consulte de nouveaux praticiens. S'ensuit alors pour l'enfant un cercle infernal de consultations, d'examens de plus en plus invasifs et parfois d'interventions chirurgicales inutiles. Dans 95 % des cas, la responsabilité de la mère est engagée. La mère maltraitante possède une imagination diabolique, une cruauté terrible et sans limite. Il est rapporté le cas d'un enfant de huit ans, hospitalisé deux cents fois et ayant subi quarante interventions chirurgicales. La mère se trouve au cœur des préoccupations médicales et attire l'attention. Elle satisfait alors ses pulsions, exerce souvent une profession centrée sur l'enfance ou en relation avec une fonction soignante (aide-soignante, infirmière...). La relation de la mère et de l'enfant est fusionnelle ; la mère, surprotectrice, refuse de voir grandir son enfant. Le père, lui, est souvent un complice passif, n'intervenant jamais, tenant une place secondaire et ne voulant pas rompre l'équilibre familial établi.

L'enfant plus âgé, devenant complice de sa mère, trompe aussi les médecins. Les symptômes déclenchés sont nombreux et variés. La mère malade peut ajouter son sang aux urines de l'enfant et déclencher des épisodes d'hématuries inexpliquées, lui faire absorber des somnifères entraînant des épisodes de somnolence ou de coma, lui déclencher des crises de colique néphrétique par absorption de produits bloquant les voies urinaires, entraîner des hémorragies par prises d'anticoagulants, ou déclencher des épisodes septiques (infectieux, bactériémique) par administration de produits infectés ou toxiques pouvant aboutir à des septicémies. Le rôle du médecin est déterminant dans la reconnaissance de cette pathologie. Il doit protéger l'enfant avant tout. Les médecins doivent redoubler d'attention quand les traitements prescrits sont mal tolérés, inefficaces ou responsables de nombreuses allergies. Devant un doute, il faut essayer d'interroger habilement d'autres membres de la famille, fouiller les affaires, espionner. Il faut évoluer avec beaucoup de tact et ne pas accuser directement la mère, ce qui pourrait aboutir à un geste fatal la concernant ou envers son enfant. Il convient d'abord d'établir le diagnostic avec certitude, ce qui peut prendre plusieurs semaines, en effectuant de véritables enquêtes policières utilisant parfois, en service hospitalier, des caméras de surveillance. Il est ensuite indispensable d'effectuer une prise en charge psychothérapeutique de la mère.

On estime que cette pathologie peut aboutir à un décès des enfants dans 9 % des cas. Il faut ensuite signaler le cas aux services sociaux et au juge pour enfants qui décide, selon la gravité, s'il est possible de rejoindre sa famille ou d'en être éloigné provisoirement ou définitivement.

Une surveillance psychothérapeutique est indispensable à l'enfant.

Deux si vieux livres

Nous sommes en 1902. Voila plus de trente ans que John est bibliothécaire à la London Library. Une vie entière consacrée aux livres, à leur conservation. Débarqué comme simple stagiaire, jamais il n'aurait pensé passer autant de temps dans les entrailles de ce monstre qui se nourrit de papier depuis des siècles. Il avait alors d'autres ambitions, songeait à écrire lui aussi, espérait devenir un auteur reconnu. Il aurait aimé voyager de par le monde, faire le récit de ses aventures, mais la vie en avait décidé autrement. La nécessité, surtout, de gagner son pain et celui de sa nombreuse progéniture. C'est ainsi qu'il n'était finalement jamais ressorti du ventre de l'énorme bibliothèque et que son goût des grands espaces s'était réduit à des voyages intérieurs.

Le regrette-t-il vraiment ? A bien y penser, il n'a jamais eu la carrure d'un aventurier. Prendre le train l'effraie, même quand il s'agit de parcourir une trentaine de kilomètres pour aller voir ses enfants, et la seule fois où il est monté sur un bateau, pour se rendre à Jersey, il a été malade comme un chien durant toute la traversée. Et ne parlons pas de ces fichues automobiles qui commencent à envahir les rues : il ne connaît rien de plus effroyable que ces monstres de métal, pétaradants et puants, qui renversent un homme sans crier gare. Non, il devait l'admettre, la vie sédentaire était bien ce qui lui convenait le mieux.

Dans quelques mois, il partira se retirer dans un cottage du Dorset que lui a légué un vieil oncle, en même temps qu'une petite rente qui devrait lui assurer une retraite paisible et confortable. Il se réjouit déjà à l'idée d'y recevoir ses petits-enfants, pendant l'été, et de leur lire ses histoires préférées, celles qui l'ont enchanté durant sa propre enfance. Il sait par avance qu'il ne s'ennuiera pas : il y a tant d'ouvrages qu'il n'a pas encore eu le temps d'ouvrir !

Pourtant, en parcourant d'un pas un peu lourd ces kilomètres de rayonnages qui ont clos son univers pendant toutes ces années, il ne peut s'empêcher d'éprouver un pincement au cœur. C'est qu'il a appris à aimer ces ouvrages accumulés ici depuis l'invention de l'imprimerie, en apprécier le papier, la graphie, les reliures, à les soupeser d'une main experte comme un maraîcher ses tomates. Il se fait fort de reconnaître le moindre maroquin d'une simple caresse du bout des doigts, d'en déterminer la nature et l'origine, voire la date de fabrication. Autrefois, avant l'âge industriel, chaque atelier de reliure possédait ses techniques, et il était facile de différencier leurs productions, pour qui s'y connaît un tant soit peu.

C'est pourquoi, en pénétrant dans le petit cabinet du troisième sous-sol, dont la porte grillagée est toujours fermée, John ne peut cacher sa surprise. Deux gros livres attirent immédiatement son regard. Comment a-t-il pu passer devant eux tant de fois sans jamais les voir ? Il les prend dans ses mains calleuses. En retirant délicatement la poussière qui les recouvre, il constate que le cuir utilisé pour leur reliure ne ressemble à celui d'aucun animal connu. Tout émoustillé par sa trouvaille, il se précipite dans le bureau du conservateur. Celui-ci, homme courtois et bienveillant, lui apprend alors la terrible vérité. Il s'agit de peau humaine. Le premier livre, lui dit-il, a été recouvert avec la peau du dos d'un homme. Et le second avec celle de la cuisse d'une femme. Probablement une indigente sans famille, morte à l'hôpital.

Diagnostic

Autrefois, les cadavres des suppliciés étaient écorchés et leur peau tannée dans des ateliers particuliers. Quelques vieilles pièces de monnaie enveloppées dans un vêtement de peau humaine ont été retrouvées en 1902. D'après certains spécialistes, la peau du dos de l'homme est épaisse et à gros grain, et celle de la cuisse ressemble à la peau de porc.

Cours privé

Dans ce célèbre cours privé du XVIe arrondissement parisien, la fête qui ponctue, en juin, la fin des classes constitue le couronnement de l'année scolaire. En fait, on s'y prépare dès le mois de novembre, et les professeurs de toutes les disciplines y sont associés. Chaque niveau prend en charge un tableau, les plus petits s'adonnant à la pantomime, les plus grands au théâtre ou à la musique. Toutes les formes artistiques se doivent d'être représentées, la danse, les arts plastiques, l'expression corporelle, et une heure hebdomadaire est prévue dans l'emploi du temps de chaque classe pour mettre au point le spectacle donné devant les parents.

Mais c'est évidemment dans les derniers quinze jours que l'effervescence atteint son paroxysme. A cette époque-là, les examens sont quasiment terminés, les passages en classes supérieures assurés, et le centre névralgique de l'école bascule du côté de la petite scène de la salle de spectacle. Dans les cris et les hurlements, les groupes se succèdent sur les planches pour les ultimes répétitions. Bien sûr, plus la date fatidique approche, plus la tension monte. Personne ne se sent prêt, les promesses de défection s'accumulent, les passions s'exacerbent, les disputes et chamailleries se multiplient, et le corps professoral a du mal à maintenir un semblant d'ordre dans cette pagaille. Rituellement, le dernier filage est une catastrophe, et il ne faut pas moins qu'une menace d'annulation pure et simple pour rétablir un minimum de sérénité dans toutes les petites têtes blondes.

Chaque année, un thème est retenu pour le spectacle. Cette fois, l'Antiquité est à l'honneur. Le décor de pyramides qui servira de toile de fond aux différents numéros a été construit par les élèves de la section artistique. Ils procèdent ce matin aux ultimes retouches, sous la direction de leur professeur. Sur les coups de midi, patatras ! le sphinx s'effondre, provoquant un écroulement en chaîne des autres éléments du décor. C'est la catastrophe. D'autant que, dans l'affolement, un pot de peinture a été renversé, recouvrant la scène d'un liquide jaunâtre et pâteux. Il ne faut pas moins de trois heures pour éponger le tout, à grands renforts de papier journal. Mais en fin d'après-midi, Dieu merci, le mal est réparé. Enfin, on se serait passé de cette émotion supplémentaire. D'autant que, pendant ce temps, il a été impossible de procéder aux derniers raccords. Du coup, il a fallu envoyer les sixièmes jouer dans la cour et, malgré un goûter copieux destiné à leur lester l'estomac, ils sont plus excités que jamais. Quant au ballet des esclaves, que le prof d'éducation physique a préparé avec les troisièmes, il n'a pu être mis en place. De sorte qu'on ne sait toujours pas comment se fera l'enchaînement avec la chorale. Comme d'habitude, on improvisera.

La représentation est prévue pour 20 heures. Mais dès 19 h 30, les premiers parents arrivent et s'installent bruyamment dans la salle, avec force raclements de chaises et de chaussures. Pour tromper l'attente, les mères étant souvent encore plus émues que leurs rejetons, les conversations vont bon train. Dans les coulisses, on procède aux dernières retouches de maquillage et de costumes. Un vent de panique a soufflé en début de soirée sur les élèves de quatrième quand on s'est aperçu que les pagnes prévus pour leur reconstitution historique du couronnement du pharaon avaient disparu. Finalement, on a remis la main dessus une demi-heure avant les trois coups. Qui donc pouvait avoir eu l'idée de les ranger avec les instruments de musique ? Il est temps que le spectacle démarre. Malgré l'interdiction formelle de leurs professeurs, toutes les deux minutes un gamin réussit à s'échapper pour regarder par le trou du rideau si sa famille est arrivée. L'excitation est à son comble parmi les élèves.

A quelques minutes du lever de rideau, une gamine fait un malaise. Elle se plaignait depuis un moment de maux de tête, et plusieurs cachets de Doliprane n'avaient pas suffi à arranger les choses. Deux de ses camarades l'accompagnent à l'infirmerie. Fort heureusement, son passage sur scène n'est prévu qu'en fin de représentation, pour l'avant-dernier tableau. Il n'empêche, ça commence à faire beaucoup. Car déjà tout à l'heure, une élève de troisième s'était sentie mal, et avait été conduite en urgence aux toilettes. Par chance, ses nausées n'avaient pas persisté et elle avait semblé se remettre très vite. Mais cet incident, dont la nouvelle s'était répandue parmi ses camarades à la vitesse de l'éclair, avait suffi à alimenter les rumeurs les plus extravagantes : cette fois-ci, c'était sûr, on allait devoir renoncer à la représentation. Les enseignants avaient dû faire preuve, une nouvelle fois, de diplomatie pour calmer les esprits.

A 20 h 15, le spectacle démarre enfin. Ce sont les petits de sixième qui ouvrent le feu, avec une pantomime sur la chasse dans les marais du Nil, vaguement inspirée des papyrus qu'ils ont étudiés en cours d'histoire. Mais en sortant de scène, l'un d'eux s'évanouit. Le second tableau est le ballet des esclaves. En plein milieu, l'une des danseuses sort précipitamment de scène, apparemment victime de violentes douleurs abdominales. Dans les coulisses, c'est la panique complète. Les gamins tombent comme des mouches et sont bientôt plus de trente à présenter des vertiges et des nausées. Au point que le directeur de l'école, averti discrètement par l'un de ses professeurs, se voit contraint de prendre une terrible décision : il monte sur le plateau pour annoncer en personne l'interruption de la représentation. Déjà, deux voitures de pompier arrivent, toutes sirènes hurlantes. Elles sont bientôt suivies par une escouade de médecins, prévenus on ne sait comment, qui décident l'hospitalisation immédiate de huit enfants plus atteints que les autres. Mais ce n'est que quelques semaines plus tard qu'une amorce d'explication sera apportée à cette curieuse épidémie : selon toute vraisemblance, les enfants ont été victimes, ce 28 juin 1996, d'un phénomène d'hystérie collective.

Diagnostic

Le diagnostic d'hystérie collective ne peut être retenu qu'après avoir éliminé toute autre pathologie pouvant expliquer l'apparition de ces manifestations. La première hypothèse envisagée concerne l'intoxication : vapeurs de peinture, toxines alimentaires. Quand une enquête approfondie permet d'éliminer le rôle de l'environnement, le diagnostic d'hystérie collective peut être alors évoqué.

Les symptômes présentés sont en général transitoires, relativement bénins et n'apparaissent jamais devant les spectateurs, qui partagent le même lieu. Les filles semblent aussi les plus touchées. L'environnement du lieu où se situe une telle hystérie reste fondamental. La vue de leurs camarades présentant des malaises entraînant une hospitalisation est également un facteur d'identification. Les enfants tentent donc inconsciemment d'imiter leurs amis expliquant ainsi la propagation des symptômes.

Les crises d'hystérie collective sont difficiles à étudier : les enfants et leurs parents hésitent à coopérer, craignant de passer pour des malades psychiatriques. La présence d'un psychiatre, indispensable, permet de rassurer les familles, de les aider à comprendre l'épidémie et d'éviter une récidive.

Lady Di

A la patinoire de Bath, tout le monde se rappelle encore June, sa grâce et son élégance sur la glace. A dix-sept ans, elle faisait déjà figure de star du jeune patin britannique, et son entraîneur se prenait à rêver d'une carrière internationale. Elle avait intégré l'année précédente une section « sport-études » qui lui permettait de mener de front sa préparation au baccalauréat et ses entraînements.

Mais un stupide accident d'équitation allait brutalement interrompre cet avenir prometteur. Exceptionnellement, elle était partie en week-end avec ses parents dans la maison familiale du Kent, un manoir dédié tout entier au culte équestre. L'élevage de chevaux était en effet à l'origine de la fortune, au demeurant confortable, de la famille depuis six générations. Est-ce de se retrouver là, dans cette atmosphère si particulière, qui avait donné à la jeune fille l'envie de cette promenade fatale, alors qu'elle n'avait pas monté depuis l'âge de dix ou onze ans ? Sans doute, encore qu'elle n'aurait probablement pas été capable d'expliquer l'étrange impulsion qui allait faire basculer son destin.

Traînée sur plusieurs centaines de mètres par son cheval, le pied pris dans l'étrier, June avait dû attendre plus de deux heures couchée à même la terre humide avant qu'on s'aperçoive de son absence et que l'on parte à sa recherche. Victime d'une fracture ouverte du tibia, elle avait subi deux interventions chirurgicales et plusieurs mois de rééducation, mais sans jamais pouvoir totalement récupérer sa motricité complète. Aujourd'hui encore, quand elle est fatiguée, il lui arrive de boiter légèrement, et sa cheville a tendance à enfler si elle reste trop longtemps debout. Inutile de préciser que le patinage lui était désormais formellement interdit, même au titre de simple loisir.

June, qui avait focalisé tous ses rêves d'adolescence sur sa carrière de patineuse, avait alors sombré dans une profonde dépression, qu'elle allait mettre trois ans à surmonter. Elle n'avait plus goût à rien, passait des heures enfermée dans sa chambre, à écouter la radio, en feuilletant des magazines et en se bourrant de sucreries. C'est sans doute à ce moment-là qu'avait démarré sa passion pour Diana, la jeune princesse de Galles dont elle suivait avidement les aventures rapportées dans la presse « people ». Rien d'autre ne semblait susceptible de l'intéresser.

A force de patience, sa mère était néanmoins parvenue à la sortir peu à peu de son apathie. Avec beaucoup de doigté, sans jamais la forcer à quoi que ce soit, elle l'avait incitée à réfléchir à un nouvel avenir, déposant des livres, des cassettes vidéo, des brochures sur sa table de nuit, envisageant avec elle toutes sortes de reconversions. C'est ainsi que June, sans y prendre garde, avait été conduite à se construire un projet professionnel tournant autour des objets d'art. D'abord à coup de lectures personnelles, puis par trois années dans une école spécialisée formant des commissaires-priseurs. C'est là que la jeune femme s'était découvert une passion pour les « bronzes » des XVIIIe et XIXe siècles, spécialement ceux ayant trait à la chasse. Et c'est aujourd'hui la spécialité de son magasin d'antiquité londonien, ouvert grâce à l'aide financière de ses parents et situé sur St James Street, à deux pas de chez Christie's.

June n'avait pas perdu pour autant son côté midinette, et continuait à collectionner en secret tout ce qui paraissait sur Lady Di. Le moindre entrefilet dans un quotidien, la moindre photo dans un tabloïd, sans compter les livres. Elle en avait rempli une armoire entière qu'elle refermait soigneusement à clé après chaque consultation. C'était là son trésor le plus précieux. De son propre aveu, ses plus grands moments d'émotion, ces dernières années, avaient été d'apercevoir à deux reprises « sa princesse » se promener dans le quartier St James. La seconde fois, elle s'était même arrêtée quelques secondes pour regarder la devanture de son magasin. Mais, en raison de sa bonne éducation et de son statut social, June n'avait pas osé sortir pour lui réclamer un autographe. Pourtant, elle ne perdait pas une occasion de raconter à qui voulait l'entendre cet événement si intense. En fait, en dehors des bronzes, Diana était son unique objet de préoccupation et quasiment son seul sujet de conversation. Et seul un certain sens du ridicule lui interdisait d'adopter la même coiffure ou les mêmes tenues que son idole. Mais il lui arrivait d'envier secrètement les gamines croisées dans la rue qui pouvaient se le permettre.

Ce dimanche 31 août 1997, June profite de son dernier jour de vacances pour remettre un peu d'ordre dans son appartement. Elle vient de passer deux semaines en villégiature sur la « French Riviera » avec ses parents et, le lendemain, rouvre son magasin. Contrairement à ses habitudes, elle n'a allumé ni la télévision ni même la radio depuis le matin. Les cheveux dénoués, pas maquillée, elle savoure ses ultimes moments de tranquillité avant le rush de septembre.

Soudain, le téléphone sonne. C'est son amie Phyllis. Dans un premier temps, elle ne comprend rien à ce que celle-ci lui raconte. Et pourquoi cette voix altérée ? Puis, d'un seul coup, elle sent ses jambes se dérober sous elle. Elle vient enfin de réaliser. Phyllis lui apprend le décès tragique de Diana.

Le lendemain, June est incapable d'ouvrir son magasin. Ni pendant les trois semaines qui suivent. Elle envisage même un moment d'abandonner complètement son commerce d'antiquités, celui-ci n'ayant désormais plus aucun sens pour elle. Grâce, une nouvelle fois, au soutien de ses parents, elle parvient tout de même à reprendre progressivement ses activités. Après avoir surmonté, à coups de médicaments, cette nouvelle dépression que certains médecins britanniques n'hésitent plus aujourd'hui à qualifier de dépression « post-Diana ».

Diagnostic

Les médecins anglais ont observé un nombre élevé de patients présentant des signes de dépression après le décès et les funérailles de la princesse de Galles.

Ces épisodes découlent d'une réaction violente à l'épisode tragique, mais une difficulté conjugale, le chômage, un deuil familial auraient également pu entraîner ces dépressions.

La princesse était perçue par une majorité de citoyens britanniques comme faisant partie de leur famille. Les médias, journaux, télévisions relataient chaque semaine ses faits et gestes.

Sa disparition brutale a plongé les individus sensibles et prédisposés dans un profond désarroi, l'amplification du phénomène médiatique précipitant leur dépression.

Nous nous trouvons alors dans une véritable situation de deuil : l'objet d'amour a disparu.

Une sportive à toute épreuve

Directrice du marketing dans une grosse société agro-alimentaire de la région lyonnaise, Stéphanie était ce qu'il est convenu d'appeler une femme dynamique, libérée et indépendante. A trente-deux ans, elle pesait déjà son poids en kilo-francs de salaire annuel, et battait certains de ses collègues masculins sur leur propre terrain.

Avec sa peau parfaite, à peine maquillée, ses sourcils impeccablement dessinés, ses grands yeux verts et ses longs cheveux bruns flottant librement sur ses épaules, elle n'aurait pas déparé dans l'une des multiples publicités pour shampooings ou cosmétiques dont nous abreuve quotidiennement la télévision. Ses tailleurs ajustés, dont les jupes fendues s'ouvraient à chaque pas, révélaient une silhouette sans défaut, entretenue par une hygiène de vie quasi irréprochable — pas d'alcool, pas de tabac — et une fréquentation régulière des salles de sport. Elle profitait à fond de son abonnement au Gymnase Club, obtenu à bon prix par l'intermédiaire de son comité d'entreprise : deux séances de cardio-training par semaine, sans compter les cours d'abdo-fessiers et de steps auxquels elle assistait pendant son heure de table.

Dans sa boîte, Stéphanie passait pour un bourreau du travail. Très exigeante avec ses collaborateurs, masculins pour la plupart, elle l'était autant, sinon plus, avec elle-même, partant du principe qu'une femme avait toujours plus à prouver.

Même si elle considérait cela comme une injustice, elle se devait d'en tenir compte. Le matin, elle était toujours la première, déjà plongée dans ses dossiers quand ses collègues en étaient au rituel de la cafétéria. Elle se faisait un point d'honneur à arriver chaque jour en avance sur sa secrétaire. Et le soir, il n'était pas rare qu'elle reste à son bureau jusqu'au milieu de la nuit, ne rechignant jamais devant les heures supplémentaires, au demeurant comprises dans son statut de cadre. Alberto, le veilleur de nuit, la voyait souvent sortir à minuit passé, une pile de classeurs sous le bras.

Par chance, Stéphanie avait besoin de très peu d'heures de sommeil pour rester en forme : quatre ou cinq lui suffisaient amplement. Et malgré un travail très prenant, elle réussissait à conserver une vie sociale active. Célibataire par choix, elle avait de nombreux amis, et sortait souvent tard avec eux, surtout en fin de semaine. Elle fréquentait assidûment les « bouchons », ces bistrots typiques de la ville, et était toujours partante pour une virée en boîte. Elle adorait danser et « s'éclater » sur la musique techno. Pour elle, c'était un moyen comme un autre de décompresser, de se débarrasser du stress inhérent à sa profession.

Mais la vraie passion de Stéphanie restait la course à pied, le jogging comme on dit aujourd'hui, qu'elle pratiquait régulièrement chaque week-end. Quel que soit le temps, elle y consacrait une bonne part de ses jours de congé. Le samedi et le dimanche, à l'heure de la grasse matinée, elle enfilait son survêtement, et partait faire ses vingt kilomètres sur les quais de la Saône, ou dans le parc de la Tête-d'Or. Courir lui permettait de faire le vide. Pendant que ses jambes se soulevaient avec la régularité d'un piston de locomotive, elle ne pensait plus à rien. Elle n'était plus qu'un corps, indépendant de toute attache. Une sensation de liberté qu'elle avait découverte avec un amant occasionnel, un Américain venu faire un stage de six mois dans l'entreprise.

Aux premiers beaux jours, Stéphanie intensifiait son entraînement, avalant de ses foulées amples jusqu'à 80 kilomètres dans le week-end. Elle était quasiment devenue une « pro », se soumettant à un régime d'athlète de haut niveau, mesurant avec précision son rythme cardiaque, et surveillant méticuleusement son alimentation — pas de graisse, mais des sucres lents, du riz, des pâtes. Elle pratiquait la course avec le même sérieux qu'elle avait mis dans toutes ses activités depuis l'enfance. C'est que, désormais, elle s'était prise au jeu et participait à toutes les courses, marathons, semi-marathons et autres épreuves de la région. A l'automne 1996, elle avait encore franchi un nouvel échelon, en s'inscrivant pour le fameux marathon de New York. Même si elle n'avait pas brillé par son classement final, elle en gardait un souvenir fabuleux : courir sur la Cinquième Avenue, entre les buildings de Manhattan, l'a marquée de façon indélébile.

Ce printemps-là, Stéphanie avait déjà participé à quatre marathons, et était arrivée en dixième position lors du dernier : un record pour elle, et la promesse d'une bonne saison. Si tout allait bien, elle ferait des étincelles à New York, où elle comptait retourner. Mais au lendemain de sa course, elle avait constaté à son réveil la couleur anormale de ses urines : celles-ci, habituellement claires, présentaient une tonalité rouge-brun curieuse. Dans la journée, cela ne s'était reproduit qu'une fois. Puis, plus rien, aucun autre symptôme, ni fièvre, ni douleur musculaire, ni fatigue particulière. Tant et si bien que la jeune femme avait rapidement oublié cette anomalie.

Le week-end suivant, Stéphanie avait repris d'arrache-pied l'entraînement, en vue d'un marathon à Grenoble cette fois. Elle avait couru sans problème quatre heures le samedi, et cinq heures le dimanche. Mais le lundi matin, au moment de partir au travail, elle avait remarqué à nouveau l'opacité de ses urines. Intriguée sinon inquiète, elle avait décidé de consulter en urgence son médecin habituel. Ce dernier, qui la connaissait depuis l'adolescence, avait accepté de la recevoir entre deux rendez-vous. Il lui avait aussitôt prescrit un examen d'urine et une prise de sang. Mais deux jours plus tard, les résultats de ceux-ci n'apportaient pas le moindre éclaircissement : tout était normal. Par précaution, le docteur lui avait tout de même indiqué le nom d'un confrère néphrologue à consulter en cas de récidive.

Lors du marathon de Grenoble, le dernier du mois de juin, Stéphanie était arrivée en deuxième position : pas si mal pour un amateur ! Le soir, elle s'était couchée satisfaite, se préparant mentalement aux épreuves à venir. Mais, dans la semaine, la couleur rouge-brun réapparaissait dans la cuvette des toilettes. Cette fois, Stéphanie était réellement inquiète. Que se passait-il ? Finalement, le néphrologue apportait la réponse : il s'agissait d'une hémoglobinurie d'effort.

Diagnostic

L'hémoglobinurie d'effort est due à la destruction mécanique des globules rouges, laquelle entraîne une libération d'hémoglobine dans le plasma sanguin qui passe par le filtre rénal et se retrouve dans les urines à un taux élevé, lui conférant cette couleur marron-brun.

L'épisode d'hémoglobinurie survenant après chaque épreuve d'un marathon s'explique par des microtraumatismes répétés qui surviennent au niveau des vaisseaux de la plante des pieds, entraînant une altération des globules rouges dans le sang puis dans les urines.

Il est difficile de reconnaître des épisodes d'hémoglobinurie d'effort parce qu'ils sont rares et méconnus des médecins. Cette pathologie sans aucune gravité s'observe en général chez des sujets en bon état général ne présentant aucune autre anomalie que cette couleur des urines survenant après des efforts prolongés. L'examen du sujet est presque toujours normal, et des examens sont toujours effectués afin d'éliminer une pathologie rénale.

Il faut rassurer les patients atteints, leur expliquer la bénignité de cette pathologie et leur prodiguer quelques conseils : boire beaucoup avant et après l'effort, protéger les zones soumises aux tensions violentes et répétées en utilisant des semelles en caoutchouc pour les chaussures.

Tous les parfums du monde

Petit port de pêche sans charme particulier, Villanova n'a jamais beaucoup attiré les touristes, qui lui préfèrent Barcelone ou l'atmosphère interlope de Sitges, à quelques kilomètres. C'est pourtant là que Christina passe ses vacances d'été depuis l'enfance. Parce qu'elle y est née, même si elle n'y a jamais vécu, ses parents étant partis s'installer en France à sa naissance. Parce qu'elle y retrouve chaque année toute la famille, ses grands-parents qu'elle adore, ses oncles et ses tantes, ses cousins, « la tribu », comme elle l'appelle. Et parce que Villanova est parée pour elle de tous les charmes : elle y a appris à nager, sous le regard vigilant de son père; elle y a connu ses premières sorties en discothèque, à l'âge de l'adolescence; elle y a vécu ses premiers émois amoureux, et aussi ses premières peines de cœur. Bref, rues, places et impasses sont débordantes de souvenirs. Alors peu lui importe que la ville ne soit pas chargée d'histoire, puisqu'elle porte les stigmates de la sienne, d'histoire.

Son plus grand plaisir, lorsqu'elle revient en ces lieux, Christina le connaît le soir, à la tombée du jour, quand la touffeur de l'après-midi laisse enfin place à une relative fraîcheur, la brise nocturne transportant l'odeur forte des bougainvilliers et des lauriers en fleurs. C'est à cette heure, après le dîner, que toute la ville sort pour respirer et déambuler sur le cours principal. Assis sur les bancs, les anciens regardent les plus jeunes défiler. On s'interpelle bruyamment d'un groupe à l'autre, on demande des nouvelles de tout le monde, on se renseigne sur les festivités prévues et les prochaines sorties en boîte.

Généralement, Christina retrouve ses copains devant le glacier, le meilleur de la ville, où les glaces sont, depuis toujours, son péché mignon. Intarissable sur le sujet, elle connaît tous les parfums, peut disserter à l'infini des mérites comparés du sorbet et de la glace à la crème, de la différence fondamentale entre les produits industriels et ceux de fabrication artisanale. Dès la nuit tombée, la dernière bouchée du repas familial avalée, Christina se précipite chez le glacier pour y ingurgiter sa ration quotidienne, tout en devisant interminablement, souvent au-dclà dc minuit, avec ses amis.

Mais, en cet été 1995, son plaisir est gâché par des migraines qui la harcèlent chaque soir. Au point qu'à plusieurs reprises elle a été obligée d'abandonner les copains pour rentrer chez elle prendre de l'aspirine. La première fois, elle a mis ces douleurs sur le compte d'une trop longue exposition au soleil. Mais, depuis, le phénomène se reproduit dès qu'elle rejoint ses amis. Elle a même envisagé un moment — très fugitivement, il est vrai — de renoncer à son plaisir gustatif du soir. Reste que la persistance de ses maux de tête, jusque parfois au milieu de la nuit, et ce même après avoir absorbé deux ou trois cachets, l'inquiète. Tant et si bien qu'elle se décide à voir le médecin de famille : qui évoque des céphalées vasculaires, au demeurant bénignes, et prescrit des antalgiques, lesquels la soulagent juste un peu.

De retour à Paris, Christina reprend immédiatement ses cours dans son école de commerce. Ses maux de tête ont complètement disparu. Du coup, elle se demande si elle n'a pas tout inventé. Son seul regret : ne pas avoir pu assouvir ses envies autant qu'elle l'avait voulu. Enfin, se dit-elle, c'est juste partie remise : elle se rattrapera l'été prochain.

Pour ses vingt ans, ses parents organisent une petite fête en famille. Au dessert, sa mère apporte une somptueuse vasque remplie de boules de glace montées en pyramide. Christina n'en croit pas ses yeux : ses parfums préférés sont là. Elle ne se fait pas prier pour s'attaquer à ce monceau de délices, ne supportant même pas d'attendre que les autres invités soient servis. Hélas, au bout de dix minutes, Christina est obligée de sortir de table, en proie à un nouvel accès de migraine, insupportable. Cette fois, le doute n'est plus permis : elle est victime de céphalées dues aux glaces.

Diagnostic

Les maux de tête survenant après la consommation de crèmes glacées sont un phénomène découvert récemment. Les douleurs qui ne surviendraient qu'en période chaude apparaissent très rapidement après l'ingestion, atteignent un pic d'intensité dans la minute suivante et disparaissent quelques minutes plus tard. Elles persistent rarement au-delà de cinq minutes.

De nombreuses études ont montré un lien entre les caractéristiques de la douleur et le lieu d'application de la glace. Placée au niveau du palais, celle-ci entraîne une souffrance violente temporale et orbitale.

Ces douleurs ne nécessitent aucun traitement particulier. Il est juste conseillé d'éviter le contact de la glace avec la partie postérieure du palais, la plus sensible : il suffit en fait de faire fondre la glace dans la bouche avant de l'avaler.

Un visage impassible

Levis, banlieue de Québec, octobre 1996. Un alignement de petites maisons blanches, presque identiques avec leurs toits rouges et leurs doubles garages accolés. Une banlieue qui ressemble à celle de n'importe quelle ville d'Amérique du Nord. Sauf qu'ici les rues qui descendent vers le Saint-Laurent et ses débarcadères ouvrent sur le superbe panorama de la vieille ville, dominée par la silhouette massive de Château Frontenac.

C'est dans l'une de ces maisons, rue Ramsay, qu'habite Vicky, son mari et ses trois enfants. Il suffit de passer la porte pour savoir qu'il fait bon vivre chez eux. Un intérieur *cosy*, chaleureux, avec des meubles de bois clair, des rideaux colorés et des paniers d'osier accrochés un peu partout, débordant de coloquintes et de bouquets de fleurs séchées. Un bon fumet de cuisine, qui envahit tout le rez-de-chaussée : une tourte croustillante, dorée à point, ou un gâteau au chocolat, qui finissent de cuire dans le four de la cuisinière. Sans oublier les jouets des enfants qui traînent sur le tapis du living, ou ceux du chien, éparpillés un peu partout.

Originaire du Kentucky, Vicky avait eu du mal, les premières années, à s'accoutumer à la longueur et aux rigueurs des hivers canadiens. Quand elle voyait venir le bout du tunnel, jamais avant la mi-mai, elle se sentait anémiée par le manque de lumière. Heureusement, cette impression avait été rapidement compensée par la chaleur humaine légendaire des Québecquois. Vicky s'était mise au français très facilement et n'avait pas tardé à se constituer un réseau d'amies avec qui aller « magasiner » ou prendre un verre de vin. En bref, elle avait réussi son intégration.

Malgré les enfants, Vicky avait tenu à conserver son travail à mi-temps de secrétaire à l'université Laval. Afin de ne pas perdre contact avec la vie active, disait-elle. Elle s'y rend tous les matins, empruntant d'abord le bac, au bas de la rue, puis le bus qui la conduit jusqu'au campus, ou elle s'occupe essentiellement du suivi de la scolarité des étudiants étrangers, Américains, Français ou Africains en majorité. Elle les aide aussi à taper leurs mémoires de fin d'études, boulot passionnant qui lui permet de conserver une certaine vivacité intellectuelle.

Vicky est également impliquée dans la vie associative, beaucoup plus active au Québec que dans la vieille Europe. Elle s'occupe notamment d'une association sportive, dans laquelle ses trois enfants sont inscrits. En été, elle organise des stages de nature, de voile, d'escalade et, en hiver, des séjours de ski ou de patinage. Elle est toujours partante pour accompagner un groupe, quitte à devoir rattraper ensuite ses heures à l'université. Mais là comme ailleurs, Vicky doit faire très attention aux conséquences éventuelles de ce qu'elle est bien obligée d'appeler sa « maladie ».

Déjà, quand elle était gamine, elle passait pour une casse-cou, entraînant frères ou cousins dans des aventures intrépides. Plus d'une fois, sa mère l'avait retrouvée sur le toit de la maison, faisant le clown pour amuser ses copines. Cette dernière se souvient encore du jour où elle l'avait vue ressortir, rigolarde et couverte de suie, par le manteau de la cheminée du salon parce qu'elle souhaitait savoir comment s'y prenait le père Noël.

Ce n'est que bien plus tard que Vicky avait pris conscience de son étrange anomalie. A la naissance de son dernier enfant, en fait. Tout avait commencé quand le directeur de l'université, furieux d'une erreur faite par Vicky en tapant un courrier, était entré dans son bureau en colère. Impassible, elle ne comprenait pas ce qui se produisait, comme si elle n'arrivait plus à analyser les réactions de son supérieur. Lui-même avait été troublé, mais pensait qu'il s'agissait d'un mode de défense. Quelques jours plus tard, un autre événement aussi curieux s'était produit : son dernier enfant souffrait de maux de ventre mais n'osait pas se plaindre à sa mère. Et c'est son père qui remarqua les signes de souffrance de sa fille. Vicky ne voyait rien, à nouveau incapable de réagir.

Depuis, elle est devenue un sujet d'études pour les médecins. On parle d'elle dans les colloques les plus pointus. On s'est aperçu, en effet, qu'en plus d'ignorer la peur Vicky est dans l'incapacité totale de lire une expression négative sur un visage. Ainsi, quand son directeur hausse le ton contre un étudiant, elle ne le remarque même pas. Et il en va de même avec son mari, ses enfants ou ses amis. Bien sûr, avec les années, Vicky a appris à gérer ce handicap, à se fabriquer des points de repère personnels, mais elle doit rester constamment en éveil. Enfin, au moins maintenant, elle sait que sa pathologie porte un nom : la maladie d'Urbach-Wiethe

Diagnostic

La maladie d'Urbach-Wiethe, affection très rare qui détruit l'amygdale, petite structure du cerveau, entraîne l'incapacité de lire la peur sur le visage humain avec une impossibilité d'interpréter une réaction négative comme la colère. Le patient atteint est normalement intelligent, mais connaît un handicap dans sa vie privée et professionnelle. Les réactions de joie ne présentent, elles, aucun problème d'identification.

Des chercheurs de l'université d'Iowa (États-Unis) ont analysé ce phénomène chez une patiente, lui ont présenté une série de photos de visages connus qui exprimaient différentes émotions. Elle a identifié les visages, analysé la joie mais fut incapable de décrire l'expression d'une de ses amies hurlant de peur.

Il semble donc que l'amygdale soit impliquée dans la reconnaissance de la peur et des expressions négatives.

Jenny, rue Saint-Denis

A quarante-huit ans avoués — combien, en réalité ? —, Jenny est une figure de la rue Saint-Denis. Avec ses manteaux de fourrure vaporeux, ses tailleurs ajustés et ses chapeaux à voilette, elle est un modèle comme on n'en fait plus. Carrossée années 1950, garantie sur facture. Quand elle est arrivée, les halles existaient encore, et la clientèle était composée de débardeurs et de marchands en gros, les fameux BOF, comme on les appelait, pour beurre-œuf-fromage. Des pas compliqués qui allaient droit au but.

Depuis, les choses ont changé. D'abord, sous la poussée des promoteurs et des marchands de fripes, Jenny a été obligée de déplacer son petit commerce vers le haut de la rue. Ils voulaient moraliser le quartier, qu'ils disaient. Tu parles, ils souhaitaient surtout faire des gros sous. Du coup, elle a perdu ses repères, et même certaines copines qui ont préféré voir ailleurs. Et puis, dans l'affaire, elle a aussi perdu beaucoup d'habitués et a été contrainte de s'adapter à une nouvelle clientèle composée d'étrangers — remarquez, ce n'est pas qu'elle soit raciste, du moment qu'ils paient comme les autres — et de fadas qui réclament des choses impossibles. Des barjots qu'elle refile à la concurrence.

Voilà déjà un moment que Jenny pense à s'arrêter. Dame, c'est que la devanture commence à ne plus être très présentable, même si elle cherche à s'arranger au mieux. Trente ans passés sur le trottoir usent. D'autant qu'elle possède un joli petit pécule composé de SICAV et de bons du Trésor. Sans compter des appartements dont elle touche régulièrement les loyers. Oui, mais voila. A deux reprises, déjà, elle a essayé de lâcher le volant, en 1992 et en 1995, mais après une semaine à son domicile elle s'ennuyait. Si bien qu'elle était redescendue dans la rue. Sur son bout de trottoir.

Et tant qu'on veut bien d'elle, Jenny continue. Après, il sera temps de voir. Cela dit, elle a toujours été prudente. Sans préservatif, pas question. Même si on lui propose du fric en plus, elle refuse. D'ailleurs, elle se fait suivre régulièrement par son toubib et passe un test VIH tous les trois mois, par précaution. Sans jamais avoir eu de problème de ce côté-là. Non, jusqu'à présent, sa seule inquiétude a été une anomalie détectée à son sein gauche, voilà deux ans. Mais, apparemment, le mal n'évolue pas : sa dernière mammographie n'a rien révélé d'inquiétant.

Pourtant, en se brossant les dents, un matin, elle constate l'apparition de taches curieuses sur son palais. Elle se rappelle en avoir déjà vues, il y a deux ou trois semaines, sans y avoir prêté attention. D'autant qu'elles avaient disparu très vite. Mais, cette fois, les marques empirent. Jenny enfile *illico* son manteau et file à la consultation matinale de son médecin. Celui-ci, prudent, se garde de toute conclusion et l'envoie dans un centre spécialisé : c'est là que la prostituée apprend qu'elle est atteinte d'un purpura vélo-palatin.

Diagnostic

Le purpura vélo-palatin, encore appelé le « syndrome de la fellation », se produit dans le cas de fellations trop violentes. S'ensuivent alors des hémorragies nées du frottement du pénis sur la voûte palatine. Ces ecchymoses sont sans danger et disparaissent en quelques jours.

Retour du Cameroun

Depuis qu'elle est rentrée du Cameroun, en avril 1995, Michèle ne pense plus qu'à y retourner. Et, pourquoi pas, s'y installer. Son frère, qui vit là-bas depuis trois ans, a promis qu'il l'aiderait si elle se décidait. Du coup, la jeune femme n'arrive pas toujours à se concentrer sur son métier de secrétaire comptable qui lui paraît monotone après les trois semaines de rêve passées en Afrique. Tout lui manque déjà. Quand elle regarde par la fenêtre de son bureau, voit l'entrelacs grisâtre des entrepôts qui bordent l'autoroute du Nord, la vie lui semble terne.

Le brusque engouement de Michèle pour le continent noir s'explique sans doute parce qu'il s'agissait de son premier grand voyage. Jusqu'alors, elle n'avait connu que les vacances dans la maison d'Arcachon, avec ses grands-parents, séjour guère folichon lorsqu'on a vingt ans et des envies d'aventure. La seule pointe d'exotisme de l'été était une escapade rituelle au Pays basque : on franchissait juste la douane espagnole avec la voiture, histoire d'envoyer quelques cartes postales, et de faire le plein d'alcool à bon marché.

Michèle est aussi réellement tombée amoureuse de l'Afrique et de ses habitants, de leur gentillesse naturelle, de leur beauté, de leur sensualité aussi. Rien à voir avec le côté guindé et conventionnel qu'ont les relations en France, notamment professionnelles. A son arrivée à l'aéroport de

Yaoundé, elle avait fait la connaissance d'Ouleye, la femme de son frère, et de son petit neveu, âgé de six mois, un adorable bambin métissé aux yeux profonds ourlés de longs cils, et à la curiosité toujours en éveil. Enveloppé dans un tissu de coton, il voyage en permanence dans le dos de sa mère et ne perd pas une miette du spectacle qui s'offre à lui.

Les deux jeunes femmes avaient immédiatement sympathisé. Avec Ouleye, Michèle avait découvert tous les secrets des marchés africains. Le beurre de karité, dont les pyramides suintaient sous le soleil, n'avait plus de secret pour elle, ni aucun des fruits ou des légumes du pays. Elle avait aimé cette animation, cette bonhomie si particulière à l'Afrique. Même la misère, pourtant omniprésente, ne lui faisait plus peur.

Durant son séjour, son frère Julien avait pris quatre jours de congé, pour lui faire découvrir le sud du Cameroun. Ils avaient dormi dans des cases chez l'habitant et reçu un accueil formidable, avaient admiré des paysages magnifiques tendus de terre rouge contrastant avec une végétation d'un vert intense. Mais surtout, ils s'étaient retrouvés tous les deux comme cela ne leur était pas arrivé depuis des années. Julien lui avait longuement expliqué les difficultés qu'il rencontrait dans la mise en place des programmes de développement agricole dont il avait la charge, mais aussi son enthousiasme pour un pays devenu le sien. Michèle avait beaucoup écouté et regardé. Jusqu'à ce que cette nouvelle certitude s'ancre en elle : le rejoindre au plus vite.

Trois semaines après son retour à Paris, elle se réveille un matin en constatant que son avant-bras droit est nettement enflé. Bizarre. Michèle ne se souvient pourtant pas d'avoir été piquée par un insecte. Encore moins être tombée ou s'être cognée. Par précaution, elle passe chez son médecin le soir même. Seul problème, quand elle arrive devant lui, l'œdème a disparu. Le généraliste évoque alors la possibilité d'une réaction allergique et lui prescrit des médicaments. Il lui conseille aussi d'effectuer une prise de sang en cas de récidive. De fait, quatre jours plus tard, le même phénomène revient, mais cette fois sur l'autre bras. Comme la fois précédente, le gonflement disparaît dans la journée. Huit jours après, un dimanche, elle découvre au matin, en se regardant dans le miroir de sa salle de bains, que c'est son visage qui est, lui, comme soufflé.

Un bilan effectué dans la semaine démontre alors qu'elle est atteinte d'une filariose de loa-loa.

DIAGNOSTIC

La filariose de loa-loa, encore appelée « loalose », est due à la présence de filaires de type loa-loa dans le sang. Un parasite localisé en Afrique centrale, dans les pays bordant le golfe de Guinée. Les filaires sont transmises par une piqûre de taon qui les absorbent lors d'un repas. Adultes, ces parasites mesurent de trois à cinq centimètres et peuvent vivre vingt ans sous la peau.

La filariose de loa-loa entraîne des démangeaisons, des œdèmes fugaces, indolores et migratoires. Les filaires peuvent être retrouvées dans les yeux, entraînant alors des douleurs et une conjonctivite. On retrouve parfois sous la peau un sillon qui témoigne du passage de la filaire. Le diagnostic s'effectue grâce à sa mise en évidence dans le sang.

Un traitement médicamenteux prescrit pendant plusieurs semaines permet une guérison. Mais le meilleur conseil consiste à éviter les piqûres de taon en portant des vêtements longs et légers pendant les heures les plus chaudes.

La filariose lymphatique due à la présence d'autres types de filaires, comme la filaire de Bancroft, se traduit, elle, par un éléphantiasis, une infiltration œdémateuse située le plus souvent au niveau des membres inférieurs, et prend parfois une allure monstrueuse. Le scrotum, quelquefois atteint également, peut peser plusieurs kilos. L'Organisation mondiale de la santé vient d'annoncer un grand programme d'élimination de la maladie, s'attaquant en priorité à cette filariose lymphatique qui touche cent vingt millions de personnes dans le monde.

Suceuses de sang

A l'approche des fêtes de ce Noël 1995, la boucherie de Saint-Cloud retrouve un peu de son ancienne animation. Depuis l'ouverture du centre commercial voisin, les affaires d'Alphonse tournent en effet au ralenti. Les personnes âgées, qui n'ont pas de véhicule, viennent encore chez lui, mais les jeunes couples ont déserté les commerces du centre et préfèrent aller au supermarché. Le soir, à la fermeture, Alphonse ne met guère de temps à compter la caisse. Il aimerait bien prendre sa retraite, mais il doit encore cotiser deux ans à sa mutuelle pour espérer une pension décente. Et puis se pose le problème de la vente de la boutique : personne n'en veut. Il faut dire que tout est à refaire : la devanture de bois tient avec des bouts de ficelle et c'est un miracle si l'installation électrique, qui date de l'ouverture, n'a pas encore provoqué un incendie.

Quand il avait ouvert, il y a presque quarante ans, Alphonse s'était équipé du matériel le plus moderne. Le magasin ne désemplissait pas. Il avait alors eu jusqu'à trois commis pour l'assister, et prenait des extra pour préparer les commandes des réveillons. Mais aujourd'hui, les chambres froides à lourdes portes métalliques apparaissent bien désuètes. Et les clients se font de plus en plus rares. Les recettes suffisent tout juste à lui assurer le minimum vital, une fois retirés la patente, les frais d'électricité et le paiement des fournisseurs. Il a licencié son dernier employé trois ans plus tôt et se débrouille seul depuis.

Alphonse a pourtant tenu à décorer sa boutique comme il le fait toujours à cette époque de l'année. Il a ressorti une vieille guirlande électrique clignotante qu'il a installée autour de la porte vitrée, espérant que cela attirera un peu le chaland. De fait, quatre clients attendent leur commande. Alphonse, qui n'a plus l'agilité de sa jeunesse, commence à s'affoler. Des gouttes de sueur perlent sur son front. Au-dessus du col immaculé de sa blouse, son visage rubicond semble encore plus rouge que d'habitude, comme s'il était près d'éclater. D'un geste énergique, il attrape un morceau de filet dans la chambre froide pour préparer un rosbif. Il sent bien que sa cliente commence à s'impatienter. Elle regarde en permanence sa voiture garée en double file, craignant de voir arriver les gendarmes. Mais au moment où il attaque la pièce de viande avec son couteau, c'est le drame : sa main dérape et il se coupe un doigt.

Dans la boutique, c'est la panique. La cliente pressée manque de s'évanouir en voyant le sang gicler et le lambeau de chair qui tombe sur le billot. Elle doit s'accrocher au comptoir pour ne pas s'écrouler dans la sciure répandue sur le carrelage. Heureusement, un homme qui faisait la queue juste derrière elle prend la situation en main. Sans consulter Alphonse, dont il est client depuis des années, il décroche le téléphone posé sur la caisse et appelle le Samu. Moins d'un quart d'heure plus tard, une ambulance, toutes sirènes hurlantes, s'arrête devant le magasin. A demi groggy, Alphonse s'installe sur le siège avant, sa main emballée dans un torchon. Le bout de doigt, quant à lui, a été placé dans de la glace pour le conserver jusqu'à l'arrivée à l'hôpital. Quelqu'un, un infirmier sans doute, ferme rapidement la porte de la boutique d'un tour de clé et glisse celle-ci dans une poche de la blouse d'Alphonse. L'ambulance redémarre aussitôt.

Par chance, Alphonse est transféré dans un service de chirurgie réparatrice à la pointe des derniers progrès techniques. Il est opéré le soir même. Cependant, en se réveillant quelques heures plus tard, il est sur le point de défaillir en voyant le spectacle qui s'offre à lui. Non que l'opération n'ait pas réussi. Ce n'est pas ça du tout, et la douleur est même tout à fait supportable. Mais ce sont ces horribles bestioles au bout de son doigt. Les médecins lui expliquent alors qu'il s'agit de sangsues et qu'il devra accepter leur présence ici pendant quelques jours encore.

Diagnostic

La sangsue est un vers aquatique qui a la propriété de boire avec avidité le sang des animaux.

Autrefois, la médecine a appliqué à ses besoins le goût naturel qu'ont les sangsues pour le sang dont elles se gorgent. L'application de sangsues sur une partie du corps était très fréquente et s'assimilait à une saignée locale. Des individus étaient spécialisés dans la pose des sangsues. On les utilisait dans les manifestations inflammatoires de la peau, du cou, de l'anus et lorsqu'il existait un phlegmon ou un panaris. Les sangsues sont actuellement utilisées dans les services de chirurgie réparatrice. La sangsue est fréquemment utilisée en microchirurgie. Lors de la réimplantation d'un doigt sectionné, elle améliore le retour veineux et les chances de succès. Il faut alors déposer une ou deux sangsues toutes les trois heures pendant deux à trois jours.

Les sangsues font également un retour dans les services d'ophtalmologie en permettant d'accélérer la cicatrisation lors d'hématomes orbitaires grâce aux propriétés fortement anticoagulantes de leur salive.

LES DENTS DU MALHEUR

Comme elle le dit elle-même, Frédérique peut probablement prétendre au titre de championne toutes catégories des maux de tête. Évidemment, c'est moins glorieux qu'un record du monde du 100 mètres ou une première place au Paris-Dakar. Mais c'est également beaucoup plus handicapant.

Professeur de lettres dans un collège parisien, elle est parfois incapable d'assurer ses cours normalement. Ne parlons pas des sorties nocturnes totalement exclues en période de crise aiguë. Au point que, depuis six ans, Frédérique ralentit considérablement sa vie de noctambule invétérée, remisant au fond d'un placard tenues extravagantes et robes moulantes, se résignant au tailleur-pantalon bleu marine, nettement plus conforme, il est vrai, à son statut d'enseignante.

De fait, il lui arrive parfois de rester des journées entières dans la pénombre de son appartement, assise sur un canapé ou allongée sur le lit, sans pouvoir bouger. Certes, quand elle est en forme, elle en plaisante. Elle a aussi appris à vivre avec, à prévenir les crises à coups de cachets ou de suppositoires, à éviter toute contrariété susceptible de les provoquer.

Mais ce qui énerve le plus Frédérique, c'est l'évidente incrédulité de ceux à qui elle tente d'expliquer ce qu'elle ressent. A commencer par le principal de son collège qui la prend manifestement pour une simulatrice. Elle a d'ailleurs renoncé depuis longtemps à se justifier auprès de telles personnes. Au demeurant, Dieu sait qu'elle aimerait l'être, simulatrice : elle souffre assez de ses absences, elle qui a toujours été consciencieuse dans la préparation de ses cours.

Si Frédérique n'a pas trouvé de remède à son mal, ce n'est pas faute d'en avoir cherché. Elle a lu et lit encore à peu près tout ce qui paraît sur le sujet, se plongeant chaque fois avec espoir dans le moindre articulet publié par une revue médicale. Elle a consulté plus d'une dizaine de spécialistes : deux othorinos, deux neurologues, un médecin de la douleur, trois ou quatre rhumatologues, un psychiatre, sans compter une ribambelle de généralistes, conseillés par telle ou telle de ses connaissances. Son carnet d'adresses est rempli des numéros de téléphone de la plupart des cabinets médicaux de la place de Paris.

Bien entendu, en six ans, depuis 1988 pour être précis, on lui a fait subir quantité d'examens, dont à peu près tout ce qui doit exister sur le marché actuellement : des prises de sang, des radios, un scanner. Le diagnostic de sinusite a été plusieurs fois évoqué, mais sans grande conviction. Frédérique ayant cru constater, à plusieurs reprises, que ses douleurs s'aggravaient quand elle était énervée ou soucieuse, on a aussi songé à des céphalées psychogènes. Une piste abandonnée comme les autres.

Elle s'est pliée avec volonté à tous les traitements prescrits, allant jusqu'à la relaxation et aux massages. En désespoir de cause, elle a même consulté un rebouteux. Et il n'aurait pas fallu qu'on la pousse longtemps pour qu'elle accepte de voir un marabout. Depuis quelques mois, Frédérique se plaint en plus de douleurs lombaires. « De l'arthrose probablement, comme ma mère », se dit-elle. De toute façon, n'ayant pas envie de consulter de médecin, elle consomme juste des antalgiques et des anti-inflammatoires.

Et voila qu'elle, qui a toujours eu une denture parfaite, présente en plus des problèmes dentaires. Une simple carie certes, mais qu'il faut vérifier. Et de prendre rendez-vous chez un dentiste de son quartier, un jeune praticien qui vient juste de s'installer. Frédérique sympathise immédiatement avec lui. Aussi, sans entrer dans les détails, lui parle-t-elle de ses migraines. Ce dernier, intrigué, prend une radio et lui demande d'effectuer un certain nombre de mouvements des mâchoires. Il évoque alors une mal-occlusion dentaire qui pourrait être à l'origine de ses maux de tête.

Diagnostic

Une mal-occlusion dentaire résulte d'un mauvais ajustement entre les dents de la mâchoire inférieure et celles de la mâchoire supérieure, qui entraîne des problèmes d'articulation et de fermeture des mâchoires. Les muscles de la mâchoire exercent alors une tension anormale qui crée des maux de tête, douleurs qui peuvent aussi atteindre la nuque, les épaules et le dos. Une prothèse inadaptée peut entraîner les même maux. Il semblerait qu'aujourd'hui plus de 15 % de la population soit victime de ce genre de douleurs.

Les dents peuvent aussi être à l'origine d'autres souffrances inattendues. Un jeune sportif se plaignait ainsi depuis plusieurs semaines de ne plus pouvoir jouer au tennis, victime d'une tendinite. De nombreux massages associés à un traitement anti-inflammatoire ne suscitèrent aucune amélioration. En fait, victime d'une infection dentaire, il a vu les bactéries responsables migrer vers les tendons du poignet ! Un traitement de la dent infectée a permis de faire disparaître ce problème.

Il est conseillé de consulter son chirurgien-dentiste qui évaluera d'abord les causes de cette mal-occlusion et corrigera cette anomalie par un appareillage ou par la pose de prothèses.

Des mots à la bouche

Déjà à l'école primaire de la rue Escudier, à Boulogne, son excessive timidité lui créait des problèmes. Quand on le laissait travailler seul dans son coin, tout allait bien. Paul étant plutôt doué en calcul, et doté d'un joli brin de plume, il excellait dans ses activités personnelles. Mais dès que l'instituteur lui demandait de passer au tableau, il perdait tous ses moyens, rougissait, se dandinait maladroitement d'un pied sur l'autre et devenait incapable de cracher un mot. Il savait tout par cœur, mais rien ne parvenait à sortir.

Son maître du cours moyen avait tenté d'alerter ses parents, les avait convoqués en entretien particulier afin de les convaincre de consulter un psychologue scolaire, mais en vain. Sa mère, avec six gamins à élever et les ménages qu'elle faisait, ici ou là, avait d'autres chats à fouetter. Quant à son père, ouvrier chez Renault, il rentrait fatigué de son travail et ne voulait pas entendre parler de bêtises qui passeraient avec l'âge. Les choses changeraient à la puberté, disaient-ils ! Erreur. A la puberté, sa timidité s'aggrava, le mettant en marge. Malgré lui, il se voyait condamné à une sorte d'existence de reclus, ne parlant guère qu'avec sa famille. Et encore, il fallait lui arracher les mots de la bouche.

Paul avait néanmoins réussi tant bien que mal à poursuivre ses études jusqu'au bac, l'obtenant de justesse malgré un zéro pointé à l'oral d'anglais. Il s'était heureusement rattrapé en maths et en physique, échappant ainsi à l'épreuve, insurmontable pour lui, des oraux. Sans trop savoir pourquoi, peut-être parce qu'il avait entendu des camarades en parler, il s'était inscrit en maîtrise de sciences économiques. Seulement, dès le premier exposé, ça avait été la catastrophe. Il avait bien préparé son topo, mais, arrivé au bureau, il était devenu rouge écarlate et n'avait pu articuler une phrase. Sorti de la salle en claquant la porte, il n'avait plus remis les pieds à la fac.

Paul a alors décroché un emploi de jardinier à la ville. Dans la journée, il effectue son boulot consciencieusement, ramassant les feuilles à l'automne, repiquant les parterres de fleurs au printemps, apprenant à aimer les plantes, à les soigner. De fait, il est favorablement noté par ses chefs. Paul se sent bien ainsi, ou du moins pas trop mal. Le soir, il rentre dans le petit studio qu'il s'est loué et regarde la télévision, après avoir soigneusement fermé sa porte à clé. D'ailleurs, si on sonne à l'improviste, il n'ouvre pas. Il n'entretient aucun contact avec ses voisins, dont il connaît à peine les visages, tant il est effrayé à l'idée de devoir lever le regard sur eux.

Son seul problème, c'est d'être obligé d'aller chez un commerçant. Prendre une baguette de pain est une épreuve. Dès qu'il rentre dans la boutique, il sent la chaleur lui monter au visage et la sueur perler sur son front, et s'il y a plus de deux clients, il préfère renoncer.

Sa vie se déroule dans l'ombre jusqu'au lundi 15 mai 1997 où il est témoin d'un accident. Occupé, ce matin-là, à planter des pétunias sur le terre-plein de la place de la mairie, Paul entend soudain un crissement de pneu, puis un cri étouffé. Le temps de se retourner, il voit une voiture s'enfuir, notant machinalement son numéro d'immatriculation dans sa tête. Sur le bitume, une vieille dame est allongée. Aussitôt, un attroupement se forme autour d'elle, des passants se précipitant pour l'aider à se relever. Paul sait être le seul à avoir noté le numéro de plaque du chauffard. Pourtant, il reste là, paralysé, sa bêche à la main, incapable de s'approcher et de dire ce qu'il a vu. Angoissé à l'idée qu'on puisse venir l'interroger, lui demander son témoignage, il s'enfuit à son tour, laissant son travail en plan.

Le soir, chez lui, il se sent très mal à l'aise, comme coupable. Ne pourrait-on pas l'accuser de non-assistance à personne en danger ? Cette fois, c'est trop grave. Il ne peut rester sa vie entière avec cette faute sur la conscience. Et si cette vieille dame venait à mourir à l'hôpital ?

Paul prend sur lui pour décrocher son téléphone, et parvient à obtenir un rendez-vous chez un psychiatre, dont il tenait l'adresse serrée dans son portefeuille. Le médecin qui le reçoit, une semaine plus tard, ne semble pas avoir la moindre hésitation sur son cas : il évoque immédiatement une logophobie.

Diagnostic

La logophobie, ou peur de parler en public, est une phobie sociale. Téléphoner devant du monde, manger dans un restaurant, aller à une soirée sont des situations quotidiennes qui provoquent de véritables angoisses chez ces patients. Lesquels adoptent une conduite d'évitement : regard baissé et fuyant, mèches dissimulant le visage, lunettes foncées.

Ces phobies sont peu diagnostiquées et peu traitées car les malades n'osent pas en parler. En outre, consulter un médecin peut provoquer une aggravation empêchant toute action thérapeutique.

Une prise en charge s'impose devant des symptômes qui entraînent un retentissement sur la vie psychique. Certains malades vivent un véritable enfer, n'osent pas sortir de chez eux ni travailler ou chercher un emploi. Un traitement médicamenteux est aussi nécessaire dans les formes sévères. Une psychothérapie ou une analyse peuvent permettre de fouiller le passé et d'y trouver certains éléments pouvant expliquer ces phobies.

Il existe plus de six mille phobies répertoriées ; trouvez

maintenant la signification de : bélonéphobie, rupophobie, achmophobie, acrophobie, cremnophobie, potamophobie, brontémophobie, astrapéphobie, kénophobie et gynéphobie.

(Épingles, saleté, objets pointus, sommets, précipices, rivières, tonnerre, éclairs, nuit, femmes.)

Une attente insurmontable

Issue de la bonne bourgeoisie rouennaise, Maryse a fait un beau mariage. Son époux, de dix ans plus âgé qu'elle, dirige la plus importante étude notariale de la région, charge héritée de son père qui ne compte pas moins de quinze clercs. La cérémonie de leur mariage a été célébrée dans la cathédrale gothique de la ville, décorée pour l'occasion de guirlandes de fleurs blanches, et devant tout le gratin local.

Son mari, pour des raisons de commodité, aurait préféré qu'ils s'installent dans un appartement du centre-ville, à proximité de l'étude, mais Maryse en a décidé autrement. Elle veut absolument une maison avec un jardin. Pour les enfants, dit-elle. Catholique pratiquante, elle se refuse à toute méthode contraceptive, et entend donner naissance à une nombreuse progéniture. Depuis toujours, elle ne rêve que d'une ribambelle de gamins.

Aux termes de longues recherches, Maryse déniche enfin, à l'automne 1993, la propriété idéale, sur les bords de Seine, quasiment à sa confluence avec l'Eure : une vaste gentilhommière du siècle dernier, dont le jardin en terrasses descend en pente douce vers la rivière, jusqu'à un petit ponton où sont amarrées des barques. Elle a tôt fait de convaincre Jean-René, son mari : ne seront-ils pas heureux ici, dans cette atmosphère hautement bucolique, loin du stress de la ville ? Et peut-on trouver environnement meilleur pour des enfants ?

Maryse entame aussitôt les aménagements nécessaires, se lance avec frénésie dans l'arrangement du jardin, prévoyant, en plus des parterres d'agrément, une aire de jeux avec des agrès et des toboggans, un potager pour disposer en permanence de légumes frais et non traités, une gloriette pour les repas d'été et une clôture solide sur les berges, afin de prévenir tout risque d'accident.

Mais, hélas, la promesse d'une première naissance se fait attendre. Durant deux longues années, elle guette en vain une interruption de ses règles et commence à désespérer. Devrait-elle, comme sa meilleure amie, se résigner à l'adoption ? Aussi, quand on lui annonce qu'elle est enceinte, qui plus est de jumeaux, Maryse laisse éclater sa joie au point de soûler son entourage par ses babillages incessants sur le bonheur d'être mère. Elle redouble d'activité, convoquant sur l'heure force ouvriers pour installer les chambres des deux enfants. Les grenouillères s'accumulent dans les tiroirs, ainsi que les jouets, les chauffe-biberons, et tout un matériel ultra-perfectionné : elle veut ce qu'il y a de mieux pour ses jumeaux.

Cependant, vers la fin du sixième mois de grossesse, Maryse, sur les conseils de son médecin, doit apprendre à se calmer : on lui conseille de rester le plus possible alitée. Elle prend son mal en patience, en dévorant tous les livres de puériculture qu'elle peut trouver. Mais, une nuit, elle ressent brusquement les premières contractions. Jean-René la conduit à la clinique à tombeau ouvert. Quelques heures après, elle met au monde un petit garçon. Un seul ! Son frère jumeau ne naît, en effet, que quatre-vingt-quinze jours plus tard.

Diagnostic

Une telle différence entre la naissance de deux jumeaux constitue un cas exceptionnel. Les jumeaux ont été conçus au même moment, mais la fécondation des ovules s'est produite dans des utérus doubles, malformation parfois observée. Chaque utérus agit alors pour son propre compte.

Il existe le cas récent d'une Anglaise devant donner naissance à des jumeaux conçus à un mois d'intervalle, la deuxième fécondation ayant été effectuée un mois après la première.

Cette conception entraîne aujourd'hui une polémique parmi le corps médical car la fécondation, alors qu'une première grossesse est déjà en cours, s'avère théoriquement impossible.

Un joli petit canari

Elle ne sait plus où elle a la tête, ces temps-ci. Ses fichues migraines doivent la perturber, se dit Emmanuelle, agacée d'avoir encore oublié de nourrir les oiseaux et de nettoyer leur cage. Un bel emmerdement, ces bestioles, du reste : pour le nettoyage, elle attendra le week-end prochain. Emmanuelle attrape la boîte de graines et en verse dans le récipient prévu à cet effet, puis retourne à la cuisine terminer son petit déjeuner. Si elle continue ainsi, elle va être en retard. Et ce n'est pas le moment avec tout le monde qui passe au guichet durant les fêtes. Mince, voilà que ça la reprend. Emmanuelle cherche frénétiquement un mouchoir dans la poche de son peignoir ; à peine a-t-elle le temps de s'en saisir qu'elle commence à éternuer. C'est reparti pour une bonne dizaine de fois d'affilée. Nom d'une pipe, est-ce que ça s'arrêtera un jour ?

Nous sommes en février 1996 et voilà bientôt trois ans qu'Emmanuelle est la risée de ses collègues, au bureau de poste de la rue de Clignancourt, à Paris. Pensez s'il est facile d'éternuer tout le temps quand on passe ses journées derrière un guichet à renseigner des clients sur leurs placements financiers. Sans compter qu'avoir le nez bouché en permanence finit par être lassant. Non seulement Emmanuelle ne sent rien de ce qu'elle mange ou boit — elle a quasiment perdu le goût et l'odorat —, mais elle souffre d'une migraine latente qui peut dégénérer à tout moment en crise aiguë. Un vrai bonheur !

Bien sûr, Emmanuelle a déjà consulté une kyrielle d'ORL et suivi une ribambelle de traitements, tous aussi inefficaces les uns que les autres. Elle a même subi, il y a deux ans, une intervention chirurgicale afin de redresser une déviation de sa cloison nasale. Celle-ci est désormais parfaitement droite, mais l'opération n'a rien résolu.

A la suite de ce nouvel échec thérapeutique, Emmanuelle avait consulté un allergologue. Celui-ci, homme charmant du reste, lui avait fait subir une batterie de tests avant de s'apercevoir, au bout du compte, qu'elle ne présentait qu'une légère allergie au plantain. Mais le plantain ne connaissant son pic de floraison qu'entre mai et juillet, son pollen ne pouvait en aucun cas expliquer à lui seul la gêne ressentie par Emmanuelle tout au long de l'année. Il fallait donc poursuivre l'enquête, mais, arrivée à ce stade, la jeune femme avait renoncé.

Reste que, ce coup-ci, Emmanuelle n'en peut plus. Elle a beau avaler des wagons d'aspirine, rien n'y fait. A Noël, elle a mangé du foie gras, chez ses parents, qui n'avait pas plus de goût pour elle que du pâté de campagne. De guerre lasse, elle retourne voir son généraliste qui, bien au fait de ses problèmes, lui suggère de consulter un autre allergologue.

Sans trop y croire, Emmanuelle prend rendez-vous. Une nouvelle fois, elle subit sans rechigner les tests usuels, qui ne délivrent hélas pas d'autre message que celui qu'elle connaît déjà : seul le plantain est positif ; aucune autre allergie n'est décelée. Poussière, acariens, chat, chien, pollens divers et variés, moisissures, tout a été testé, sans le moindre résultat. Mais le spécialiste ne baisse pas pour autant les bras et reprend son interrogatoire. Emmanuelle fouille dans sa mémoire. Non, dans sa famille, personne n'a jamais présenté d'allergies, ni son frère ni ses parents. Du moins, à sa connaissance. Et chez elle, à part ses oiseaux et son chat, elle ne voit pas vraiment grand-chose susceptible de lui en causer. C'est alors que l'allergologue entrevoit une nouvelle piste. Il faut encore la vérifier. Mais ça ne demandera que quelques minutes. Le temps qu'Emmanuelle rentre chez elle.

Effectivement, une demi-heure plus tard, en regardant sur la boîte, Emmanuelle découvre que les graines qu'elle donne à ses oiseaux chaque matin contiennent du plantain.

Diagnostic

Le plantain est une herbacée du genre plantage dont la floraison a lieu d'avril à septembre avec un pic entre mai et juillet. La seule allergie retrouvée chez ce patient le concerne.

La nourriture des oiseaux contient des graines de plantain dont ils apprécient les vertus intestinales. Après le départ des oiseaux, les signes cliniques ont très vite disparu.

Si l'allergie aux poissons rouges n'existe pas, il est décrit en revanche une allergie aux aliments (larves de moustiques) donnés aux poissons qui peut entraîner des crises d'asthme.

Citons le cas de ce patient qui présente un asthme apparu pour la première fois au mois de mars. Le bilan allergologique met en évidence une allergie aux pollens d'armoise dont le pic de floraison est en plein été. Il faut donc chercher encore. Le patient signale alors qu'il consomme une plante médicinale en tisane, tous les jours. Un test sur la peau pratiqué avec cette plante révèle une allergie. Les symptômes disparaissent alors très vite après que l'on a éliminé tout contact avec cette tisane.

Un mariage symphonique

Dix ans de bonheur fou, ça ne s'oublie pas facilement. Surtout quand ce bonheur a été très longtemps attendu. Monica est à l'abri du besoin, mène une existence confortable que beaucoup lui envieraient et, à cinquante-huit ans, est encore une femme fort désirable qui attire les regards. La fortune dont elle a hérité lui permet de mener une existence oisive, partagée entre le bridge, le tennis, la natation, et ses après-midi de bénévolat à la Croix-Rouge. Une existence à laquelle, en fait, ses origines modestes ne la préparaient pas. Elle vit la plupart du temps à New York, dans un appartement de la Cinquième Avenue dont les fenêtres s'ouvrent sur les arbres de Central Park. Mais elle s'accorde, de temps à autre, des petites semaines d'escapade à Rome, à Paris ou à Gstaad, où elle dispose de confortables pied-à-terre et côtoie le gotha de la finance et des affaires. Un milieu qu'elle a appris à connaître avec son mari, et qui est devenu le sien presque malgré elle.

Elle avait pourtant eu du mal à s'habituer à ce luxe ostensiblement affiché. Issue du monde ouvrier — son père, émigré polonais, était sidérurgiste —, elle n'avait connu jusqu'à l'âge adulte que les cités du Bronx, et une vie faite d'économies et de plaisirs chichement mesurés. Elle se souvient encore des Noëls de son enfance, avec une mandarine et un chocolat pour tout cadeau, au pied du sapin décoré de papiers argentés. Des fins de mois difficiles, aussi, quand on l'envoyait chez l'épicier du coin de la rue quémander un kilo de pommes de terre à crédit. Chez elle, tout était compté, y compris les petites joies de l'existence, un après-midi sur les manèges de Coney Island ou le poulet du dimanche. Aussi, quand Monica s'était retrouvée propulsée par son mariage dans la haute société new-yorkaise, elle s'y était d'abord sentie très mal à l'aise. Elle avait mis plusieurs années à s'intégrer à son nouveau milieu. Jusqu'au jour de ses noces, elle avait d'ailleurs conservé son emploi de secrétaire. Comme si elle ne voulait pas avoir l'air de profiter de la situation de son mari et de son immense fortune.

Car cet homme, elle l'avait réellement aimé. Qu'il fût riche ou pauvre ne comptait pas à ses yeux, il avait simplement été le premier à s'intéresser à elle, en dehors de son père. C'est pour lui, afin qu'il n'ait pas honte d'elle, que Monica avait tout fait pour être acceptée par ses amis. Elle avait beaucoup lu, histoire de compenser les lacunes de son éducation et de tenir sa place dans les dîners mondains. Elle avait appris à s'habiller, à se maquiller, avait suivi des cours de maintien et de danse de salon. Jamais elle n'avait été aussi heureuse que durant les dix années de leur mariage. Et sans ce stupide accident de voiture, elle serait encore aujourd'hui dans les bras de son mari.

A la mort de Robert, en 1991, Monica avait sombré dans une profonde dépression. Il lui avait fallu quatre ans pour s'en sortir. Heureusement, tout le monde l'avait soutenue. A son propre étonnement, elle avait bénéficié, de la part des amis de son mari, d'un formidable élan de sympathie. Peu à peu, le manque, l'absence, s'étaient faits moins douloureux.

Aujourd'hui, elle s'accommode de sa nouvelle existence de riche héritière, lui reconnaissant même d'indéniables avantages. Elle fait preuve d'une grande confiance en ses capacités personnelles. Mais depuis quelque temps, elle connaît des petits troubles de santé dont la répétition l'inquiète. Un matin, à Paris, Monica s'est même réveillée dans une sorte d'état second, vacillant sur ses jambes en sortant du lit, comme si elle était ivre alors qu'elle n'avait pas absorbé une goutte d'alcool. Elle avait même cru entendre un morceau de musique symphonique, distinguant clairement des sons de clochettes et de triangle. Pourtant, elle était seule dans l'appartement et n'avait allumé ni la radio ni la télévision. Cette sensation étrange n'avait duré que deux ou trois minutes, et elle l'avait rapidement oubliée. Dans la journée, elle avait fait des achats avenue Montaigne, puis dîné chez des amis, sans ressentir la moindre fatigue.

Mais quelques jours plus tard, le même phénomène s'était reproduit, avec toujours une musique lancinante, un brin nostalgique, sortie de nulle part. Cette fois, Monica avait aussi entendu une chorale. Fugitivement, il lui avait semblé reconnaître le morceau. Celui que l'orchestre avait joué dans l'église, le jour de son mariage. Monica était-elle en train de devenir folle ?

Durant les deux semaines de son séjour parisien, elle avait vécu dans l'angoisse d'une récidive. De fait, à plusieurs reprises, dans les lieux les plus incongrus, aux moments les plus imprévisibles, elle avait senti monter en elle la même sensation. Et ces efforts désespérés pour la repousser la laissaient chaque fois épuisée. Aussi, dès son retour à New York, Monica prend-elle rendez-vous avec son médecin. Celui-ci, surpris de ce qu'elle lui raconte, lui fait faire une prise de sang qui ne révèle rien d'anormal. Pourtant, à en croire Monica, elle vit un enfer : la même musique lui fracasse la tête de plus en plus souvent, et sur des périodes de plus en plus longues. Elle ne parvient plus à se concentrer, ni même à soutenir une conversation, se sent de plus en plus fatiguée.

Son médecin l'invite alors à consulter un psychiatre qui l'oriente vers un neurologue. C'est finalement un électroencéphalogramme, pratiqué par ce dernier, qui révèle le fin mot de l'histoire : Monica est victime d'une épilepsie musicogénique.

Diagnostic

Monica présentait des crises d'épilepsie partielle, temporale, secondaire à une atteinte d'une zone du lobe temporal survenue lors d'un accident vasculaire de cette région, provoquant un type d'épilepsie particulier : l'épilepsie musicogénique. Forme très rare, elle peut représenter un cas sur dix mille des individus faisant des crises d'épilepsie : c'est une curiosité médicale. On recense une centaine de cas dans la littérature.

L'épilepsie est une affection chronique, caractérisée par une répétition de décharges épileptiques, nées de l'activation subite, simultanée et anormalement intense d'un grand nombre de neurones cérébraux. Ces paroxysmes se traduisent cliniquement par des crises toujours soudaines, allant des crises généralisées aux crises partielles, voire aux absences. Les crises d'épilepsie s'accompagnent de manifestations visibles à l'électro-encéphalogramme, dont la répartition à la surface du crâne est plus ou moins diffuse.

Au cours des crises d'épilepsie musicogénique, une partie de l'existence se trouve restituée parce que des épisodes de la vie, restés inscrits de manière indélébile dans cette partie du cerveau, réapparaissent. Citons le cas d'un malade de quarante et un ans qui présente des crises d'épilepsie depuis l'âge de dix ans. Le début de chaque crise est marqué par une chanson d'époque, régulière et monotone, qu'il fredonne durant une à deux heures. En dehors de ces crises, il ne chante jamais. Dès que ses amis l'entendent fredonner l'air, ils savent qu'une crise arrive.

De nombreuses expériences ont été faites pour confirmer ce diagnostic sur des sujets conscients, en stimulant électriquement des points du cortex cérébral prédisposés à la crise. On a reproduit ainsi chez certains la sensation d'entendre des airs, de revivre des scènes qu'ils avaient connues des années auparavant. Ces phénomènes sont encore complexes, et le cerveau le centre de bien des questions. Chez ces malades, il faut traiter la cause (tumeur, traumatisme, accident vasculaire) et associer la prescription d'antiépileptiques. Dans la majorité des cas, l'audition de musique disparaît.

Horreur

Cette première garde de sa carrière, Claudio sait maintenant, en dépit des années qui se sont écoulées depuis, qu'elle ne s'effacera pas de sa mémoire. Non pas qu'elle ait été particulièrement mouvementée — en ce mois d'août 1952, Paris était vide et l'on ne se bousculait pas aux urgences de l'hôpital —, mais il suffit parfois d'un seul événement pour vous marquer à vie.

Jeune interne en chirurgie, Claudio n'avait pas le choix de ses gardes. Évidemment, rester seul à Paris alors que sa famille, ses cousins et ses copains d'enfance étaient en vacances en Italie — tout le monde se retrouvait à Monteleone pour la fête du village, au 15 août —, ne l'avait guère enchanté. Puis il avait décidé d'accepter cette contrainte avec philosophie, mettant à profit ses moments de liberté pour découvrir la ville, ses musées, et draguer les touristes étrangères.

Ce dimanche soir, la soirée s'annonçait calme. Juste, depuis plus d'une heure, une banale crise d'appendicite. Claudio commençait à s'ennuyer ferme, feuilletant sans les lire les revues médicales qui s'entassaient sur son bureau, quand apparut un vieil homme, traîné par un couple plus jeune — un père et ses enfants, avait-il pensé de prime abord.

Le vieux monsieur ne parlait pas français. Ou très mal, avec un accent rugueux dont Claudio ne parvenait pas à déterminer l'origine. Il avait juste réussi à lui faire dire son prénom :

Andreï. En dernier recours, le médecin s'était résolu à interroger l'homme et la femme qui l'accompagnaient pour remplir la fiche de renseignements nécessaires à l'admission. Non, ils n'étaient pas des parents, mais des voisins de palier : le vieil homme, veuf, retraité discret, était venu frapper à leur porte. D'après ce qu'ils savaient, il était d'origine polonaise, mais ils ignoraient son nom de famille et ne savaient pas s'il avait des enfants.

Mais de quoi se plaignait-il pour venir leur demander assistance ? De terribles maux de ventre, avaient-ils cru comprendre. Et aussi de vomissements d'une étrange consistance qui dégageaient une odeur terriblement nauséabonde. C'est du moins ce qu'Andreï avait, semble-t-il, tenté de leur expliquer. C'est pourquoi ils avaient pris sur eux de le conduire aux urgences. Claudio les avait aussitôt félicités de cette initiative.

Mais il restait perplexe, avait besoin d'en savoir plus, d'interroger directement son patient. Hélas, il ne parlait pas le moindre mot de polonais, et ses études ne l'avaient aucunement préparé à une telle situation. Tout en examinant Andreï, il était parvenu à lui faire dire que ce n'était pas la première fois qu'une telle chose lui arrivait. Que ça faisait même plusieurs jours que cela se produisait. Le vieil homme semblait très inquiet, presque paniqué, roulant en tout sens ses yeux gris, comme cherchant une issue de secours.

Et soudain, sans le moindre signe avant-coureur, Andreï, plié en deux, s'était mis à vomir aux pieds de Claudio, aspergeant généreusement ses chaussures et le bas de son jeans. Ce qu'il vomissait était proprement indescriptible, comparable à des excréments, tant pour la consistance que pour l'odeur. Le vieil homme souffrait en fait d'une fistule cologastrique.

Diagnostic

La fistule cologastrique est une communication anormale entre le côlon et l'estomac. Il s'ensuit un passage des matières du côlon dans l'estomac. Lorsqu'il existe un reflux de l'estomac vers l'œsophage, ces matières peuvent remonter dans l'œsophage et être éjectées par la bouche. Cette anomalie, exceptionnelle, nécessite une intervention chirurgicale de toute urgence.

D'autres types de fistules provoquent des situations étonnantes. Un homme âgé de cinquante-deux ans urinait des bulles à cause d'une fistule colovésicale, autrement dit d'air passant du côlon dans la vessie et les voies urinaires.

Un homme de soixante-dix ans s'est réveillé un matin en urinant des graines. Surpris, il les planta dans un peu de terre ; quelque temps plus tard, des tomates poussèrent. Il présentait une fistule colovésicale, les graines de tomates ayant migré de façon anormale du côlon vers sa vessie.

Une femme formidable

A l'en croire, Mireille a tout connu, la gloire, l'amour et l'argent. Décoratrice renommée, elle a travaillé pour les plus grands et a fréquenté le gotha du cinéma, des affaires et de la finance. Jusqu'à ce que son mari la quitte en 1987. Pour un homme, qui plus est ! « D'un seul coup, dit-elle, ils m'ont tous laissée tomber. » Ce « ils » rassemble en un ensemble flou les personnes qu'elle prétend avoir côtoyées intimement autrefois et dont elle affirme qu'elles étaient dingues d'elle, les hommes comme les femmes. Elle était alors de toutes les fêtes, parée de ses plus beaux atours provenant des meilleures maisons de couture. Hélas, tout cela appartient au passé. Sans travail régulier, Mireille vit désormais d'expédients, habite un studio dans un immeuble moderne, où seuls quelques tapis et meubles de valeur témoignent de son ancienne splendeur. Le plus souvent, elle passe ses soirées seule devant la télévision et ne reçoit quasiment jamais personne. Des semaines entières, son téléphone peut rester sans sonner. Les seuls à l'appeler de temps à autre sont ses enfants, qui ont fait leur vie et habitent loin. Eux, mais aussi Hélène, sa seule amie.

Mireille a rencontré Hélène dans une agence d'intérim, où elles étaient venues en même temps déposer leur dossier. Elles ont immédiatement sympathisé. Depuis, elles se voient régulièrement, vont au cinéma ou au restaurant. Indéniablement,

Mireille exerce une sorte de fascination sur Hélène, proche du sentiment amoureux. Hélène est ébahie par tout ce que lui raconte sa nouvelle amie sur son passé, veut toujours en savoir plus sur les personnes fascinantes qu'elle a fréquentées. Pourtant, Mireille se montre souvent acerbe en les évoquant. A vrai dire, peu de monde a encore grâce à ses yeux : trop snob, trop méchant, trop pingre, chacun en prend pour son grade. Comme elle le répète souvent, ils ne méritent guère l'intérêt qu'on leur porte et elle n'est pas mécontente, au fond, d'avoir coupé les ponts.

Pourtant, elle ne cesse d'en parler, se pliant bien volontiers au jeu de questions-réponses que lui propose Hélène. Ce célèbre acteur qui voulait l'épouser et dont elle avait eu toutes les peines du monde à repousser les avances. Ce grand metteur en scène italien qui souhaitait absolument la faire tourner, affirmant qu'il ferait d'elle une star internationale. C'est qu'elle en avait vécu, des aventures !

Mais, bizarrement, il n'en restait aucune trace. Pas même un nom ou un numéro de téléphone sur un carnet d'adresses. Et quand Hélène l'interrogeait à ce sujet, lui suggérant de faire appel à eux pour trouver du travail, elle se refermait comme une huître et affirmait d'un ton sec ne rien vouloir leur devoir. Ils l'avaient trop fait souffrir, disait-elle. Pourtant, chaque fois qu'elle en parlait, son regard brillait.

Tout entière plongée dans son passé, Mireille ne cesse de se raconter, avec une sorte de délectation morbide. Et Hélène, de plus en plus fascinée, boit ses paroles comme du petit-lait, même si ce sont toujours plus ou moins les mêmes histoires qui reviennent à la manière d'une cassette montée en boucle. Certes, il y a des choses qu'elle ne comprend pas très bien. Comment se fait-il, par exemple, que Mireille ait abandonné, apparemment du jour au lendemain, son travail de décoratrice où elle réussissait si bien ? Et pourquoi ne recherche-t-elle pas un emploi dans ce secteur, au lieu de courir les agences d'intérim ? Mais quelle importance, au fond ? Cela ne la regarde pas.

Cependant, au bout de quelques mois de cette étrange relation, Mireille semble brusquement se lasser d'Hélène. Elle repousse ses invitations à sortir et ne répond plus à ses messages sur le répondeur. Comme si, d'un seul coup, elle lui trouvait tous les défauts, après lui avoir reconnu toutes les qualités. Intriguée par ce brutal revirement, qu'elle ne comprend pas et qui la déçoit, elle se décide à appeler une cousine de Mireille rencontrée deux ou trois fois chez son amie. Celle-ci lui révèle alors le vrai passé de Mireille, très différent de la version enjolivée qu'elle en donne, ainsi que son curieux comportement proche du bovarysme.

Diagnostic

Le bovarysme est un concept imaginé par le philosophe Jules de Gaultier en 1892 en hommage à la célèbre héroïne de Flaubert, Emma Bovary. A cette période, le bovarysme était réellement le signe d'une véritable forme clinique qui aujourd'hui n'est plus beaucoup utilisée.

Le bovarysme résulte de la faculté que possède un individu à se concevoir autre qu'il n'est. Le patient perd la réalité et la remplace par un univers plus fantasmatique. Il existe une surestimation de son Moi et une impossibilité de s'adapter à la vie quotidienne insipide. Il est vaniteux, se dit incompris de son entourage qu'il trouve toujours médiocre. L'insatisfaction permanente et la mésentente avec beaucoup de personnes l'entraînent dans un isolement moral. Ne pas être reconnu pour ce qu'il voudrait être le pousse à devenir haineux.

Les médecins psychiatres de l'époque ont assimilé le bovarysme à une forme de délire. Le bovarysme peut se rapprocher du donquichottisme. Les patients ne peuvent également se concevoir tels qu'ils sont réellement. Il existe un écart important entre les possibilités réelles de l'être bovaryque et ce qu'il tente d'être et de paraître. Cette pathologie l'empêche de se connaître réellement. Le patient court après un succès qu'il n'atteint jamais et qui l'entraîne alors dans une profonde mélancolie et une dépression. Il est incapable de trouver un équilibre sans l'aide régulière et continue d'un thérapeute qui peut lui faire prendre conscience de sa pathologie.

Une Anglaise à Paris

Sur la seule foi d'une petite annonce parue dans un quotidien britannique et d'un simple coup de téléphone, Deborah débarque à Paris par un beau matin de juin 1993, ne connaissant personne et ne parlant pas un traître mot de français. Après plusieurs mois de galères à enchaîner petits boulots et périodes de chômage, elle s'est décidée sur un coup de tête, sans même prévenir ses parents. Jeune fille au pair, ce n'est peut-être pas la panacée, mais après tout, c'est aussi bien que technicienne de surface dans un fast-food sordide de la banlieue londonienne. Et, au moins, elle apprendra le français : ce qui constituera un atout supplémentaire pour trouver du travail au retour.

Deborah est heureusement surprise en découvrant la chambre de bonne que lui ont réservée ses nouveaux patrons. Repeinte de frais, elle est propre et lumineuse. La porte-fenêtre s'ouvre sur un minuscule balcon qui donne sur une forêt de toits en zinc et de cheminées de briques rouges. Un panorama typiquement parisien, comme on en voit dans les films hollywoodiens des années 1940 qui passent à la télévision anglaise le dimanche soir. Tout en sortant de son balluchon son maigre viatique, Deborah chantonne un vieil air de comédie musicale dont elle ne se rappelle pas l'origine. *Fame*, peut-être. A moins que ce ne soit *Cabaret*. Elle ne sait plus. Elle s'aperçoit alors qu'elle n'a guère emporté que des tee-shirts. Il va falloir qu'elle demande à ses parents de lui envoyer quelques pull-overs et un blouson chaud. Comment vont-ils réagir en apprenant qu'elle est en France pour six mois ? Bah, on verra bien, se dit-elle. Pour l'instant, à nous Paris ! Et elle dévale les escaliers quatre à quatre pour aller prendre le pouls de la rue : elle veut profiter de sa soirée avant de commencer son travail le lendemain. Elle est bien loin de se douter, à ce moment-là, qu'elle va se retrouver, quatre jours plus tard, aux urgences de l'hôpital voisin pour une suspicion d'appendicite.

Dans la nuit même, Deborah se réveille en effet en proie à de violentes douleurs abdominales. Par chance, en fouillant dans sa trousse de toilette, elle retrouve une boîte de comprimés antispasmodiques, en avale trois d'un coup, avec un verre d'eau. Hélas, le soulagement n'est que très relatif, elle affiche une mine de papier mâché le lendemain matin, au moment où elle doit servir le petit déjeuner aux enfants et les accompagner à l'école. Pour un premier jour, c'est une réussite !

Deborah, cependant, fait face. Heureusement, les deux enfants sont adorables. Pendant trois jours, elle parvient à dissimuler ses malaises, de plus en plus fréquents pourtant et désormais accompagnés de nausées et de vomissements. Elle n'ose pas en parler. Et à qui, d'abord ? Finalement, au matin du troisième jour, elle se résout à en informer sa patronne. Celle-ci, très chaleureuse, lui dit immédiatement qu'elle ne peut pas rester comme ça et prend rendez-vous pour elle chez son médecin. Vous verrez, lui explique-t-elle, c'est un ami, il parle un anglais très oxfordien et vous n'aurez aucun mal à vous faire comprendre. De fait, le praticien se montre très rassurant. Deborah n'a pas de fièvre, et il n'y a pas de quoi s'alarmer exagérément. Il lui prescrit quelques médicaments et lui conseille tout de même, par précaution, d'effectuer une prise de sang.

En sortant du cabinet, Deborah se sent déjà mieux. Elle commence son traitement aussitôt — pour la prise de sang, on verra plus tard —, et, au bout de quelques heures, il lui semble déjà ressentir une amélioration. Malheureusement, celle-ci est de courte durée. Dans la nuit qui suit, les douleurs réapparaissent, plus violentes que jamais. Elle avale un comprimé de barbiturique pour se calmer, mais celui-ci n'a pas le moindre effet. Seule dans cette ville inconnue, Deborah est de plus en plus paniquée. Elle a même, pendant un moment, l'impression qu'un début de paralysie commence à la gagner : elle n'arrive plus à bouger ses doigts. Et si elle faisait un malaise ? Elle s'imagine déjà à l'agonie dans la petite chambre où personne ne viendra la secourir. Prise d'angoisse, elle se jette hors de son lit, se précipite dans le couloir et tambourine à la première porte. A son grand soulagement, celle-ci s'ouvre aussitôt. Le jeune étudiant japonais qui apparaît dans l'entrebâillement semble presque aussi hagard qu'elle, avec ses cheveux en bataille. Il réussit pourtant à comprendre ce que la jeune femme cherche à lui dire entre deux sanglots. Après avoir réfléchi quelques secondes, il lui propose de l'emmener aux urgences de l'hôpital voisin. Incapable de réagir, elle se laisse traîner comme un ballot dans les rues désertes.

L'interne qui examine Deborah à son arrivée semble d'abord perplexe. L'abdomen de la jeune femme est souple, ce qui exclut d'emblée une appendicite. Quant aux premiers examens sanguins, ils ne révèlent rien de particulier. Le jeune médecin songe un moment à une crise d'hystérie, provoquée par le brusque dépaysement que vient de vivre Deborah. Mais il reste dubitatif. Il doit y avoir une autre explication. C'est alors que la jeune Anglaise lui raconte qu'elle a uriné dans la nuit d'une drôle de couleur, rouge foncé, croit-elle se rappeler. D'un seul coup, c'est une nouvelle piste qui s'ouvre au praticien. Des analyses complémentaires vont effectivement confirmer par la suite son intuition : Deborah est bel et bien victime d'une maladie rare, appelée la « porphyrie ».

DIAGNOSTIC

Les porphyrines sont une série de pigments dont la synthèse successive aboutit à l'hème. Associé au fer, l'hème est l'élément essentiel de l'hémoglobine. Les porphyries sont des affections héréditaires affectant la synthèse de l'hème. Cinquante mille sujets seraient porteurs en France d'une telle anomalie, mais seuls 10 % seraient menacés. Les jeunes femmes sont les plus atteintes.

Les régimes amaigrissants sévères, un excès d'alcool, le stress et la prise de certains médicaments peuvent être des facteurs déclenchants des crises. Les douleurs abdominales sont importantes et diffuses, associées à des douleurs lombaires et à une constipation. On retrouve souvent au cours de la crise une couleur anormale rouge porto des urines. Une confusion, une désorientation ou un délire accompagnent parfois les crises et égarent le diagnostic.

Il existe de sérieuses complications neurologiques ; la paralysie des mains et des membres peut conduire à une tétraplégie. Il est indispensable d'effectuer rapidement un dosage dans l'urine des porphyrines qui permet un diagnostic très rapide. La mise en route d'un traitement efficace évite les complications sévères. Mais ce dosage particulier et rare n'est effectué le plus souvent en France qu'au centre des porphyries à l'hôpital Louis-Mourier de Colombes. En cas de découverte d'une telle anomalie, il est indispensable de rechercher les éventuels porteurs du gène dans la famille.

Le roi Georges d'Angleterre fut atteint par une crise violente de porphyrie accompagnée de manifestations psychiatriques spectaculaires.

Une interprétation médicale de l'état de vampire pourrait être la porphyrie. Les vampires étaient toujours très pâles, probablement anémiés, leurs dents et leurs lèvres rouges recouverts de dépôts de porphyrine. Ils avaient un comportement neuropsychologique anormal, comme les patients atteints de cette pathologie. L'ail, qu'ils avaient en horreur, pouvait, comme de nombreux médicaments, déclencher des crises.

La porphyrie n'est plus une maladie grave si elle est rapidement diagnostiquée et si les conseils indispensables sont respectés. Il faut alors bien connaître les médicaments interdits.

Le bon docteur Chirac

A la cour de Louis XV le Bien-Aimé, embarras gastriques et maux de ventre sont le lot commun des courtisans. Le souverain lui-même n'est pas épargné. Il est vrai qu'ayant abandonné la direction des affaires du royaume au duc de Bourbon aucune nécessité pressante ne le contraint à exercer son métier de roi. Il passe donc le plus clair de son temps à faire bombance, à aller à la chasse ou à lutiner ses maîtresses, à commencer par madame de Mailly, fille du marquis de Nesles, qui fut la première de ses favorites. Cette vie oisive, entièrement consacrée aux plaisirs, n'est évidemment pas sans conséquences sur sa santé.

Quant aux nobles de la Cour, ils sont avant tout avides de jouissances et suivent en cela l'exemple de leur souverain. Ils ont, pour la plupart, abandonné toute ambition politique et se contentent de profiter des avantages de leur situation, gaspillant allégrement les deniers du royaume qu'on leur distribue sous forme de pensions. Leur principale occupation consiste à se parer pour les fêtes données à Versailles, afin de se faire remarquer du roi et lui extorquer quelques revenus supplémentaires. Car on dépense beaucoup à la Cour. Chaque soir, au jeu, des fortunes passent d'une main à l'autre, et les dettes s'accumulent au point de conduire certains à la banqueroute. On y boit force vins de Porto ou de Bourgogne, sans compter les liqueurs qu'affectionnent ces dames. Et l'on se gave de nourritures lourdes, gibiers en sauce, rôtis en croûte, qui provoquent régulièrement crises de goutte et malaises digestifs. Fort heureusement, le bon vieux docteur Chirac est là pour soulager tous ces maux.

Né à Conques, aux confins du Massif central, le petit Pierre Chirac a probablement pris goût à la science au contact de quelque pélerin en partance pour Saint-Jacques-de-Compostelle. Il fait ses premières armes de médecin à la faculté de Montpellier, où il a également suivi ses études. Il acquiert sa notoriété lors de la peste de Rochefort, qu'on appelait alors le « mal de Siam », où il fait preuve d'un dévouement sans pareil. A la suite de cela, le récit de ses exploits étant arrivé jusqu'aux oreilles du Roi-Soleil, il est appelé à de plus hautes fonctions. A la mort de celui-ci, il remplace Guy Crescent Fagon à la direction du jardin botanique du roi, devenu depuis le Jardin des Plantes. Cette charge prestigieuse lui permet d'acquérir ses lettres de noblesse, et il connaît le couronnement de sa carrière en devenant premier médecin de Louis XV.

Mais peut-être faut-il rappeler qu'à cette époque la médecine n'a guère fait de progrès depuis Molière et qu'il est toujours permis de se demander si elle ne tue pas autant, sinon plus, qu'elle ne sauve. Le fonctionnement du corps humain reste encore grandement inconnu. Le docteur Fagon, prédécesseur de Pierre Chirac à la Cour, avait fait scandale, par exemple, en soutenant sa thèse, ô combien hardie, sur la circulation du sang, et il lui avait fallu user de bien des protections pour ne pas être accusé de sorcellerie.

Évidemment, dans ces conditions, les remèdes sont à la mesure de connaissances pour le moins approximatives. La saignée, notamment, est encore une pratique courante et achève plus d'un patient déjà affaibli. Tout cela pour dire que les médecins en sont réduits le plus souvent à des techniques fort empiriques.

C'est ainsi que, lorsque le grand chambellan vient le consulter, en proie à de violentes douleurs abdominales, le docteur Chirac lui propose de tester sa toute nouvelle invention. Il s'agit d'une chaise à porteurs percée dans son fondement, comme des latrines. Il suffit, explique-t-il, de se placer à l'intérieur, le fessier à l'air, et de se laisser ainsi véhiculer durant deux ou trois bonnes journées. Selon lui, les secousses d'un tel voyage, sur les routes défoncées de nids-de-poule, auront un effet bénéfique et permettront de remettre en place les organes. Nul doute, affirme-t-il doctement, que cela ne soulage quasi instantanément les douleurs du bas-ventre de son patient.

Le grand chambellan embarque donc dans cet étrange attelage, sous les regards intrigués des courtisans. Ce que l'histoire ne dit pas, c'est s'il en ressentit le moindre soulagement. Ce qui, au demeurant, apparaît fort improbable.

Diagnostic

Le docteur Chirac pensait qu'un voyage en chaise de poste durant plusieurs jours pouvait entraîner une guérison des douleurs abdominales, grâce aux secousses du véhicule qui agitait les organes et les remettait en place. Plus tard, sur le même principe, furent inventés le trémoussoir et les trémousseurs. Cette chaise était conçue pour être secouée par les domestiques, les trémousseurs, plusieurs heures par jour au domicile du patient.

Des larmes de crocodile

Déjà, au square Clignancourt, à l'époque des pâtés de sable et des toboggans, dans ses robes à volants qui volaient au vent, Juliette attirait les remarques admiratives et les regards envieux des autres mamans. « Quelle jolie petite fille ! », disait-on à sa mère qui se rengorgeait, tout en faisant mine de protester. Ne lui dites pas trop, répondait-elle, elle risquerait de vous croire. Mais on sentait bien combien elle était fière.

A l'école primaire, Juliette n'avait pas eu à fournir beaucoup d'efforts. Son charme inné agissait comme un philtre sur les institutrices. Il l'assurait d'emblée de toutes les indulgences, y compris envers ses erreurs de calcul et ses fautes d'orthographe forcément attribuées à un malencontreux moment d'inattention. Juliette pouvait se permettre les moindres pitreries en toute impunité. Un seul regard de sa part, accompagné d'une mine appropriée de chien battu, les yeux légèrement humides, suffisait à faire tomber l'ire de la maîtresse. Parfois, ce favoritisme manifeste suscitait une certaine jalousie de la part de ses camarades de classe qui avaient tôt fait de la traiter de « chouchoute », mais, là encore, son charme désarmait rapidement toute agressivité.

C'est au lycée que Juliette avait commencé à prendre conscience de l'attirance qu'elle exerçait sur les garçons. En sentant leurs regards appuyés se poser sur sa silhouette parfaite, sur ses longs cheveux blonds qui flottaient dans son dos au rythme de ses premiers talons hauts. C'était à celui qui arriverait en tête pour lui porter son cartable, lui offrir une glace ou la raccompagner chez elle après les cours. Elle prenait un malin plaisir à jouer de leurs rivalités pour se faire passer le devoir de maths qu'elle n'avait pas su faire ou le cours d'histoire qu'elle avait séché.

Juliette avait connu son premier flirt à l'âge de quinze ans, avec un grand de terminale qui se prenait pour un caïd et l'avait initiée aux joies ineffables du flipper et de la cigarette blonde, dans l'arrière-salle du café qui se trouvait face au lycée. Mais elle s'était rapidement lassée des rodomontades de ce don juan de préau et n'avait pas tardé à le « larguer » pour un garçon plus malléable et plus gentil. Au demeurant, elle n'avait que l'embarras du choix, tant ils étaient légion à souhaiter prendre la relève. Car, miraculeusement, Juliette avait échappé aux tourments de l'adolescence et aux affres de la puberté, avec ses terribles manifestations acnéiques. Sans jamais être une élève brillante, elle avait poursuivi gentiment ses études jusqu'au bac. Celui-ci en poche, elle s'était inscrite dans une école d'hôtesses qui lui avait ouvert grand ses portes, sinon en raison de ses résultats scolaires, du moins pour son éclatante beauté.

Aujourd'hui, elle navigue d'un salon à l'autre, sautant allégrement de l'agriculture au tourisme en passant par le bâtiment ou le forum de l'étudiant. Très demandée, elle connaît rarement des périodes de chômage dans ce métier précaire et sans garantie. C'est ainsi que l'on peut voir ses longues jambes gainées de noir se balader sur les tapis de coco de toutes les salles d'exposition de la région parisienne, d'un bout à l'autre de l'année. C'est d'ailleurs au Salon du livre du Grand Palais qu'elle a fait la connaissance d'Éric, son futur mari, éditeur de profession. Une sorte de coup de foudre. Ils se sont immédiatement plu, partageant le même appétit de la vie, le même goût des plaisirs sans ambages.

Fiancés depuis trois mois, Éric et Juliette doivent se marier le 14 juin 1997. Mais plus la date de la cérémonie approche, plus Juliette se sent angoissée. Non pas qu'elle doute de son choix, ou de la réciprocité de ses sentiments, mais une chose l'inquiète et tourne à l'obsession : son regard humide, presque mouillé, comme si elle avait en permanence les larmes au bord des cils. Ça ressemble à quoi, se demande-t-elle, une mariée qui pleure sous son voile, tout au long du repas de mariage ? Juliette souffre, en effet, du syndrome des larmes de crocodile.

DIAGNOSTIC

Le syndrome des larmes de crocodile est une anomalie rare qui entraîne un larmoiement paroxystique qui survient essentiellement lors de la mastication. Il provoque une gêne désagréable sans aucune conséquence sévère et oblige les patients à s'essuyer les yeux quand ils mangent. On peut même penser que le patient atteint présente une véritable crise de larmes. Il n'existe aucune explication satisfaisante à l'apparition de ce phénomène, et aucun traitement ne permet de le faire disparaître totalement.

Une cruelle intolérance

Il est étrange de se dire que pendant trois ans on a aimé un inconnu. Or c'est ce qui est arrivé à Carole. Entre 1991 et 1993, les trois années de leur relation, elle ne s'était jamais doutée de rien. Et quand Didier lui avait tout déballé un soir, comme ça, brutalement, elle était littéralement tombée des nues. Voila, lui avait-il dit, je suis marié, j'ai deux enfants et je ne supporte plus la double vie que je mène avec toi. Et de lui annoncer sans ménagement qu'il mettait fin à leur relation. Sur le coup, Carole n'avait même pas réagi. Elle ne l'avait pas vu partir, avait à peine entendu la porte du studio se refermer. Il lui avait fallu plusieurs minutes avant de comprendre vraiment : « Bon Dieu, qu'est-ce qui m'arrive ? »

Carole avait mis plus de trois ans à surmonter les contrecoups de cette épreuve. Trois années d'insomnies et de dépression. Un trou noir pendant lequel elle n'avait quasiment vu personne. C'est qu'elle croyait en lui ! Plusieurs fois, elle lui avait même parlé de mariage, et jamais il n'avait démenti. Elle n'avait pourtant pas rêvé. Comment pourrait-elle croire désormais aux promesses d'un autre homme ?

Depuis quelques mois pourtant, Carole a l'impression de se libérer. Depuis qu'elle a fait la connaissance de Gilles, un jeune écrivain au charme indéfinissable, sorte de compromis entre Jean-Pierre Léaud et Fabrice Luchini. La fausse timidité de l'un et la faconde de l'autre. Ils se sont rencontrés chez des amis communs, lors d'un dîner, et sont devenus amants le soir même. Pourtant, Carole reste sur ses gardes, ne veut pas s'engager totalement, ayant trop peur d'une nouvelle déception.

Ils ne se voient, en fait, qu'épisodiquement, rarement plus d'une ou deux fois par semaine, et toujours chez Gilles. Carole ne se sent pas prête à recevoir un homme dans l'intimité protégée de son appartement parisien. Comme si elle souhaitait se préserver un refuge en cas de besoin. Pourtant, l'entente entre eux est parfaite, presque inespérée.

Du moins jusqu'à ce matin de mai où Carole se réveille auprès de Gilles en ayant la sensation curieuse que son visage la démange. Elle se lève immédiatement pour aller voir de quoi il retourne dans le miroir de la salle de bains. En s'observant dans la glace, elle pousse un cri : son front et ses joues sont enflés et couverts de rougeurs. Elle réveille aussitôt Gilles qui tente de la calmer. Voyons, ce ne peut être grave, elle n'avait rien la veille et n'a aucune fièvre. Afin de la rassurer, il prend tout de même rendez-vous chez son médecin, qui accepte de la recevoir en fin de matinée. Mais deux heures plus tard, le visage de Carole a retrouvé son apparence habituelle. Elle décommande alors son rendez-vous — qu'aurait-elle à montrer ? — et oublie l'incident.

Désormais, Carole et Gilles passent de plus en plus de temps ensemble, se découvrent des affinités communes et commencent à parler de prendre un appartement. Ils ont déjà prospecté dans quelques agences immobilières. C'est alors qu'un dimanche, au réveil, Carole connaît à nouveau l'étrange impression de démangeaison. Effectivement, un coup d'œil rapide dans la glace suffit à confirmer l'étendue du désastre : le phénomène se reproduit. Cette fois-ci, Carole téléphone à SOS médecin. Le jeune praticien qui débarque quelques minutes plus tard évoque immédiatement une allergie et lui prescrit une série de médicaments à prendre durant une semaine. Mais, lui dit-il, en cas de récidive, il faudra absolument consulter un spécialiste.

De fait, rougeurs et démangeaisons disparaissent rapidement. Mais trois semaines plus tard, Carole connaît une nouvelle crise, beaucoup plus importante. Même ses lèvres sont enflées, et les plaques rouges ont gagné ses jambes, ses bras, son thorax. Elle se précipite sur l'annuaire pour dénicher l'adresse d'un allergologue.

Le spécialiste qui la reçoit, un homme rondouillard et débonnaire, démarre une véritable enquête. Il lui explique que, dans son cas, on ne peut rien laisser au hasard et que toutes les pistes doivent être explorées. Hélas, les tests cutanés et sanguins ne révèlent rien de probant. Il faut donc poursuivre les investigations. En attendant, Carole doit prendre régulièrement plusieurs médicaments. Au départ, elle se plie rigoureusement aux consignes du médecin. Mais au bout de trois semaines, constatant qu'aucune nouvelle crise ne s'est pas déclenchée, elle prend sur elle d'arrêter le traitement.

Quelques jours plus tard, au milieu de la nuit, elle se réveille en nage. Ses draps sont complètement trempés. Elle a l'impression d'étouffer et secoue Gilles brutalement. Celui-ci constate immédiatement, en allumant la lampe de chevet, qu'elle est couverte de plaques rouges de la tête aux pieds et que mon visage est déformé sous l'effet d'un œdème. Quelques instants après Carole fait un malaise. Gilles appelle un médecin en urgence qui diagnostique un choc anaphylactique, procède à une injection et ordonne l'hospitalisation immédiate. L'enquête médicale révélera alors que Carole est allergique aux spermatozoïdes de son compagnon.

Diagnostic

L'allergie aux spermatozoïdes constitue un cas exceptionnel. Ce type d'allergie survient en général chez des patientes présentant un rhume des foins, un asthme ou un eczéma. Les réactions observées surviennent quelques minutes à quelques heures après un rapport sexuel : des démangeaisons locales, une urticaire, une gêne respiratoire peuvent alors apparaître. L'évolution vers le choc anaphylactique, réaction allergique la plus violente, est exceptionnelle.

Le diagnostic, très rare, se confirme en effectuant des tests sur la peau à partir d'extraits de spermatozoïdes du partenaire. En cas de confirmation, il est indispensable d'éviter tout contact en utilisant des préservatifs. Cette allergie concerne en général les spermatozoïdes d'un seul partenaire. Le problème se pose quand la patiente désire une grossesse. L'abstinence ou l'utilisation de préservatifs peuvent éviter l'apparition de ces manifestations.

Des essais de désensibilisation utilisant le sperme du mari ont été effectués avec succès chez une femme allergique qui a mis au monde un enfant.

Lapins, lapins

Au terminus de la Circle Line, Ealing est aujourd'hui un dédale de maisons particulières et de petits immeubles de briques rouges situé dans la proche banlieue londonienne.

Mais à l'aube du XVIIIe siècle, c'est encore un village niché dans le bocage, au calme provincial, loin des tumultes de la grande ville. Le long de la rivière, la Brent, s'égrènent les moulins à aubes destinés à moudre le grain, dont certains remontent au Moyen Age. Cependant, l'ouverture récente du Grand Union Canal a bouleversé les habitudes. Désormais, les barques à fond plat, chargées de légumes et de volailles, prennent chaque matin le chemin de Covent Garden, le marché central, pour ravitailler Londres alors en pleine expansion. Les barges, avec à leur bord des paysans rustauds surveillant jalousement leur cargaison, glissent lentement sur la Tamise jusqu'aux quais de la Cité avant d'être déchargées dans le fracas des docks où s'agitent des centaines de portefaix circulant entre les ballots de marchandises provenant du monde entier.

Deux fois par semaine, Jeanny grimpe sur l'un de ces coches d'eau pour aller vendre en ville les produits de son jardin. Elle paie scrupuleusement son écot pour chaque traversée, en espèces sonnantes et trébuchantes. C'est une paysanne que rien, apparemment, ne distingue des autres femmes de son village, sinon une flamboyante chevelure rousse que contient à grand-peine un méchant fichu de coton noué sous le cou. Elle a la stature un peu lourde, propre aux filles de son milieu, habituées au rude travail de la terre. Ses hanches larges disparaissent sous les plis d'une jupe de drap qui lui descend jusqu'aux pieds et ne laisse jamais entrevoir plus que la blancheur d'une cheville au moment de monter sur le bateau. Et c'est à peine si l'on prête attention à la lueur particulière de son regard, qu'elle tient d'ailleurs baissé le plus souvent.

Mariée à seize ans, ce qui n'a rien d'extraordinaire pour l'époque, Jeanny est veuve à trente ans. Elle a eu cinq enfants, mais trois seulement ont survécu, et elle les élève seule, dans la sainte foi chrétienne. Elle se rend chaque dimanche avec eux à l'église pour y suivre le culte anglican et veille à ce qu'ils assistent régulièrement au catéchisme. Elle mène une vie de labeur et de piété qui, *a priori*, ne la prédispose en rien à une quelconque reconnaissance.

Pourtant, en l'an 1719, Jeanny va connaître une brusque célébrité qui la propulse à la une des gazettes, toujours avides de sensationnel pour remplir leurs colonnes. En effet, en présence d'un obstétricien réputé qui passait là par hasard, elle accouche en plein marché d'une portée de quatre lapins.

L'événement est si extraordinaire qu'il arrive jusqu'aux oreilles du roi Georges Ier, un soudard comme chacun sait, très friand de ce genre de nouvelles propres à l'émoustiller. Le souverain ordonne alors une enquête. Deux médecins sont dépêchés à Ealing dans la chaumière de la jeune femme. Là, ils assistent, médusés, à une seconde naissance du même type. Certes, il y a bien des éléments troublants, l'absence de toute perte d'eau ou de sang notamment, et un col utérin obstinément fermé. Mais ils concluent néanmoins à un événement surnaturel dont ils vont aussitôt rendre compte à la Cour. Tout cela suscite grand émoi, et l'on commence à parler de sorcellerie.

Une contre-enquête est alors décidée, conduite par le médecin personnel du souverain. Celui-ci décide de placer Jeanny sous surveillance dans un établissement hospitalier du centre de Londres. Au bout de quelques jours, la jeune femme présente en effet une série de contractions, et une volée de spécialistes se précipite à son chevet. Hélas, ils attendent en vain l'apparition de nouveaux lapins. La paysanne est alors obligée d'avouer son subterfuge : lors des accouchements précédents, elle s'était introduit elle-même des lapins dans le vagin. Tout cela pour attirer l'attention sur elle et gagner quelques livres supplémentaires destinées à nourrir ses propres enfants.

LE SIXIÈME SENS

Luciano est italien. Il est né dans un petit village de Toscane, au pied des tours de San Geminiano dont la silhouette massive se détache fièrement sur le ciel depuis le Moyen Age, à la façon d'un Manhattan médiéval. Il n'a jamais quitté sa région dont les champs labourés constituent un gigantesque patchwork aux couleurs changeantes selon les saisons. Un patchwork dont les allées de cyprès qui conduisent aux fermes plantées au sommet des collines seraient comme les coutures apparentes, cousues à gros points. Luciano travaille aujourd'hui à Florence, dans une agence de voyages. Mais il revient dès qu'il le peut dans son village, dans la maison de ses parents aux lourds murs de pierre qui sentent la chaleur et le grain. Il n'y a que là qu'il se sente bien, au creux des vallons dénudés par le travail millénaire des hommes, les pieds plantés dans la terre ocre et brune de ses ancêtres. C'est là qu'il s'est marié, avec une fille du coin, et là qu'il espère finir sa vie, sous la treille de vigne et de glycine qui court sur la façade de la demeure familiale.

Il repasse toujours avec la même émotion devant le bâtiment de la mairie, qui abritait également l'école, aujourd'hui désaffectée faute d'élèves. Car depuis sa plus tendre enfance, Luciano se sait différent des autres. Et cette différence, il l'a découverte ici, en apprenant à lire avec les autres gamins du village. Très vite, il s'est rendu compte qu'il associait une couleur à chaque lettre nouvelle, chaque consonne, chaque voyelle, que lui apprenait l'instituteur. Et les mots se transformaient ainsi en lignes colorées aux élégantes arabesques. Il avait cru d'abord que tous les enfants étaient comme lui. Il lui avait fallu des années, et bien des rabrouements, pour admettre qu'il n'en était pas ainsi. Même ses parents n'ont sans doute jamais été vraiment convaincus de cette particularité. Et il a abandonné de longue date l'idée de les en persuader. A quoi bon, après tout ? Et qu'est-ce que ça changerait pour lui ?

A l'époque du lycée, il avait joué de cet étrange atout pour produire quelques textes qui avaient fait l'admiration de ses professeurs et lui avaient valu de jolis succès aux compositions littéraires. Il l'avait aussi utilisé pour attirer les filles, les inondant de poèmes de sa composition. La mèche rebelle et la chemise blanche ouverte largement sur le torse faisaient le reste. C'est même comme ça qu'il avait séduit sa femme. Mais il avait bien vite renoncé à expliquer ce qu'il ressentait, lassé de se heurter à l'incrédulité générale. Au fond, préserver le mystère apparaissait mille fois préférable. Et tellement plus confortable.

Pourtant, sur les conseils de son épouse, Luciano a mené son enquête en secret. Il était évidemment impossible qu'il soit le seul sur terre affecté d'une telle anomalie. C'est ainsi qu'il a découvert récemment, grâce à Internet, qu'il faisait partie d'un club très fermé, celui des synesthètes, comptant quelques centaines de membres de par le monde. Et il appartient aujourd'hui à l'organisation internationale regroupant les heureux élus sujets à la même particularité que lui, l'association internationale des synesthètes.

DIAGNOSTIC

Le phénomène des synesthètes fait l'objet de recherches depuis 1980. Les individus qui présentent cette curiosité proche d'un sixième sens associent un lien entre un mot et une couleur. Les lettres de l'alphabet provoquent la sensation de percevoir une couleur. Le « i » est souvent perçu entre le blanc et le gris, le « u » entre le jaune et le beige. Arthur Rimbaud attribuait également une couleur à chaque voyelle prononcée.

De récentes recherches britanniques estiment que les femmes sont majoritairement synesthètes et qu'un individu sur deux mille présente cette différence, chiffre peut-être un peu élevé.

De nombreux spécialistes, neurologues et psychiatres s'interrogent sur les causes de ce trouble de la perception qui est peut-être un signe permettant de prévoir une évolution du cerveau. L'univers des synesthètes est difficilement accessible pour ceux qui ne connaissent pas cette curieuse perception.

Yvonne Duplessis, qui a découvert l'audition colorée dans son enfance, travaille depuis de nombreuses années à Paris sur la perception des couleurs que l'on peut ressentir autrement que par la vision. Elle a soumis de nombreux sujets à plusieurs milliers d'expériences qui ont montré que l'on pouvait percevoir les couleurs sans les voir ni les toucher.

Une tête bien pleine

Tout le monde l'appelle Tim. Tim pour Timothy. Et ce raccourci est à son image. C'est un petit bonhomme frêle, au crâne chauve et à l'œil vif, que son uniforme noir de maître d'hôtel fait paraître encore plus menu. Dans la rue, enveloppé dans son imperméable couleur beige, on ne le remarque même pas. Mais, dans son élément, il attire immédiatement l'attention par la précision de ses gestes, son art consommé de découper la queue de bœuf, spécialité de la maison, et son goût infaillible pour conseiller le vin le mieux adapté au plat choisi. Inutile de se fier à son apparente fragilité. Cet homme est d'une résistance hors du commun. Rester debout quinze heures par jour ne lui fait pas peur. Et il se sent capable d'en remontrer à n'importe quel débutant dans le métier.

Tim a d'abord servi près de deux ans dans l'armée de Sa Très Gracieuse Majesté. Comme cuistot. C'est d'ailleurs là qu'il a rencontré sa femme. Il est rentré au Rules, un restaurant chic du centre de Londres, près de Covent Garden, comme simple serveur. Puis a rapidement gravi les échelons de sa profession, chef de rang d'abord, et enfin maître d'hôtel. Même s'il n'en laisse rien paraître, toujours imperturbable pendant le service, Tim est très fier de travailler dans ce lieu raffiné qui a été fréquenté par les plus grands artistes, hommes politiques, écrivains, et qui fait encore aujourd'hui la renommée du savoir-vivre britannique. Sans doute cela tient-il à son passage dans l'armée, mais il apprécie la clientèle distinguée de l'établissement : Tim affiche une sainte horreur du débraillé qui, selon lui, caractérise notre époque. D'ailleurs, on ne le verra jamais sans cravate. Il en porte une même le week-end pour passer la tondeuse.

Mais, aujourd'hui, à près de trente ans, il songe déjà à s'arrêter. Contrairement à beaucoup de ses congénères, pour qui Dieu a créé le plus beau pays du monde, la France, puis, pour rétablir un juste équilibre, y a placé les Français, il adore ce pays et ses habitants. Avec un petit héritage, sa femme et lui ont acheté une vieille ferme dans le Lot qu'ils ont retapée petit à petit. Située à quelques kilomètres de Figeac, la bâtisse ne ressemble plus à ce qu'elle était à l'origine : la pierre blonde du pays a été mise à nu, débarrassée de son ignoble crépi, les dépendances ont été aménagées en chambres individuelles, et le drapeau britannique, patriotisme oblige, flotte fièrement au-dessus du jardin... à l'anglaise comme il se doit. Tim passe là toutes ses vacances d'été — le restaurant est fermé en août — et s'est parfaitement intégré à la vie du village. Il s'y est même fait des amis, avec lesquels il part souvent à la chasse pour la journée. Ses talents de tireur lui ont d'ailleurs valu une coupe, lors du ball-trap de la fête votive, le 15 août dernier.

Sa femme et lui comptent s'installer définitivement dans leur maison d'ici trois ou quatre ans. Ils arrondiront leurs fins de mois en faisant *bed and breakfast* pendant l'été, et peut-être aussi table d'hôtes. A vrai dire, Tim ne pense plus qu'à ça.

Rentré depuis peu de Figeac, les journées au restaurant lui semblent longues. D'autant que son épouse est restée sur place pour veiller aux ultimes aménagements. Il ne sait pas ce qu'il a aujourd'hui, la chaleur peut-être, mais il ne se sent pas dans son assiette. Son col l'étouffe. Il a même parfois l'impression de voir trouble, comme si des papillons lui passaient devant les yeux. C'est d'autant plus étrange qu'il a déjà connu ce type de problème voilà quelques mois. Il avait consulté un médecin qui, n'ayant rien remarqué d'anormal sinon un peu d'hypertension, lui avait conseillé d'effectuer un bilan général. Mais, les vacances arrivant, il n'en avait pas pris le temps.

D'un seul coup, alors qu'il s'apprête à saisir une bouteille de vin pour l'apporter à une table, Tim sent le sol se dérober sous ses jambes et tombe à la renverse, emportant une nappe avec lui. Quand il se réveille, il est à l'hôpital. Sa femme, rentrée d'urgence de France, le veille. C'est elle qui lui apprend la curieuse découverte faite par les médecins grâce à une radio de son cerveau : il a une balle logée dans la tête, probablement depuis plusieurs années. Comment est-elle arrivée là ? Accident de chasse ? Exercice de tir qui aurait mal tourné ? Tim lui-même semble incapable de le dire.

Diagnostic

Vivre plusieurs années avec une balle dans la tête peut paraître surréaliste puisque, dans la majorité des cas, lorsqu'un projectile pénètre le crâne, il entraîne des lésions neurologiques gravissimes et une issue fatale. Si la balle n'entraîne aucune lésion, ce qui est arrivé dans ce cas, la zone du cerveau atteinte peut supporter le corps étranger durant des années. Tim aurait reçu la balle perdue quand il était âgé de quelques mois. Sa nourrice se souvient de l'avoir laissé quelques minutes jouer seul dans un grand parc et de l'avoir retrouvé avec un peu de sang sur la tête. Elle avait pensé à l'époque qu'il était tombé. La découverte de la balle exclut toute intervention chirurgicale qui pourrait s'avérer dangereuse et provoquer de graves lésions cérébrales.

Citons aussi le cas d'une jeune femme qui s'est réveillée un matin en proie à de violents maux de tète qui ont persisté trois jours. Un malaise à la sortie de son travail nécessite un transfert aux urgences où l'on découvre, lors du bilan radiologique, un élément anormal dans son crâne. L'intervention chirurgicale pratiquée permet de retirer une balle de 22 long rifle. Son mari dépressif lui avait tiré dessus en pleine nuit à l'aide d'un silencieux, alors qu'elle dormait abrutie de somnifères. La balle avait atteint la région occipitale, peu vascularisée, zone adipeuse à l'arrière du crâne ne comprenant aucun organe vital.

Un autre cas a récemment attiré mon attention : une balle perdue ayant atteint une femme enceinte de neuf mois sur le point d'accoucher. Le bébé est né avec le projectile logé dans le bras.

D'un bock à l'autre

Malgré le store baissé qui abrite la terrasse du soleil, Jean-Louis aperçoit, sur le boulevard des Capucines, les rares passants écrasés de chaleur. Pour la plupart, des touristes étrangers en short et débardeur, ployant sous le poids de leurs sacs à dos. Dans la salle plongée dans la pénombre, les climatiseurs fonctionnent à plein régime, sans parvenir à rafraîchir l'air saturé de poussière. Pourtant, les quelques clients qui traînent encore à table devant leurs cafés ne paraissent pas pressés de retrouver la fournaise de la rue. Même les conversations semblent se tenir au ralenti, conférant une ambiance presque intimiste à la brasserie débordante de bruits et d'activité le reste de l'année.

Accoudé au comptoir, en attendant qu'on lui réclame les dernières additions, Jean-Louis, qui travaille ici depuis treize ans, hésite à reprendre un demi. Ce n'est pas faute d'en avoir envie, mais, depuis le matin, chaque fois qu'il approche un verre de bière de ses lèvres, il éternue. A part un léger rhume des foins à l'adolescence, il n'a jamais connu ce genre de manifestation. Parfois, au printemps, s'il passe un week-end à la campagne — fort rarement, du reste —, il ressent quelques picotements dans les narines et dans les yeux, mais rien de comparable à ce qu'il vit en ce 8 juillet 1996.

La première fois, ça l'a bien fait rigoler. Il faut dire que Jean-Louis est plutôt du genre jovial et bon enfant. Avec ses collègues, il a la cote : toujours de bonne humeur, prêt à rendre service, il garde en réserve des dizaines d'histoires drôles et pourrait, s'il le voulait, écrire une encyclopédie de l'humour franchouillard. Quant aux clients de la brasserie, les habitués du moins, ils apprécient sa gentillesse et son efficacité. Il est celui qui trouve toujours une place dans un petit coin, même quand la salle est bondée, celui qui prend le temps d'adresser un mot aimable, fût-il en plein rush. Beaucoup, pour le remercier, ont pris l'habitude de lui offrir un demi au bar, en fin de service. Car, chacun le sait, c'est sa faiblesse. Tout particulièrement la Leffe à la pression qu'il déguste avec des mines de chat gourmand. Au demeurant, un début d'embonpoint témoigne de son goût prononcé pour la bière et commence à lui valoir des réflexions amusées de son entourage. Sa femme, notamment, ne rate jamais une occasion de lui faire remarquer le pneu qui court désormais autour de sa ceinture.

Tout cela pour dire combien Jean-Louis est malheureux depuis le milieu de la matinée. Le voila privé de son plus grand plaisir. De plus, il est agacé des moqueries répétées de ses collègues qui saluent d'une salve d'applaudissements chaque nouvel éternuement.

Pourtant, juste à la fin de son service, avant de rentrer chez lui, il ne résiste pas à la tentation de prendre un dernier verre. Et, de nouveau, il éternue une vingtaine de fois, sans pouvoir s'arrêter. Il en pleure même, et ses yeux commencent à le démanger. Son nez ne cesse de couler, il a épuisé tous les mouchoirs jetables de la caissière et sort sous les huées rigolardes de l'assistance.

Dans le métro qui le ramène, ses éternuements se calment un peu. Mais il éprouve maintenant une sorte de gêne respiratoire. Il a même, par moments, l'impression d'étouffer. Sa femme, le voyant dans cet état, appelle immédiatement le médecin. Par chance, il n'est pas encore parti en vacances et ne tarde pas à diagnostiquer une crise d'asthme. Crise provoquée, en fait, par une allergie... à la bière.

DIAGNOSTIC

Jean-Louis a présenté une crise d'asthme déclenchée par la consommation de bière. Il est allergique aux pollens de graminées depuis plusieurs années, responsables du rhume des foins. La bière est fabriquée avec du malt (orge germée) et du houblon. La probable présence d'allergènes communs aux grains d'orge et aux pollens de graminées est donc responsable des manifestations décrites.

La bière n'est pas la seule boisson alcoolique qui peut être mise en cause dans l'apparition de phénomènes allergiques. Des crises d'asthme peuvent être déclenchées chez certains patients en consommant du vin rouge ou blanc.

Un curieux appendice

1960. Rostov. Caserne centrale. Ce matin-là, Sergueï, médecin de l'armée, se prépare à entamer une nouvelle journée de recrutement. Voila plus de vingt ans qu'il est affecté à cet emploi et voit défiler devant lui des bataillons de jeunes appelés pour le service. Sans compter les volontaires, qui sont nombreux à vouloir s'engager. Le prestige de l'uniforme, comme on dit.

Mais Sergueï est bien placé pour savoir qu'il y a, là-derrière, des motivations moins nobles. Car l'Armée rouge est alors comblée de faveurs par le régime communiste. Les soldats de métier bénéficient, en effet, de nombreux avantages exclusifs. Entre autres, l'accès aux hôpitaux militaires dotés du matériel le plus moderne, importé d'Occident. Mais, surtout, la perspective d'obtenir un logement en centre-ville et la possibilité de se fournir en produits de toutes sortes, souvent introuvables ailleurs, dans les magasins réservés. Une aubaine inappréciable.

Ce sont d'ailleurs ces avantages qui aident Sergueï à supporter la routine de son travail. Car ce défilé de bouseux mal dégrossis est, à la longue, terriblement lassant. Que voulez-vous, ces jeunes gens sont forcément en bonne santé, à leur âge, et finissent tous par se ressembler, avec leurs oreilles décollées et leur démarche faussement assurée qu'ils accompagnent de roulements d'épaules. Au début, Sergueï leur disait qu'il était inutile de rouler des mécaniques devant lui, qu'il fallait réserver ça au sergent recruteur. Mais aujourd'hui, il se contente de faire son travail sans desserrer les dents. D'abord, on passe à la toise. Puis sur la balance, au demeurant fausse. Ensuite, ce sont les trois ou quatre questions rituelles sur les maladies infantiles et autres antécédents médicaux. Une fiche par individu, et au suivant ! Le plus souvent, Sergueï, penché sur sa table, ne lève même pas le regard sur eux.

Alors, qu'est-ce qui le pousse à le faire, soudainement ? Peut-être ce silence inhabituel, dans le rang des appelés qui attendent leur tour en petite tenue. Ou le bredouillement de son assistant, qui s'embrouille dans sa pesée et s'y reprend à trois fois pour lui donner un chiffre. Dans un premier temps, il ne voit qu'un grand échalas semblable à tous les autres. Un de ces types de la campagne, à la carrure massive et à l'élocution hésitante, qui n'a jamais dû sortir de son kolkhoze. Une denture mal soignée, des cheveux gras, coupés à la serpe, un débardeur d'un blanc douteux, et cette fichue odeur de transpiration qui vous prend à la gorge. Le lot commun, en somme. Puis ces yeux descendent machinalement jusqu'à ce slip immense, démesuré, que l'adolescent, manifestement intimidé, tente de cacher de ses deux mains. Des mains de paysan, larges comme des battoirs, et qui ne parviennent pourtant pas à contenir une queue qui doit dépasser allégrement ses vingt bons centimètres.

Diagnostic

Le cynopithèque, anomalie rare, résulte d'une malformation embryonnaire qui entraîne l'apparition d'un appendice caudal donnant l'impression d'une queue.

Au début du siècle, une majorité de membres d'une tribu de Nouvelle-Guinée étaient pourvus d'une queue. Leurs habitations contenaient des ouvertures afin qu'ils puissent s'asseoir et s'endormir. Cette anomalie s'observe beaucoup moins de nos jours car la chirurgie permet d'éviter ce curieux phénomène.

Au XIXe, il n'était pas rare de rencontrer des hommes ou des femmes « à corne » qui présentaient une excroissance ressemblant à une corne, due à une prolifération de l'épiderme. Souvent isolée, la corne pouvait mesurer jusqu'à trente centimètres et se situait la plupart du temps sur le front ; ou sur la joue, la main ou le pénis. La veuve Dimanche, appelée la « Mère la corne », était ainsi à l'époque une curiosité parisienne. Sa corne partait du front et atteignait le menton. Vers la fin de sa vie, elle avait du mal à marcher, car le poids et le volume de sa corne augmentaient sans cesse.

Poissons rouges

A bientôt vingt-trois ans, Jean-Claude fait le désespoir de ses parents qui tiennent une boutique de porcelaine, place de la République, à Limoges. Il passe ses journées enfermé dans sa chambre à écouter la radio, connaît toutes les rengaines du moment, de Sheila à Frank Alamo, et est incollable sur le hit-parade d'Europe n° 1. Mais, quand son père lui demande de venir donner un coup de main au magasin, situé juste sous l'appartement, il arrive en traînant les pieds, comme si on exigeait de lui un effort insurmontable. Ce qui lui vaut une réputation d'indécrottable paresseux. « Que va-t-on faire de lui ? », se lamente sa mère.

Au physique, Jean-Claude est un grand échalas dégingandé, aux bras trop longs, au visage émacié, aux cheveux toujours gras. Une allure de croque-mort de bande dessinée. A l'école, il n'a jamais brillé par son intelligence ou sa vivacité. Le genre cancre sympathique, pas dérangeant, qui dort tranquillement au fond de la classe, près du radiateur. Il a laborieusement réussi à décrocher son brevet élémentaire, à la troisième tentative, en 1963, et a commencé un apprentissage de mécanique qu'il a laissé tomber après quelques mois. Il n'avait pas le goût pour ça, avait-il expliqué. Depuis, il végète dans l'antre familial, attendant un hypothétique boulot qu'il ne se donne d'ailleurs pas la peine de chercher.

Volontiers geignard, Jean-Claude conserve cependant

jalousement un secret dont il n'a jamais parlé à personne. Pas même au médecin de famille, qu'il ne voit que très rarement, au demeurant, pour les rappels de vaccination. Un secret qu'il a découvert par hasard et qu'il a gardé pour lui de peur qu'on le traite d'anormal. Du moins jusqu'à ce qu'il tombe sur un article de *La Nouvelle République*, en juin 1967. Brusquement, il prend conscience du parti qu'il peut tirer de son étrange anomalie. Et si son petit « truc » pouvait lui permettre de gagner de l'argent ? Peu à peu, l'idée s'enracine dans son esprit. Il va montrer ce dont il est capable ! Jean-Claude est un peu inquiet depuis quelques semaines car il a du mal à avaler, mais il n'a pas très envie de consulter, il est trop préoccupé par son projet.

Il saisit le prétexte de l'anniversaire de mariage de ses parents pour monter une petite représentation. Dans l'arrière-boutique, entre les étagères chargées de vaisselle et de bibelots, il a installé deux ou trois rangées de chaises pour le jour dit. Quand, à la fin du repas, il propose à la famille et aux amis de s'y installer, tout le monde paraît incrédule. Qu'est-ce qu'il a encore bien pu inventer, celui-là, semblent-ils se dire ? Ses parents sont manifestement les plus inquiets. Ils s'attendent au pire.

Mais au bout de quelques minutes, Jean-Claude, revêtu d'une cape noire, apparaît sur la petite estrade qu'il a construite en assemblant plusieurs palettes de bois. D'un geste théâtral, il dévoile un bocal de verre qu'il tient entre ses mains anguleuses et présente aux spectateurs, passant lentement devant chacun d'eux. De minuscules poissons exotiques, à peine plus gros qu'un pouce, s'agitent dans le récipient. Jean-Claude fait durer le suspense encore un petit moment. Peu à peu, le silence se fait dans l'assistance. Celle-ci commence à être véritablement intriguée.

C'est alors que Jean-Claude attrape un verre vide, posé sur un guéridon recouvert de tissu rouge, et se met à avaler les poissons un à un. Sa mère manque de défaillir. Son fils est en train de devenir fou et ne sait vraiment plus quoi faire pour se faire remarquer. Mais celui-ci demeure imperturbable, comme indifférent à l'émoi qu'il suscite par son exhibition. Les pieds plantés dans le sol, il reste encore immobile quelques instants puis ouvre la bouche pour montrer qu'il a tout avalé, eau et bestioles, indifféremment. Il récupère alors tranquillement le bocal qu'il avait posé à terre et recrache l'un après l'autre tous les poissons qui reprennent leur nage comme si de rien n'était. La stupéfaction passée, parents et amis l'applaudissent à tout rompre. Cette fois-ci, Jean-Claude a gagné.

Depuis, il parcourt les routes de France, se produit dans les foires, les cabarets ou les cirques. Il gagne fort honorablement sa vie. Et ce grâce à une anomalie anatomique que les médecins connaissent sous le nom de « diverticule de Zenker ».

DIAGNOSTIC

Le diverticule de Zenker est une hernie située à la jonction du pharynx et de l'entrée de l'œsophage. De la taille d'une amande, le diverticule peut se distendre sous l'effet de l'hyperpression provoquée par la déglutition et atteindre six à huit centimètres. Cette anomalie anatomique rare peut entraîner des difficultés lors de la déglutition, une mauvaise haleine, des régurgitations et une toux.

Cette hernie constitue une véritable poche que certains utilisent pour gagner leur vie. Ils font semblant d'avaler des poissons rouges ou un serpent, par exemple, en les amenant habilement dans cette poche. La surprise est alors totale quand ils recrachent le tout quelques instants plus tard. Malheureusement, il est conseillé d'intervenir chirurgicalement pour éviter des complications qui peuvent devenir gênantes et sévères.

Un enfant différent

Être un objet de curiosité n'est pas forcément facile à vivre. Surtout lorsque l'on est un gamin de quatre ou cinq ans et que l'on est montré du doigt par ses camarades de l'école primaire du Vigan, dans les Cévennes.

Pourtant, Petit Pierre — c'est ainsi que Catherine, sa mère, l'appelle — a toujours été un enfant adorable, d'un caractère égal, blond comme les blés, aux yeux d'un bleu profond, presque outremer. Un enfant éveillé, joueur et plein d'humour. Poussé par ses aînés, qu'il voulait sans doute rattraper, il a parlé très tôt et s'exprime dans une langue parfaite, presque châtiée, qui surprend souvent ses interlocuteurs adultes. Il adore dessiner et ne manque jamais d'offrir l'une de ses œuvres aux visiteurs qui se présentent à la maison. C'est ainsi que le facteur repart fréquemment avec un dessin, en échange du courrier qu'il vient déposer.

Avec son frère et sa sœur, plus âgés que lui, il n'a jamais eu le moindre problème. D'emblée, ceux-ci ont accepté leur petit frère comme il était, ne prêtant pas plus attention à sa différence qu'aux cours de la Bourse à la télévision. Et si des disputes éclatent entre eux parfois, c'est pour des raisons d'enfants. Des raisons de frères et sœurs. Un jouet égaré. Des crayons de couleur que l'on s'arrache.

En fait, les problèmes de Petit Pierre commencent à son entrée à la maternelle. Très vite, celui-ci se heurte à l'incompréhension, voire à l'hostilité de ses copains de classe. Bien sûr, durant les leçons, il n'y a pas la moindre difficulté. Au contraire, Petit Pierre est un enfant curieux, qui s'intéresse à tout et apprend vite, plus vite même que la plupart de ses camarades. Et l'institutrice veille au grain, mine de rien. Elle ne pardonnerait pas la plus petite incartade ou une remarque désobligeante. Les enfants le savent bien. En revanche, pendant les récréations, il en va tout autrement. Les plus grands coincent régulièrement Petit Pierre dans les toilettes pour se moquer de lui. Ils le mettent en quarantaine pour la plupart des jeux, le traitent comme un pestiféré. Lui se laisse faire parce qu'il ne comprend pas, parce qu'il est foncièrement un doux, un rêveur, un lunaire.

Au début, il n'ose pas en parler à ses parents, et encore moins à sa maîtresse. Un peu comme s'il avait honte de lui-même, de ce qu'il était, de cette différence pourtant si minime et dont il n'avait pas vraiment pris conscience jusqu'alors. Mais, un soir, en sortant de l'école, il ne peut se retenir et éclate en sanglots dans les bras de sa mère venue le chercher. Il hoquette, renifle comme un beau diable, s'étouffe à moitié, mais semble incapable d'expliquer ce qui lui arrive. Catherine comprend vite qu'elle ne pourra rien tirer de lui comme ça. Elle l'emmène goûter dans un salon de thé, le temps qu'il reprenne ses esprits. Une fois avalés le sablé aux amandes et le chocolat chaud et moussu, il va déjà beaucoup mieux. Petit Pierre accepte alors de parler. Au départ, avec réticence. Puis c'est bientôt un flot de paroles ininterrompu : toutes les vexations, les blessures accumulées depuis des semaines jaillissent d'un seul coup. Catherine commence à réaliser le drame que vit son fils. Un drame qu'elle était à mille lieues d'imaginer.

Dès le lendemain, Catherine intervient discrètement auprès de l'institutrice. Celle-ci, une jeune femme pétillante et dynamique, promet d'avoir l'œil, y compris pendant les récréations. Très vite, les choses semblent se calmer, et Petit Pierre ne se plaint plus de rien. Quand Catherine lui pose des questions, il répond que tout va bien désormais. Pourtant, il se replie de plus en plus sur lui-même. Comme si quelque chose s'était cassé en lui, un ressort, une mécanique. Il devient triste, coléreux. Il ne supporte plus la moindre remarque, se bat fréquemment avec son frère. Puis, un beau matin, refuse tout bonnement de partir pour l'école. « Non, je n'irai pas », déclare-t-il à sa mère, sur un ton sans réplique.

Désemparée, Catherine décide de prendre l'avis d'un psychologue. Celui-ci lui conseille, dans un premier temps, de changer son fils d'école. Mais, dit-il, il faut surtout l'armer, le préparer à affronter cette curiosité dont il risque d'être l'objet sa vie entière. Et lui expliquer que cette anomalie qui est la sienne ne fait en aucun cas de lui un monstre, même si les autres le voient comme tel. Atteint de polydactylie, Petit Pierre a en effet six doigts à chaque main.

DIAGNOSTIC

Les malformations des doigts sont de plusieurs types. La polydactylie résulte d'un excès de doigts de la main ou du pied. La bifurcation du pouce est la plus fréquemment observée et donne l'impression que le patient présente un pouce supplémentaire. La bifurcation d'une main est rarissime. Le bras semble alors se terminer par deux mains avec trois ou quatre doigts. L'ectrodactylie, elle, se rencontre moins souvent que la polydactylie et se caractérise par l'absence totale ou partielle d'un ou de plusieurs doigts. Elle peut atteindre un ou deux membres. Une intervention chirurgicale peut être envisagée en cas de gêne fonctionnelle ou esthétique.

Perdu de vue

19 heures. Banlieue de Toulon. La journée s'achève au poste de gendarmerie de La Valette. En fait de gendarmerie, un simple bloc de parpaings crépi à la hâte, coincé entre l'autoroute et l'échangeur de sortie du centre commercial. A l'intérieur, la chaleur est suffocante. Le soleil a frappé toute la journée sur le toit de tôle ondulée, et les ventilateurs, poussés à plein régime, brassent l'air chaud sans parvenir à rafraîchir l'atmosphère.

Le commandant range les derniers papiers qui traînent sur son bureau, tout en s'épongeant le front avec un mouchoir. Il ne pense qu'à une chose : enlever cette chemise qui lui colle à la peau, prendre une douche et s'installer en short dans son jardin devant un pastis bien frais. C'est un homme corpulent, au visage débonnaire, qui n'aspire plus qu'à prendre sa retraite. Après trente années de bons et loyaux services dans la gendarmerie, il a le sentiment d'avoir fait le tour de la question. Il est temps, selon lui, de laisser la place aux plus jeunes. Lui a déjà tout vu, tout entendu. Le métier n'a plus de surprises à lui apporter. C'est du moins ce qu'il croit lorsqu'on frappe à la porte de son bureau.

Quand le commandant lui dit d'entrer, le planton de service, un jeunot qui n'a guère plus de trois poils au menton, glisse timidement une tête dans l'entrebâillement. « Commandant, il y a un gus bizarre qui vient d'arriver. Il dit qu'il ne sait pas qui il est », lui explique-t-il à mi-voix, comme s'il craignait qu'on l'entende. Le commandant se lève lourdement de son fauteuil pour voir de quoi il retourne. Merde, se dit-il, il faut que ça m'arrive juste au moment de partir. A tous les coups, c'est encore un de ces petits camés à l'*extasy* qui a perdu sa Mobylette et ne sait pas comment retourner chez papa et maman. En règle générale, un appel téléphonique aux parents suffit à régler l'affaire.

Mais en arrivant au guichet, le commandant découvre un homme d'une trentaine d'années, bien mis de sa personne, les cheveux soigneusement coupés, vêtu d'un complet sombre et d'une chemise blanche au col fermé par une cravate imprimée. Rien à voir avec les zonards habituels. Il se tient sagement assis sur sa chaise, les mains coincées entre les genoux, comme intimidé par ces lieux qu'il n'a apparemment pas l'habitude de fréquenter. Il regarde d'un air intrigué les affiches placardées sur les murs : avis de recherche, horaires d'autocars ou publicités touristiques aimablement offertes par le Conseil régional.

Cependant, quand le commandant se présente en lui demandant ce qu'il peut faire pour lui, le jeune homme semble incapable de répondre à ses interrogations. Il bredouille, s'embrouille, et finit par répéter mot à mot ce qu'il a déjà dit précédemment au gendarme de garde : il est perdu, ne sait pas où il est et vient chercher du secours. Comment est-il arrivé jusqu'ici ? C'est un passant, dans la rue, qui lui a indiqué le poste de gendarmerie. Mais, tout de même, il n'est pas venu à pied de Toulon ? Il doit bien avoir une voiture ? Se souvient-il au moins où il l'a garée ? Autant de questions sans réponse. Et quand le commandant cherche à lui faire décliner son identité, c'est pis encore. Celui-ci lui demande alors ses papiers. Il n'a rien sur lui, pas de portefeuille, pas de carte grise. Rien. Les aurait-il perdus ? Les lui aurait-on volés ? Se souvient-il d'avoir été agressé ? L'inconnu n'en a pas la moindre idée, voudrait bien répondre, mais ne sait pas.

Certes, au départ, le commandant a cru avoir à faire à un simulateur ou à un plaisantin. Mais, au bout d'une heure d'interrogatoire, il est obligé de se rendre à l'évidence : cet homme ne sait réellement plus qui il est ni d'où il vient. Jamais, en trente ans de carrière dans la gendarmerie, il n'a été confronté à une telle situation. Il prend alors sur lui de le conduire à l'hôpital. Très rapidement, les médecins diagnostiquent une amnésie d'identité.

Diagnostic

L'amnésie d'identité est un syndrome rare, mal connu, survenant isolément chez un individu sans aucun trouble psychiatrique. Avant de porter ce curieux diagnostic, il faut éliminer une cause neurologique organique en effectuant un bilan neurologique complet. Seules des consultations régulières avec des psychiatres peuvent permettre de démasquer une amnésie hystérique ou une amnésie fabulatoire.

Le patient se retrouve un jour, seul, isolé, sans passé, semblant bien adapté à son environnement. Il paraît détaché, sans angoisse, indifférent à la situation présente.

Cette amnésie d'identité se rapproche d'un refoulement du patronyme. Ces patients ne sont inscrits dans aucune filiation ou réalité socioaffective. Il faut considérer ce symptôme comme une modalité défensive transitoire d'un sujet qui ne peut résoudre autrement ses conflits du moment.

Le traitement est difficile, car retrouver l'identité réelle du patient n'aboutit pas forcement à la résolution des troubles. Il faut déterminer un cadre de vie avec des horaires. Des prescriptions médicamenteuses et psychothérapeutiques sont adaptées au cas par cas.

NPM

Née avec l'avènement du Directoire, Violaine n'aura pas eu le temps de connaître la monarchie de Juillet. Elle aura traversé le Consulat et l'Empire quasiment sans les voir, pour mourir sous la Restauration, pendant le règne de ce bon roi Louis-Philippe. Mais de ces tumultes politiques, elle n'a jamais perçu que des échos lointains, comme étouffés par la lourde pesanteur provinciale. A peine une rumeur assourdie. Il est vrai qu'ici, à Tours, tous ces événements parisiens n'ont guère eu de sens pour la bourgeoisie bien-pensante à laquelle Violaine appartient. Dans le salon de la grande maison de la place du Marché, aux murs tapissés de soie cramoisie, l'obsédante pendule à balancier a poursuivi son immuable va-et-vient dans la lumière vacillante des lampes à huile, on a continué à broder, comme si de rien n'était, des nappes et des draps à l'improbable usage.

Fils de tonnelier, le père de Violaine a fait fortune en fournissant les armées, d'abord les révolutionnaires, puis celles de l'Empire. Ces années troubles auront été pour lui une occasion de s'enrichir et de perdre un fils, grenadier de l'Empereur, en Russie, quelque part entre Moscou et la Bérésina.

A vingt ans, Violaine est une jeune femme au physique ingrat, aux traits lourds, aux hanches larges et à la démarche claudicante de dame patronnesse, traînant derrière elle des relents de cierge et d'encens, dus à sa fréquentation assidue de l'église voisine. Mais elle est fort riche. Sa dot s'élève à plusieurs milliers de francs germinal, sous la forme d'une trentaine d'hectares de bonne terre judicieusement plantée en vignes. Pourtant, les prétendants ne se bousculent pas. Aussi, quand un se présente enfin, le fils du notaire de la ville, l'affaire est vite conclue. Qu'il soit bancal et contrefait, hargneux et jaloux, ne compte guère. Les noces sont célébrées en 1816, après avoir été âprement négociées au mieux des intérêts des deux familles.

Pour Violaine, le mariage ne change rien à la vie recluse qu'elle a toujours menée. Celle-ci s'écoule aussi lentement qu'auparavant, terriblement monotone, confinée entre les quatre murs de sa nouvelle maison, située à quelques pas seulement de celle de son père. Entre les services religieux et les repas pris en silence avec son époux, qui ne lui adresse pour ainsi dire pas la parole, ses distractions se limitent à la couture et à la lecture de livres pieux hautement édifiants. La seule chose que l'on attend d'elle, elle le sait bien, ce sont des héritiers. Or ces espérances se font attendre. En dépit de son mari qui la besogne consciencieusement un soir sur deux, elle reste désespérément plate.

En janvier 1821, Violaine tombe enfin enceinte. On espère même des jumeaux, tant elle est grosse. Mais elle supporte mal les fortes chaleurs de l'été, et doit rester alitée la plupart du temps sur les conseils des médecins qui se succèdent à son chevet. Vers la fin du mois d'août, son état de santé s'aggrave brutalement sans que quiconque, apparemment, n'y puisse rien. La gent médicale se montre incapable de la soulager. En proie à de fortes fièvres qui la font délirer, elle est finalement transportée en civière à l'hôpital de la ville, où elle succombe à son mal en quelques heures. Son corps est alors déposé au funérarium de l'hôpital, en attendant les obsèques. On a jugé inutile de la ramener chez elle. A quoi bon des frais supplémentaires ?

Mais, quarante-huit heures après l'enterrement, un employé du cimetière entend un étrange vagissement qui semble provenir du cadavre de la jeune femme. Il s'approche, un peu inquiet, puis s'enfuit en courant. Il revient quelques minutes plus tard avec un collègue et tous deux décident alors de rouvrir le cercueil. Ils constatent avec horreur que la jeune femme vient d'expulser deux formes sanguinolentes. Affolés, croyants à une farce du malin, ils appellent un médecin qui doit bientôt se rendre à l'évidence : Violaine, bien que morte depuis plusieurs jours, a accouché de jumeaux. C'est un cas rare de naissance *post-mortem in sepulcro*.

Diagnostic

Il est décrit dans la littérature quelques cas de femmes accouchant après leur décès. Pour expliquer ce phénomène rarissime, les médecins pensaient que tous les organes ne mouraient pas en même temps, l'utérus pouvant alors se contracter et expulser le bébé quelque temps après l'arrêt cardiaque et respiratoire. L'enfant ne survivait jamais à ce tragique épisode.

Ce phénomène s'explique aujourd'hui. Les femmes enceintes qui accouchaient après leur mort étaient probablement victime d'hypothermie. Cette baisse importante de la température du corps permet aux cellules de travailler au ralenti et d'avoir moins besoin d'oxygène à cause du métabolisme diminué. Quelques mouvements respiratoires à peine perceptibles suffisent à se maintenir en vie. C'est l'équivalent de l'hibernation chez les ours ou les marmottes.

L'hypothermie entraîne un état de mort apparente qui trompe les médecins encore aujourd'hui. Citons le cas de cet homme, retrouvé mort dans sa chambre après avoir pris des barbituriques et consommé beaucoup de whisky. L'employé des pompes funèbres qui décela un mouvement respiratoire avant de l'enfermer dans la chambre froide le sauva *in extremis*.

Souvenirs, souvenirs

A la retraite depuis janvier 1995, Roger n'a jamais été aussi actif. Lui qui, pendant trente années, n'a pour ainsi dire pas quitté son cabinet de la rue Charles-Schmidt à Saint-Ouen, sauf pour de courtes vacances en Bretagne dans la maison familiale, passe l'essentiel de sa vie au grand air. Au point que son épouse se demande toujours où il est passé. Il est quasiment impossible de mettre la main sur lui quand il faut changer une ampoule ou répondre au téléphone. Chaque matin, qu'il pleuve ou qu'il vente, il enfourche son « bicycle », comme il dit, pour deux bonnes heures de promenade le long de la grève, en direction des rochers de Saint-Guénolé, de la pointe de la Torche ou du port du Guilvinec, où il attend le retour des chalutiers, spectacle dont il ne se lasse pas. L'après-midi, il bine, sarcle, bouture dans son jardin, au point d'en avoir le dos moulu. Ou bien il part, sa musette sur l'épaule, chercher moules et crabes sur la plage de Penmarch, grattouillant dans le varech jusqu'à la nuit tombée. Jamais il n'a semblé aussi heureux, portant allégrement sa soixantaine, affichant le teint vif et l'œil pétillant du Breton pure souche. Il est à lui seul une publicité pour caisse de retraite.

Et cela ne l'empêche nullement d'avoir une vie sociale animée. Grâce au club de bridge de la Maison du temps libre, qu'ils fréquentent trois fois par semaine, sa femme et lui se sont faits de nombreux amis. Entre les sorties au cinéma, les soirées au restaurant et les virées en mer, sur le bateau du père Kerloch', ils n'ont pas une minute à eux. Sans compter leurs trois enfants et huit petits-enfants qui envahissent la maison lors des vacances scolaires. Et voila que, depuis peu, Roger s'est mis en tête de se remettre au grec ancien, histoire de ne pas trop « ramollir du ciboulot », pour reprendre son expression favorite.

De son passé de médecin, il ne parle quasiment jamais. Comme s'il avait délibérément choisi de tourner la page d'une façon définitive. Au point que, lorsqu'il arrive qu'on lui demande un conseil ou un diagnostic, même sur un problème bénin, il s'y refuse obstinément : « Allez donc voir le docteur Alphand, c'est un excellent docteur », conseille-t-il invariablement. Il a pourtant vu défiler tant de patients dans son cabinet, en trente ans, qu'il lui serait impossible de les dénombrer. Mais il prétend les avoir pour la plupart oubliés. Encore que cela ne soit pas tout à fait vrai.

Il conserve, en effet, dans l'appentis au fond du jardin, une sorte de musée secret. Qui tient tout entier dans une coupelle de porcelaine, soigneusement cachée sur une étagère, derrière les flacons d'engrais pour rosiers et les produits antipucerons. Quand il se sait à l'abri de tout regard indiscret, il lui arrive de s'en saisir avec une pointe de nostalgie.

Ce petit bout de gomme, par exemple. Il revoit comme si c'était hier ce jeune professeur de philosophie, tout frais émoulu des facultés, qui se sentait investi d'une sorte de mission sociale depuis qu'il avait été nommé, pour son premier poste, dans un lycée de banlieue. Le pauvre, il n'en dormait plus. Mais ce n'était pas pour des problèmes de sommeil qu'il était venu consulter Roger. Il se plaignait en effet d'une gêne nasale vieille de plusieurs années — depuis sa première année d'études, en fait —, dont aucun médecin n'avait jamais trouvé la cause. Il avait fallu beaucoup d'intuition à Roger, et sans doute un petit coup de chance, pour finalement extirper de la narine de son patient ce minuscule fragment de gomme à crayon qui était la cause de son mal.

Et cette pastille blanche, à peine plus grosse que l'ongle du petit orteil, il l'avait retrouvée dans le conduit auditif d'une jeune femme qui disait souffrir de migraines incessantes depuis plusieurs semaines, et sans que l'aspirine, avalée par tubes entiers, ne lui apporte le moindre soulagement. Il s'agissait, en fait, d'une pilule contraceptive. Comment était-elle venue se nicher dans cette oreille ? Il n'en saurait probablement jamais rien.

Ou encore ce sifflet de métal, aujourd'hui à moitié rouillé. Une mère affolée lui avait demandé rendez-vous en catastrophe, à 7 heures du soir, alors qu'il s'apprêtait à quitter son cabinet pour rentrer chez lui. Son fils, âgé de neuf mois, sifflait chaquc fois qu'il respirait, disait elle. Il avait eu toutes les peines du monde à faire recracher au gamin le sifflet qu'il venait d'avaler.

Mais Roger ne s'attarde jamais bien longtemps sur ce bric-à-brac hétéroclite et dérisoire. Il a mieux à faire. Aller à la pêche, par exemple. La marée descend. C'est le moment.

DIAGNOSTIC

Les corps étrangers retrouvés dans les oreilles sont très fréquents : gommes, insectes de toutes sortes, petits comprimés, morceaux de jouets... Il est toujours indispensable d'enlever ces éléments car ils peuvent entraîner des problèmes sérieux.

Un médecin ORL s'est vu une fois confronté à une curieuse situation. Une patiente se plaignait de son oreille gauche. Après l'avoir examinée, il a constaté que le pavillon de son oreille était déformé, victime d'un traumatisme. Et a découvert avec stupeur qu'une relation sexuelle étonnante avait abouti à cette lésion.

Enlacés à tout jamais

Quatre mois de séparation, c'est long quand on est amoureux. Mais ce week-end, Jean-Louis revient. Sa première permission depuis qu'il a été envoyé en Allemagne, en septembre 1995, pour son service militaire. Catherine est folle de joie.

Quand ils se rencontrent tous les deux, ils sont en classe de terminale dans le même établissement. Ensemble ils procèdent aux ultimes révisions pour le bac. A vrai dire, ils passent plus de temps à s'embrasser dans les arrière-salles des cafés de la ville qu'à potasser leurs cours. Mais, comme chacun sait, la chance sourit aux amoureux, et ils sont reçus du premier coup, avec mention.

Trop occupés à la découverte qu'ils faisaient d'eux-mêmes, ils n'ont pas pris le temps de réfléchir à ce qu'ils allaient faire après. Ils s'inscrivent donc précipitamment en fac, le droit pour lui, les sciences économiques pour elle. Dès ces formalités expédiées, ils partent en vacances : deux mois de camping en Ardèche, avec des copains. Leur première vraie expérience de couple. Ils ont l'impression de grandir, de devenir adultes subitement, sensation terriblement excitante. Et la confirmation que leur désir le plus cher désormais, c'est de partager chaque instant de la vie de l'autre.

A la rentrée, de retour au bercail, se pose la question du nid où abriter leur amour naissant. Les cafés et les piaules des copains, que l'on squatte une heure ou deux dans l'après-midi, ont fait leur temps. Chez Jean-Louis, ce n'est pas possible : il partage une chambre avec son frère, ce qui, question intimité, est limité. Chez Catherine, c'est plus facile. Mais, là, c'est Jean-Louis qui se sent gêné : son univers de petite fille, avec les parents derrière la cloison, le bloque.

Par chance, les parents de Catherine sont compréhensifs et libérés. Ils acceptent de leur louer un studio dans le centre de Nantes, au pied du château. Mais à une condition : qu'ils s'assument matériellement. Catherine décroche un emploi de vendeuse à mi-temps — trois jours par semaine — dans un magasin de chaussures pour enfants de la rue principale. Il va falloir jongler avec les horaires de cours à la fac. Quant à Jean-Louis, il livre des pizzas à domicile tous les soirs, entre 18 heures et 22 heures. C'est crevant, mais ça rapporte. A eux deux, et sans loyer à payer, ils s'en sortent aisément et peuvent se permettre des extra. Ils songent même à s'acheter une moto pour partir en week-end à la mer.

Mais, au milieu de l'année scolaire, Jean-Louis est rattrapé par ses obligations militaires. Jusqu'alors, il ne s'en est jamais vraiment soucié. Convoqué pour les trois jours, il espère encore échapper au service national. Hélas pour lui, ni le médecin militaire ni le sergent recruteur ne sont sensibles à ses arguments et le reconnaissent apte. C'est ainsi qu'après deux mois de classe dans une caserne des environs il part pour l'Allemagne.

Depuis son départ, Catherine lui écrit tous les jours, tient à son intention une espèce de journal de bord où elle compile des photos découpées dans des journaux, des dessins, des cartes postales, des dépliants publicitaires. Elle lui raconte par le menu son existence quotidienne, lui fait part de ses doutes, de ses espoirs, de ses désirs les plus intimes, de l'envie qu'elle a d'être dans ses bras, de faire l'amour avec lui, de sentir son corps sur le sien. Malheureusement, en sens inverse, Jean-Louis, qui n'a jamais été un grand littéraire, est beaucoup moins prolixe. Il se contente souvent de réponses laconiques, griffonnées à la hâte au dos d'un formulaire administratif. Au point que Catherine sent parfois monter en elle des bouffées d'inquiétude, qu'elle combat à grands coups de tablettes de chocolat aux noisettes, sa faiblesse. Cette séparation forcée ne risque-t-elle pas d'être fatale à leur amour ? Jean-Louis l'aimera-t-il encore ? D'autant qu'elle a grossi de trois kilos, ce qui la préoccupe beaucoup.

Le train de Jean-Louis arrive à 20 h 50. Mais depuis le milieu de l'après-midi, Catherine ne tient plus en place, s'avère incapable de se concentrer sur quoi que ce soit. Elle prend un livre et le repose au bout d'une page, allume la radio pour l'éteindre aussitôt. Sa tête est tout entière occupée au scénario de leurs retrouvailles, qu'elle réécrit inlassablement. Elle se dit qu'il faut qu'elle se montre ferme, un peu distante, qu'elle apprenne à se maîtriser, qu'elle ne se jette pas comme une folle sur lui.

Mais quand elle voit Jean-Louis sur le quai de la gare, elle oublie toutes ses résolutions et se précipite dans ses bras. Ils n'ont qu'une hâte, l'un et l'autre, se retrouver chez eux, dans l'intimité de leur studio, situé par chance à deux pas de là. A peine arrivés, ils se jettent sur le lit, en se déshabillant mutuellement, ont l'impression de se redécouvrir. Comme une première fois. A plusieurs reprises, Jean-Louis est sur le point de jouir, mais Catherine lui demande de se retenir encore.

C'est alors que Jean-Louis réalise subitement qu'il ne peut plus se retirer. Catherine bouge dans tous les sens, gesticule comme une forcenée, mais rien n'y fait. Ils sont prisonniers l'un de l'autre, bloqués dans cette situation, cocasse pour autrui, mais terriblement angoissante pour eux-mêmes. Catherine se met à pleurer. Jean-Louis essaie de la calmer, réussit à atteindre le téléphone portable situé sur la table de chevet, appelle un médecin en urgence et lui demande de passer chez la gardienne prendre la clé de l'appartement. Vingt minutes vont s'écouler avant son arrivée. Vingt longues minutes, interminables. Jean-Louis et Catherine sont épuisés ; le médecin découvre avec étonnement cette curieuse situation et comprend immédiatement qu'il s'agit d'un pénis captivus.

Diagnostic

Le pénis captivus est une situation exceptionnelle. Il est très rare de rencontrer des praticiens confrontés à cette situation qui amuse toujours et que l'on se raconte de médecins en médecins. Elle est le fait d'une contraction du muscle vaginal avec emprisonnement du pénis.

Le rôle du médecin est d'abord de rassurer les patients, de les détendre et de les faire respirer doucement. Si la situation n'évolue pas, il est nécessaire d'effectuer un toucher rectal chez la femme, ce qui entraîne une dilatation des muscles vaginaux libérant le pénis emprisonné. Des injections de décontractant musculaire ou d'anxiolytiques sont parfois pratiquées.

De monstrueuses petites bêtes

Quand il prend la décision de confier sa mère, âgée de quatre-vingt-neuf ans, à un établissement spécialisé, Philipp ne peut s'empêcher d'éprouver un terrible sentiment de culpabilité. Et pourtant, il n'est plus possible de faire autrement. Sa mère est incapable de rester seule dans sa villa de Beverly Hills. Ce n'est pas tant une question de forme physique : au prix de quelques aménagements minimes, la maison aurait permis la circulation d'un fauteuil roulant. Mais plutôt à cause de ses pertes de mémoire de plus en plus fréquentes, qui en font un danger, y compris pour elle-même. Elle oublie tout, ne distingue plus le jour de la nuit et ouvre sa porte à n'importe qui. C'est même un miracle qu'elle ne se soit pas déjà fait estourbir par un rôdeur. Philipp, constamment en déplacement pour ses affaires et sautant d'un avion à l'autre, ne passe guère que les week-ends chez lui. Il ne peut pas exiger de sa femme qu'elle s'occupe seule de sa vieille mère impotente. La solution d'un placement s'est donc imposée.

La clinique est un bâtiment moderne, tout de verre et d'acier, situé au sommet d'une colline surplombant l'océan, entouré d'un parc magnifique, parfaitement entretenu par une armée de jardiniers mexicains. Les malades y bénéficient de la meilleure assistance possible. Infirmières, aides-soignantes et kinésithérapeutes se relaient constamment pour la toilette, les repas ou les soins. Tout est prévu pour qu'ils ne soient jamais livrés à eux-mêmes. Chaque matin, des séances de gymnastique aquatique sont données pour les plus vaillants, dans l'immense piscine d'eau de mer qui s'ouvre sur la jardin par une volée de baies vitrées. L'après-midi, des tournois de bridge sont régulièrement organisés, ainsi que des spectacles ou des séances de cinéma. Des comédiens viennent également faire la lecture à ceux qui le souhaitent.

Philipp rend visite à sa mère chaque semaine. Quelles que soient ses occupations, il se ménage une heure ou deux afin de passer la voir, lui apporte toujours un petit cadeau : un ballotin de ses chocolats préférés, une crème de soin pour le visage, des fleurs ou un flacon de parfum. Apparemment, elle s'est faite à sa nouvelle vie et ne se plaint pas. Quand il arrive, même à l'improviste, il la trouve toujours impeccablement maquillée, ses cheveux gris soigneusement coiffés. Mais elle parle de moins en moins et paraît indifférente à ce qui l'entoure, comme si elle était déjà passée de l'autre côté du monde.

Désormais, elle ne marche plus du tout. D'après les médecins, ce n'est pas vraiment qu'elle n'en soit pas capable physiquement, c'est qu'elle n'en a plus l'envie. Du coup, elle ne quitte son lit que pour être placée dans son fauteuil roulant dont elle ne sort pas de la journée. Chaque fois qu'il vient, Philipp a pris l'habitude de la pousser jusqu'au jardin. Ils s'installent à l'ombre des bosquets de ficus, face à la mer. Hélas, la conversation est souvent languissante, et Philipp se creuse la tête pour trouver chaque semaine quelque chose de nouveau à raconter. Depuis quinze jours, sa mère ne s'est plus levée du tout. Philipp est inquiet.

A chacun de ses passages à la clinique, il ne manque jamais de prendre l'avis des médecins ou des infirmières. Leur grande inquiétude concerne désormais les escarres dont souffre sa mère. Ce qui est, hélas, le lot commun de toutes les personnes impotentes, lui disent-ils. Philipp découvre alors, au détour d'une conversation, l'incroyable technique utilisée pour soulager les patients : l'asticothérapie.

Diagnostic

L'asticothérapie est très efficace contre ce problème. L'asticot se nourrissant de chairs mortes, il peut nettoyer les escarres. Présentant aussi la caractéristique d'avoir une salive fortement concentrée en antibiotique, l'asticot était souvent utilisé pendant la guerre quand aucun antiseptique n'était disponible.

De curieuses transmissions

Le décès brutal de Patrick, au printemps 1997, avait surpris tous ceux qui le connaissaient. Jamais on ne l'avait entendu se plaindre de problèmes de santé. Au contraire, toujours en forme, il passait aux yeux de tous pour un bon vivant, un joyeux drille, voire pour une force de la nature, avec ses quatre-vingts kilos de muscles entretenus par la pratique régulière des sports de combat. Mais ce qui laissait perplexe, c'était la cause de ce décès. D'après les médecins, Patrick était mort des suites d'un choc anaphylactique, autrement dit une réaction allergique grave. Et tout cela, semble-t-il, après avoir mangé des cacahuètes dans un pub, avec des copains de bureau, un soir, à l'heure de l'apéritif. Cela apparaissait tellement incroyable que personne ne voulait y croire. Et pourtant, les médecins de l'hôpital étaient formels.

Ce que beaucoup de ses amis ne savaient pas, c'est que Patrick souffrait de longue date d'une allergie aux pollens qui se manifestait tous les printemps au moment de la floraison. Mais comme de nombreux sportifs, il n'aimait pas se soigner et n'avait jamais pris au sérieux les avertissements qu'on lui avait adressés. D'ailleurs, il avait obstinément refusé l'idée d'un traitement proposé par son généraliste. D'autant que ce dernier l'avait averti qu'il serait long et contraignant. Patrick, depuis des années, jonglait donc avec les champs de marguerites et autres herbacées, les évitant comme la peste dès le retour des beaux jours. Il est vrai que, circulant le plus souvent à moto, il y était tout particulièrement exposé.

A l'hôpital Charring Cross de Londres, on avait trouvé une carte de donneur d'organes dans son portefeuille. Même ses proches avaient paru étonnés, puisqu'il ne leur en avait jamais parlé. En réalité, la carte lui avait été donnée par un copain de judo, chirurgien de son état, il l'avait remplie mécaniquement, sans trop réfléchir, un soir, à la sortie des vestiaires. Depuis plus de trois ans qu'elle stagnait entre ses papiers d'identité et sa carte de Sécurité sociale, il l'avait sans doute complètement oubliée. Cependant, ses parents, consultés pour la forme, avaient immédiatement donné leur aval pour une éventuelle transplantation de ses organes. Au moins, avaient-ils dit, que sa mort serve à quelqu'un. C'est ainsi que, dans la nuit même, une femme, en attente de donneur depuis plusieurs semaines, recevait son pancréas et son rein, tandis qu'un homme accueillait son foie et son autre rein.

Aujourd'hui, les deux vont bien. Cependant, voilà quelques jours, leurs médecins ont connu un moment d'inquiétude : l'homme, relativement âgé, il est vrai, a été brusquement victime de terribles démangeaisons sur le corps ; des plaques rouges étaient apparues, et même un début de gêne respiratoire. Jamais ils n'avaient vu cela. Pouvait-il s'agir d'un rejet ? Apparemment pas. Alors quoi d'autre ? En fait, leur patient avait simplement avalé en catimini une poignée de cacahuètes, son péché mignon, et venait de faire une réaction allergique à celles-ci. Ce qui ne lui était jamais, au grand jamais, arrivé auparavant.

Diagnostic

Ce cas illustre la possibilité de la transmission d'une allergie à la cacahuète après une transplantation hépatique. Il semble que le foie héberge des cellules capables de transmettre cette allergie.

Une hygiène pourtant irréprochable

Le problème d'André remonte probablement à l'enfance. Comme c'est souvent le cas. Fils unique, il a été élevé par sa mère seule, son père ayant abandonné le foyer conjugal peu après sa naissance. L'obsession de Simone était la propreté : il n'était pas question de franchir le seuil de la maison avant de s'être déchaussé et d'avoir enfilé les « patins ». Elle menait une guerre impitoyable aux contrevenants, et même les copains d'école d'André, quand ils venaient le voir, étaient obligés de se plier au rituel. Il en avait du reste parfois un peu honte.

Le linoléum qui recouvrait le sol de toutes les pièces du logement de la rue des Capucins, à Lyon, brillait tant qu'on aurait pu croire qu'il avait été posé la veille. Aucun gramme de poussière n'était autorisé à se déposer sur les meubles, sous peine d'être balayé dans l'instant d'un coup de chiffon rageur. Une fois par semaine, c'était le grand ménage, un branle-bas de combat qui prenait des allures d'épopée digne des grandes batailles de l'histoire, l'ennemi irréductible étant ici la saleté.

Simone était aussi une maniaque de l'hygiène. Tapis et autres fanfreluches étaient interdits de séjour chez elle, par peur des acariens. Elle n'avait jamais voulu entendre parler de moquette, ce nid à microbes, prétendait-elle. Elle-même se faisait un point d'honneur à être toujours impeccable, les vêtements lavés de frais et soigneusement repassés, sans un faux pli, la peau du visage récurée au savon de Marseille, son seul produit de beauté.

Ainsi, dès la petite enfance, André avait été éduqué dans le culte de l'hygiène et de la propreté, élevées au rang de valeurs morales essentielles. Deux fois par jour, matin et soir, il fallait sacrifier à la cérémonie de la toilette. Aucune partie du corps ne devait être oubliée, les dents énergiquement brossées pendant cinq bonnes minutes, les oreilles longuement rincées à l'eau claire, et surtout le « kiki », objet d'attentions toutes particulières. Au demeurant, André se soumettait aisément à ces exigences, croyant que c'était la règle pour tous les enfants.

Mais, à l'adolescence, comme tous les gamins de son âge, il avait connu sa période négligée. Celle où l'on refuse de changer de vêtement, de se laver, où le fin du fin est de se balader avec les cheveux crasseux qui pendouillent sur le front, cachant tant bien que mal les premières poussées d'acné. L'affrontement avec sa mère avait été alors terrible, frisant parfois la tragédie. André se souvient encore de la fête anniversaire de ses treize ans. Il avait obtenu, non sans mal, de pouvoir inviter une dizaine de copains à la maison. Sa première surprise-partie, comme le serinait une célèbre rengaine. Au moment du gâteau, sa mère n'avait pu se retenir d'une pénible réflexion dont elle avait le secret : « Tu sens mauvais, s'était-elle exclamée, tu aurais au moins pu te laver pour faire honneur à tes amis. C'est bien beau de vouloir jouer les jolis cœurs avec les filles, avait-elle ajouté, mais encore faudrait-il ne pas puer comme un bouc. » Cette fois-là, André avait vu rouge et s'était précipité sur sa mère pour la frapper. Un copain l'avait retenu de justesse. Mais l'incident avait précocement mis fin à la fête. André avait soufflé ses bougies dans un silence gêné, et tout le monde était rentré chez soi peu après.

Agé de quarante-cinq ans aujourd'hui, André vit un véritable drame. Comme sa mère, il est devenu un malade de la propreté, obsédé par l'idée qu'il puisse dégager de mauvaises odeurs. Au point qu'il a parfois l'impression qu'on le fuit pour cette raison. Il en est à se laver quatre fois par jour, jonglant avec ses horaires de travail pour rentrer chez lui et prendre une douche. Lui qui a toujours été très sportif n'ose plus fréquenter les gymnases par crainte de la transpiration. Depuis des années, il n'a plus de relations sexuelles, tant il a peur qu'on le repousse en lui disant qu'il pue. En été, c'est l'enfer. Il reste cloîtré chez lui, évitant tout contact avec qui que ce soit. En juin 1995, aux premières chaleurs, il s'arrête même de travailler pendant quinze jours pour ne pas incommoder ses collègues de bureau par sa puanteur supposée.

C'est en plein mois de juillet 1995 qu'il fait la connaissance d'un médecin à la terrasse d'un café de la place Bellecour. Il vient de prendre sa douche et, pour une fois, se sent miraculeusement bien. Il décide de profiter de la fraîcheur du soir à cette terrasse, en bas de chez lui, devant un Perrier rondelle. A la table d'à côté, l'homme lui demande du feu. Aussitôt la conversation s'engage sur les banalités d'usage, la chaleur exceptionnelle de ces derniers jours. Sans savoir pourquoi, André est immédiatement en confiance et commence à évoquer ses problèmes. L'homme paraît très intéressé. Il lui apprend alors qu'il est médecin. Ils parlent longuement. Pour André, c'est comme une libération. Il raconte en détail l'enfer qu'est sa vie. Aux termes de cette conversation, il est enfin en mesure d'assumer la vérité : il a, en fait, toujours refusé d'admettre sa dysosmophobie.

Diagnostic

Le mot « phobie » vient du grec *phobos* qui signifie peur soudaine ou effroi. L'anxiété phobique est une crainte absurde, irraisonnée, face à des objets ou à des situations qui n'ont pas lieu de générer une telle angoisse.

L'autodysosmophobie, ou peur de dégager une mauvaise odeur, entraîne le besoin de se laver fréquemment, de changer de vêtements plusieurs fois par jour et conduit parfois à un repli sur soi et à un isolement total entraînant une dépression.

Un traitement médicamenteux et une aide psychothérapeutique peuvent améliorer les symptômes. Le patient reconnaît le caractère absurde de son trouble, mais n'arrive pas à lutter et adopte une conduite d'évitement.

Au Japon, ce type de phobie si fréquent a généré une industrie sanitaire de pointe. Des W-C très sophistiqués sont installés dans de nombreux lieux publics.

Une fièvre inexpliquée

Guillaume est un enfant unique, et, comme tous les enfants uniques, l'objet de toutes les attentions de ses parents. Nadine et Thomas l'ont eu après deux fausses couches et lui vouent un véritable culte. Rien n'est jamais trop beau pour lui.

Le vrai miracle, c'est qu'en dépit de cet amour excessif Guillaume soit resté un gamin charmant, ouvert et généreux, n'hésitant jamais à partager ses jouets avec ses copains, souvent moins gâtés que lui. Contre toute attente, il s'est bien adapté à la promiscuité de l'école, un cours privé huppé du centre de Rennes. Guillaume est, de plus, un enfant éveillé, qui a appris à lire plus rapidement que la plupart de ses camarades et fait preuve d'indéniables talents artistiques. Très habile de ses mains, il dessine admirablement, et ses « œuvres » ont souvent l'honneur d'un affichage sur les murs de la classe.

Il n'y a guère que dans les exercices physiques que Guillaume ne fasse pas de prouesses. De santé fragile, il est suivi régulièrement par un pédiatre, ami de ses parents, et cumule des petits ennuis qui l'obligent à manquer les cours plusieurs fois par trimestre. Chaque fois, Nadine est aux cent coups, se faisant un sang d'encre jusqu'à l'arrivée du médecin qui, le plus souvent, a tôt fait de la rassurer : le mal est bénin et ne nécessitera pas plus de deux ou trois jours de repos.

Ce matin du 15 juin 1993, Guillaume se réveille avec une forte fièvre. Quand Nadine tente de le mettre sur ses jambes, son petit bout de chou de six ans titube, manifestement incapable de se tenir debout et d'aller à l'école. Pour comble de malheur, cela arrive au moment où le pédiatre est parti en vacances. Affolée, Nadine contacte les urgences médicales. Dans le quart d'heure qui suit, un médecin est sur place, diagnostique une angine et prescrit une cure d'antibiotiques.

Hélas, malgré le traitement, la fièvre de Guillaume persiste. Nadine passe ses nuits à son chevet, guettant en vain la moindre amélioration. Au bout d'une semaine, son fils paraît toujours aussi fatigué. De plus, lui qui n'était pas très costaud rechigne devant tous les aliments qu'elle lui propose : elle a beau lui préparer ses plats préférés, sacrifiant même au hamburger, il repousse son assiette après les trois premières bouchées.

Alors qu'il atteint son septième jour de traitement, l'état de Guillaume s'aggrave brutalement. En procédant à sa toilette, sa maman découvre une éruption sur le thorax de son fils. Ses yeux sont rouges, comme s'il était sujet à une brusque conjonctivite. Nadine conduit l'enfant à l'hôpital de Rennes.

Là, un jeune médecin examine attentivement Guillaume et interroge longuement sa mère, revenant avec elle sur tous les antécédents médicaux de l'enfant. Après avoir consulté un confrère, il décide de garder Guillaume quelques jours en observation. Aux termes d'un bilan complet et d'analyses approfondies, le diagnostic est enfin posé : Guillaume est atteint du syndrome de Kawasaki.

Diagnostic

Le syndrome de Kawasaki, découvert en 1961 au Japon, touche principalement les jeunes enfants. D'origine inconnue, cette anomalie semble s'être développée depuis 1970.

Le diagnostic est le plus souvent effectué en milieu hospitalier devant l'apparition d'une fièvre persistante accompagnée de ganglions cervicaux, d'une éruption du thorax, d'une inflammation de la cavité buccale et d'une modification de la peau des orteils et des doigts aboutissant à une desquamation.

L'évolution est en général bénigne si le diagnostic est effectué suffisamment tôt. Des complications cardio-vasculaires conditionnent parfois le pronostic. Un facteur infectieux et un emballement immunitaire sont probablement à l'origine de cette maladie.

Un sommeil bruyant

Orphelin très tôt — ses parents sont morts dans un accident de voiture provoqué par un chauffard —, Alain est élevé par sa grand-mère. Mais en dehors de cela, son enfance ressemble à celle de n'importe quel garçon. A peine est-il plus choyé que la moyenne. Il connaît exactement les mêmes joies, les mêmes émois que ses camarades. Les murs de sa chambre sont tapissés de ses dessins et des posters de ses idoles, des joueurs de foot pour l'essentiel, découpés dans des magazines. Son bureau et les étagères au-dessus de son lit débordent de ses mille et un trésors, voitures miniatures, soldats en plastique, cailloux divers ramassés ici ou là, sans compter son inestimable collection de fossiles et de coquillages, à laquelle il n'est évidemment pas question de toucher. Le soir, quand il rentre de l'école, raccompagné par une voisine, son goûter est prêt sur la table de la cuisine. Et le matin, sa grand-mère est toujours réveillée avant lui pour lui préparer ses tartines et son bol de chocolat.

A l'adolescence, Alain a bien sûr connu sa période difficile. Celle où l'on se sent mal dans sa peau, rejeté par tous, où on se laisse facilement entraîner par les copains. Comme les autres, il fait le mur pour sécher les cours. Mais sa grand-mère, qui en a élevé quatre avant lui, a la sagesse de le laisser faire ses expériences, sachant juste placer les bornes où il faut. Et sa crise finit par passer.

Quand il décide de s'orienter vers un enseignement technique, elle ne fait rien non plus pour l'en empêcher, comprenant son désir d'entrer le plus rapidement possible dans le monde du travail et d'être indépendant. C'est elle qui l'aide à s'installer quand, son diplôme en poche, il prend un appartement. Et le jour de son mariage, elle est là, au premier rang de l'église, même si elle ne peut s'empêcher d'écraser une larme.

Désormais, ils se voient moins souvent. Mais Alain ne manque jamais de l'appeler régulièrement au téléphone pour lui demander de ses nouvelles. Et il lui rend visite dès qu'il le peut. Chaque fois, elle lui prépare son dessert préféré, un riz au lait parfumé à la vanille. Avec les années, leur complicité, loin de s'émousser, est devenue plus forte. C'est à peine s'ils ont besoin de se parler pour se comprendre. Au point que Martine, la femme d'Alain, en éprouve parfois une sorte de jalousie.

Aussi, quand sa grand-mère décède brutalement d'une crise cardiaque, Alain en est-il très affecté. Le jour de l'enterrement, au Père-Lachaise, il est tellement nerveux qu'il échappe de justesse à un accident, au guidon de sa moto. Dans les semaines qui suivent cette douloureuse épreuve, lui qui avait toujours eu un sommeil de plomb se réveille plusieurs fois par nuit, en proie à de longues insomnies. Mais ce que sa femme a de plus en plus de mal à supporter, c'est ce bruit effrayant de grincement de dents qu'il produit dès qu'il s'endort : Alain est en effet atteint de bruxisme.

Diagnostic

Le bruxisme concerne des individus qui serrent et font grincer leurs dents lorsqu'ils dorment. Il s'ensuit alors une augmentation des pressions exercées sur les muscles des mâchoires et des dents qui atteignent parfois cent cinquante kilogrammes, charge six fois plus élevée que la normale. Cette surcharge de pression peut entraîner une usure ou une fracture des dents, être à l'origine de céphalées ou de douleurs lombaires. Il est conseillé de poser une gouttière de surélévation, plaque d'interposition entre les deux maxillaires, qui permet de soulager l'articulation et les douleurs musculaires.

Une envie si folle

Souvent habillée de façon originale, portant admirablement les toilettes les plus extravagantes, mêlant sans complexe les imprimés africains et les tailleurs stricts de grands couturiers parisiens, Naye est, à vingt-huit ans, une belle femme qui affectionne tout particulièrement les talons hauts qui allongent démesurément sa silhouette naturellement élancée.

D'origine sénégalaise, Naye est arrivée très jeune en France, où elle a fait toutes ses classes, de l'école primaire à l'université. Son père, premier secrétaire à l'ambassade du Sénégal à Paris, l'a toujours poussée dans ses études, souhaitant qu'elle soit libre et émancipée. Très tôt, il a voulu qu'elle s'assume matériellement, l'obligeant à travailler tout en suivant ses cours à la fac. De ce point de vue là, l'éducation de Naye est une réussite. Aujourd'hui journaliste reconnue et estimée, elle travaille pour plusieurs magazines féminins, court de cocktails de presse en réceptions et côtoie le milieu branché du show-business et de la télévision. Il n'est pas rare qu'elle passe des nuits entières en boîte, à danser jusqu'à l'aube. Ce qui ne l'empêche nullement d'assumer, dans la journée, ses rendez-vous professionnels. En bref, elle est un exemple d'intégration réussie.

Pourtant, Naye ne dédaigne pas certaines traditions de son pays et retourne chaque été en vacances au Sénégal, pour retrouver ses grands-parents et ses cousins. Dès qu'elle arrive à l'aéroport de Dakar, elle se sent redevenir la petite Sénégalaise de son enfance et a hâte d'abandonner sa défroque de citadine pour endosser le boubou traditionnel. Elle ne connaît rien de plus succulent que les fruits de son pays, achetés au marché. Il n'y a que là, au fond, dans la grande maison familiale, au bord de l'océan, qu'elle soit elle-même, qu'elle n'ait pas l'impression de jouer un rôle.

Et ce n'est sans doute pas un hasard si, depuis qu'elle vit à Paris, Naye connaît régulièrement des allergies. Les acariens, disent les médecins, ces maudites bêtes qui provoquent éternuements, crises d'asthme, et un eczéma tenace. A certains moments, elle s'arracherait la peau des bras ou du visage. Et voila que, depuis plusieurs mois, elle ne peut même plus se maquiller. Un vrai sacrifice pour elle, toujours si soucieuse de ses apparences. Faute de mieux, elle a appris à vivre avec, prend régulièrement les médicaments prescrits par son allergologue, auxquels elle ajoute les vieilles méthodes africaines que sa grand-mère lui a transmises. Elle est très attentive à son ménage, récurant son appartement chaque week-end, pulvérisant literie et tapis d'un produit antiacarien. Elle évite soigneusement les animaux familiers. Le lot commun, en fait, de tous les allergiques. Pourtant, rien n'y fait.

Pire, en cet hiver 1994, Naye est couverte d'eczéma. Sur le visage, le thorax, partout. Cela tombe d'autant plus mal qu'elle doit prochainement passer une audition pour animer une rubrique sur une chaîne câblée. Comble de malchance, elle est victime, au même moment, d'une infection urinaire qui l'oblige à se rendre aux toilettes toutes les demi-heures. Vous parlez si c'est commode quand on a un rendez-vous important !

Après avoir tout essayé, les crèmes, les médicaments, les remèdes africains traditionnels, Naye se résout, en désespoir de cause, à retourner consulter sa dermatologue. Celle-ci ne comprend pas. Les traitements qu'elle a prescrits auraient dû fonctionner. Or, manifestement, l'eczéma semble, au contraire, s'être infecté depuis la dernière fois. Perplexe, elle interroge longuement sa patiente. Elle veut tout savoir : quel savon elle utilise, quelle crème, tout ce qu'elle met sur sa peau. Naye se plie sans réserve à cet interrogatoire serré, répondant à toutes les questions de son médecin qui semble complètement décontenancé. Rien de ce que lui décrit la jeune femme ne paraît en mesure d'expliquer ce qui se produit. C'est alors que Naye, au détour de la conversation, lui apprend qu'elle applique chaque jour son urine sur son visage. Une vieille recette de sa grand-mère, dit-elle.

DIAGNOSTIC

Naye présentait une infection urinaire. L'application de son urine infectée sur le visage ne pouvait qu'aggraver son eczéma. A l'arrêt de ce curieux traitement et à l'aide d'une ordonnance classique, les symptômes se sont améliorés.

L'urinothérapie, ou thérapie par l'urine, est encore aujourd'hui pratiquée dans certains pays.

Dans de nombreux villages du Sénégal, l'urine est utilisée pour soulager quelques maladies. On applique son urine du matin sur le visage en cas de conjonctivite, sur les chevilles en cas d'œdème et sur le corps en totalité s'il existe des démangeaisons.

Aux XVIIe et XVIIIe siècles, l'urinothérapie était largement utilisée. En 1795, en Italie, on faisait boire de l'urine humaine d'une personne saine aux jeunes filles impubères afin qu'elles deviennent de vraies femmes. En Angleterre, deux patients atteints de troubles pulmonaires furent, paraît-il, guéris en se promenant dans des écuries sentant fortement l'urine. Ce traitement était prescrit plusieurs heures par jour pendant quelques mois. Il n'était pas rare à cette époque de faire boire de l'urine à des enfants présentant des épisodes de diarrhée. L'urine du matin, bouillie avec des feuilles de noyer, semblait guérir la teigne. On l'utilisait également très souvent pour accélérer la guérison des plaies et des ulcères de jambe.

Joyeux anniversaire !

Ici, chaque anniversaire, chaque fête, chaque promesse de mariage ou de départ à la retraite est prétexte à une fiesta. La tradition a été instaurée par le patron lui-même, quand il a succédé à son père à la tête de cette petite usine de matériel électrique de la région parisienne. Un moyen comme un autre, selon lui, de resserrer les liens entre les employés et de préserver un climat convivial, sinon familial, dans l'entreprise. Lui-même avait ouvert le feu en célébrant son premier anniversaire de mariage autour d'un buffet de charcuterie du pays installé dans l'atelier d'expéditions. Cette fois-là, on avait dansé jusqu'au petit matin entre les rayonnages de pièces détachées, et même la comptable, pourtant peu amène, s'était laissé entraîner dans une farandole endiablée. La méthode a du bon : tout le monde, dans les ateliers ou les bureaux, se salue par son prénom, et les rapports hiérarchiques n'ont pas, ici, de côté rigide. Chacun est habitué à parler franchement et à partager avec les autres les problèmes comme les moments fastes. En période difficile, on sait se serrer les coudes. C'est ainsi que, depuis dix ans, l'usine n'a pas connu le moindre conflit.

Chef d'atelier sur la chaîne de fabrication, Jean-Marc est entré dans l'entreprise deux ans après l'obtention de son brevet de technicien. Il s'y est plu immédiatement et ne ménage pas son temps, toujours prêt à accepter des heures supplémentaires en cas d'urgence. Il entretient de bons contacts avec les ouvriers, mais sait se faire respecter, malgré son jeune âge. C'est un solide gaillard, à l'allure sportive et décontractée, dont la passion, en dehors du boulot, est la moto. Une passion qu'il partage avec son jeune patron. Après le travail, ils peuvent discuter de « bécane » pendant des heures. Le matin, Jean-Marc arrive toujours avec son casque sous le bras et dépose son blouson de cuir au vestiaire, avant d'enfiler sa blouse à la diable. Il a tout le temps le sourire aux lèvres et un mot aimable pour chacun.

Aujourd'hui, ce 18 novembre 1996, Jean-Marc fête ses trente ans. Pour l'occasion, il a fait préparer des quiches, des pizzas et un énorme gâteau par un ami boulanger, motard lui aussi. Il a prévu du vin et même du champagne pour le dessert. A 13 heures, tous les employés, une bonne cinquantaine au total, se dirigent vers la salle de réunions où Jean-Marc a dressé le buffet avec la standardiste. Après le petit discours d'usage et le cadeau rituel, un abonnement à *Moto-Revue* et un casque intégral dernier modèle dans le cas présent, on se rue sur les assiettes et les bouteilles. A l'heure de reprendre le collier, tout le monde est un peu gai.

Quelques minutes plus tard, la comptable se plaint de douleurs abdominales. Elle passe voir la secrétaire du patron qui seule détient les clés de l'armoire à pharmacie. Malheureusement, en dehors de cachets d'aspirine, celle-ci n'a rien à lui proposer pour la soulager. Peu de temps après, c'est au tour du chef magasinier de se présenter : il ne se sent pas bien, dit-il, comme s'il avait les jambes en coton. Il est suivi, presque immédiatement, par la petite stagiaire du bureau d'études qui semble ne plus vraiment savoir qui elle est, ni où elle est. En tout, quinze personnes défilent ainsi en moins d'une heure, toutes victimes de malaises plus ou moins comparables.

Averti par sa secrétaire de cette curieuse épidémie, le patron décide d'appeler le SAMU. Le médecin qui se présente une demi-heure plus tard fait immédiatement hospitaliser les sujets malades. Il craint un empoisonnement à l'oxyde de carbone, hypothèse rapidement éliminée. Les recherches des médecins s'orientent bientôt vers une intoxication alimentaire. Des analyses sont faites. Mais, là encore, sans résultat : aucune infection microbienne d'origine alimentaire n'est décelée. Pour le coup, l'affaire apparaît proprement inexplicable. Comment quinze personnes peuvent-elles être sujettes en même temps aux mêmes symptômes ?

Finalement, les médecins en viennent à évoquer une intoxication par un toxique d'origine médicamenteuse. On découvre alors fortuitement que tout le personnel de l'usine s'est empoisonné au cannabis. Du cannabis que Jean-Marc, pour faire une blague à ses collègues, avait fait placer dans les tartes salées par son ami pâtissier.

Diagnostic

La recherche de toxique dans le sang et les urines a permis d'évoquer ce diagnostic curieux d'intoxication involontaire par le cannabis chez des individus qui n'en consomment pas habituellement. Les symptômes des différentes personnes hospitalisées, après s'être aggravés pour certaines d'accentuation du délire ou d'une apparition d'une hilarité incoercible, se sont par la suite progressivement atténués. Tous les examens sont redevenus normaux, et chacun est rentré chez soi rapidement.

Le cannabis est consommé en France probablement par plusieurs millions de personnes, parfois mélangé à des friandises ou à des gâteaux. Les toxicomanes le surnomment le « chocolat ». Une intoxication modérée provoque des nausées, des douleurs abdominales et des vomissements. Une intoxication aiguë entraîne des troubles psychiques appelés « ivresse cannabique ». Parfois s'y associent des troubles cardiaques, une baisse de la tension artérielle et une hypoglycémie (baisse du sucre dans le sang).

Le genou de bonne sœur

Bruno n'avait jamais eu beaucoup de goût pour les études, ne supportant pas de devoir rester assis à une table des journées entières. Il avait trop besoin de se dépenser et ne pensait qu'à une chose, sortir de l'école pour aller jouer au foot.

Arrivé en classe de troisième, on l'avait orienté vers l'enseignement technique. Là, ça allait mieux. Notamment grâce aux heures d'atelier qui lui permettaient de décompresser et de supporter les cours magistraux. Il avait d'ailleurs obtenu avec les félicitations du jury son brevet de technicien métreur. Son dossier scolaire lui aurait permis de décrocher sans problème une place en BTS. Un de ses profs avait d'ailleurs insisté pour qu'il le fasse, mais Bruno n'avait rien voulu savoir. Il voulait entrer tout de suite dans la vie active. Mais il avait dû d'abord sacrifier à ses obligations militaires. Un an de service dans l'infanterie, dont il gardait, au bout du compte, un excellent souvenir. Contrairement à beaucoup d'autres, il avait bien aimé cette atmosphère de chambrée, de camaraderie gratuite. Même les marches forcées de trente ou cinquante kilomètres ne l'avaient pas rebuté. Et il s'était plié sans effort à l'autorité de ses chefs, fussent-ils obtus.

A la fin de son service, enfin libéré, il s'était marié très vite. Sa jeune épouse, qu'il avait connue par l'intermédiaire d'un copain avec qui il faisait de l'escalade, n'avait pas encore terminé ses études d'infirmière. Il avait donc accepté le premier travail qu'on lui avait proposé : vendeur dans une grande surface de la banlieue parisienne, spécialisée dans les revêtements de sol, lino, parquet flottant, moquettes en tout genre. Mais, très vite, il avait réalisé qu'il ne tiendrait pas en place longtemps, coincé derrière un comptoir, entre les énormes rouleaux qui encombraient le magasin. Il avait alors demandé à passer au service livraison. Puis, de là, il avait obliqué vers la pose de moquette, ce à quoi ses études l'avaient en fait préparé. Il bougeait sans arrêt, les chantiers excédant rarement plus d'un jour ou deux. Très soigneux, toujours ponctuel, il donnait entière satisfaction à ses chefs et aux clients. Le week-end, il partait dépenser son trop-plein d'énergie sur les rochers de Fontainebleau, avec les copains de son club d'escalade. Au printemps 1996, il était même parti une semaine en Grèce, dans les Météores, pour assouvir son goût du risque et de l'exercice physique : huit jours de varappe dans des paysages fabuleux qu'il n'était pas prêt d'oublier.

Quand il avait repris son travail, Bruno avait encore la tête dans les nuages des Météores. Il n'avait plus qu'une idée désormais, repartir au plus vite. Peut-être dans les Dolomites, cette fois-ci. Hélas, une douleur aux genoux l'avait contraint, les semaines suivantes, à annuler plusieurs week-ends d'escalade. Son médecin lui avait bien prescrit une pommade anti-inflammatoire, mais le soulagement n'avait été que passager. A vrai dire, les douleurs devenaient même de plus en plus violentes, au point de le gêner dans son travail. Ses collègues se fichaient de lui, en le traitant de petit vieux : c'est bien la peine, lui disaient-ils, de prétendre être un champion de l'alpinisme.

Sur les conseils de son généraliste, Bruno avait alors pris rendez-vous avec un rhumatologue, qui avait rapidement conclu à un syndrome du genou de bonne sœur.

Diagnostic

Le syndrome du genou de bonne sœur résulte d'appuis prolongés et fréquents sur les genoux. Il entraîne des épisodes de tendinites de la rotule ou des hygromas (épanchement à l'avant de la rotule). Cette anomalie touche les individus appelés à s'agenouiller fréquemment, d'où cette dénomination qui se rapporte aux nombreuses génuflexions des religieuses.

Cette pathologie se surnomme également « le syndrome du poseur de moquette » ou « le syndrome du carreleur ». Devant ce syndrome, il est fortement conseillé d'effectuer de la kinésithérapie, d'entreprendre un traitement anti-inflammatoire et d'interrompre momentanément l'activité responsable des troubles.

Un fantasme insoutenable

San Francisco, La Mecque de l'homosexualité. C'est évidemment attiré par cette réputation sulfureuse que Tony s'installe ici. Licencié de l'entreprise de pièces détachées automobiles où il travaillait à Detroit, il saisit ce prétexte pour quitter le quart nord-est, sa pollution, ses friches industrielles et son pesant puritanisme. Pour Tony, c'est aussi une manière de s'affranchir d'un milieu familial étouffant qui l'a toujours empêché d'assouvir ses désirs les plus intimes.

A peine débarqué à San Francisco, en ce début de l'hiver 1995, Tony décroche un job dans une petite boîte de micro-informatique qui démarre. Il emménage peu après dans une de ces rues tranquilles bordées de maisons de bois aux huisseries colorées, dont la pente vertigineuse donne l'impression de plonger directement dans la rade. Un minuscule deux pièces inondé de lumière, aux murs d'un blanc éclatant, qu'il meuble du strict minimum : un canapé, une table basse, une télé posée à même le plancher de bois clair, un lit, et le tour est joué. Là encore, il s'agit pour lui d'une rupture radicale. Rien à voir avec l'intérieur surchargé de bibelots de la maison familiale. La seule fantaisie à laquelle il sacrifie est une forêt de plantes vertes qui remplacent avantageusement les rideaux dans le bow-window du salon, qui s'ouvre sur le ciel et l'océan. En se penchant par la fenêtre, il peut même apercevoir les piliers métalliques du Golden Gate. D'emblée, Tony se sent bien dans sa nouvelle vie. Il a enfin l'impression de respirer. Comme s'il se libérait enfin d'un poids qui pesait sur sa poitrine depuis l'enfance.

Très vite, Tony commence à sortir dans les bars « gay » de la ville. Ce qu'il n'osait jamais faire à Detroit où ils étaient peu nombreux et presque clandestins. En regardant la foule qui se presse le soir dans les rues « chaudes », en lisant les magazines spécialisés qui pullulent en Californie, il découvre en lui des fantasmes qu'il n'avait jamais soupçonnés.

En quelques mois, Tony change radicalement. Il se fait couper les cheveux à ras, adoptant le style militaire très en vogue dans le milieu homosexuel, se laisse pousser la moustache, sacrifie au rite sacro-saint du body-building, et acquiert rapidement une musculature impressionnante qu'il apprend à exhiber dans des tee-shirts moulants. Il se rend tous les jours à la salle de sport, au bas de sa rue, pour soulever méthodiquement ses kilos de fonte. Pour qui a connu le gringalet d'avant, timide, presque chétif, la métamorphose est à peine croyable. Même ses parents, quand il retourne tous les deux ou trois mois à Detroit, ont du mal à le reconnaître.

Un beau jour, Tony décide de se mettre à la moto. Il en a toujours eu envie, mais, jusqu'alors, sa mère avait réussi à l'en dissuader : tu es fou, tu vas te tuer, lui répétait-elle chaque fois qu'il en parlait. Il prend des leçons de conduite, passe son permis et s'achète une énorme Harley-Davidson, sur laquelle il parade le week-end. Il l'utilise également tous les jours pour se rendre à son travail. Très vite, il adopte la tenue du parfait « biker » : blouson et pantalon de cuir noir, bottes à bouts coqués, bandana noué sur la tête. Pour lui, c'est une révélation. Il ne se sent jamais aussi bien dans sa peau que vêtu ainsi.

Il commence alors à fréquenter un monde radicalement différent, en marge, celui du sadomasochisme. Entraîné par un autre motard rencontré dans un bar, il est au départ plutôt méfiant. En réalité, cette première soirée initiatique lui laisse un sentiment d'effroi, et il met plusieurs semaines à s'en remettre. Ce qu'il voit alors dépasse l'entendement. Pourtant, presque malgré lui, il y retourne. D'abord en simple observateur. Puis en participant de plus en plus actif. Il prend rapidement goût à ces jeux étranges où la douleur finit par rejoindre le plaisir. Il se soumet à toutes les expériences, même les plus effrayantes. Il n'en a jamais assez, en veut toujours plus : une sorte d'escalade qu'il ne maîtrise pas vraiment. Même la menace du sida ne l'arrête pas.

Tony devient un pilier des bars et boîtes spécialisés. On sait qu'on peut à peu près tout lui proposer parce qu'il est partant. Il fréquente les endroits les plus glauques, les docks désaffectés, les caves équipées du matériel le plus extravagant, slings, cages, chaînes métalliques équipées de menottes. Entre le jour et la nuit, c'est maintenant Docteur Jekill et Mister Hyde. Employé de bureau modèle dans la journée, la cravate soigneusement nouée sur la chemise blanche impeccable, il se transforme le soir venu en une mutant bardé de cuir noir et de latex, ouvert aux fantasmes les plus fous.

Ce soir-là, Tony est très excité. Il a entendu parler d'une « party » particulièrement chaude dans un endroit connu des seuls initiés et a décidé de s'y rendre, bien qu'il doive se lever tôt le lendemain matin. Arrivé sur place, avec sa moto, il s'enfonce aussitôt dans la pénombre humide, saturée d'odeurs de transpiration et de relents de bière. Un dédale de petites pièces séparées par des rideaux noirs et prévues pour satisfaire tous les désirs des participants. Vers 2 heures du matin, un hurlement retentit dans l'une d'entre elles. Quelques secondes plus tard, Tony est retrouvé mort au bout d'une corde, victime d'une pendaison sexuelle.

Diagnostic

La pendaison sexuelle est une paraphilie, ou comportement sexuel déviant. Elle cause une hypoxie cérébrale qui entraîne une baisse d'oxygénation des cellules du cerveau provoquant une perte de conscience ; le patient est dans un état second et ne se connecte plus avec la réalité. Il a été également observé que les hommes retrouvés pendus et morts étaient en érection, la pendaison pouvant, peut-être, provoquer ce phénomène. Malheureusement, cette perversion terrifiante est dangereuse et peut entraîner une mort par strangulation.

Un enfant désordonné

Michael a toujours été agité. Dès sa prime enfance, il attrapait n'importe quel objet à sa portée et le balançait systématiquement à travers la pièce avec énergie. Au début, Cathy, sa maman, essayait de le raisonner, mais chaque fois Michael la regardait droit dans les yeux, sans sourciller, et recommençait de plus bel. Aussi Cathy perdait-elle souvent patience. Mais elle avait beau multiplier les corrections, assener fessée sur fessée, rien n'y faisait. Un jour, il avait même réussi à casser la vitre de la fenêtre de la cuisine en jetant le cendrier qu'il avait chapardé sur la table basse du salon. Remontant quatre à quatre du sous-sol de la maison, Cathy avait retrouvé son gamin à plat ventre en train de ramper au milieu des morceaux de verre brisés. Rétrospectivement, elle avait eu très peur.

A la naissance de sa petite sœur Lucille, en février 1988, Michael devient encore plus insupportable. Il commet bêtise sur bêtise, escaladant la rampe de l'escalier au risque de se rompre le cou ou laissant intentionnellement déborder la baignoire pour inonder tout le premier étage du pavillon. Du haut de ses trois ans, il tient tête à sa mère et n'admet pas la moindre réprimande. Si l'on résiste de quelque manière que ce soit à ses caprices, il rentre dans une rage folle, renverse meubles et bibelots sur son passage et mouline l'air de ses petits bras potelés. Ses colères sont impressionnantes, et même son père a du mal à le maîtriser dans ces moments-là. Mais le pire est atteint lors des séances de vaccination chez le médecin, à Vierzon. Un vrai cauchemar. Michael commence par balayer avec son coude tout ce qui se trouve sur le bureau du praticien. Il s'empare du presse-papiers qu'il refuse de lâcher et le projette contre la porte. Ensuite, ne voulant pas se déshabiller, il se met à hurler, comme si on l'égorgeait. Tant et si bien qu'il faut appeler l'assistante en renfort pour le maintenir sur son siège le temps de la piqûre.

Cathy compte sur l'école pour discipliner un peu son fils, lui apprendre les règles élémentaires de la vie en société. Hélas, l'institutrice du village, une femme d'expérience pourtant, capitule elle aussi. Michael ne tient pas en place, est incapable de se plier aux contraintes de la classe et veut toujours faire autre chose que ce qu'on lui propose. Dès qu'on tente de lui imposer une activité, il crie, trépigne, se roule par terre jusqu'à ce qu'on lui cède. Il faut même fréquemment l'isoler parce qu'il empêche ses camarades de dessiner ou de jouer. C'est un agitateur né, qui sème la panique partout où il passe.

Michael approche de ses huit ans quand, un mercredi après-midi, il tombe brutalement dans le jardin, déchirant son pantalon et se faisant une plaie au genou. Cathy, qui étend du linge un peu plus loin, n'a pas vu sa chute. Elle le ramasse en pleurs quelques minutes plus tard et ne peut se retenir de le gronder : « Tu es vraiment impossible. Qu'as-tu besoin de courir comme ça ? Tu ne peux pas faire attention où tu mets les pieds ? » Le gamin cherche bien à lui expliquer qu'il n'y est pour rien, que ce n'est pas sa faute, que ses jambes se sont emmêlées malgré lui, elle ne l'écoute pas. Furieux, il rentre dans la maison et s'enferme dans sa chambre. Cathy doit parlementer une bonne demi-heure avant qu'il accepte de se laisser soigner. Entre deux hoquets, il ne cesse de répéter qu'il ne l'a pas fait exprès, que ce sont ses pieds qui ne lui obéissent plus.

A quelques jours de là, la directrice de l'école appelle Cathy en milieu de matinée. Michael, lui dit-elle, vient de présenter une crise curieuse dans la cour de récréation, et il vaudrait mieux venir le chercher pour le ramener à la maison. Affolée, Cathy monte dans sa voiture et arrive aussitôt. On lui explique alors que son fils, qui était en train de jouer avec ses copains, a brusquement été saisi de trémulations désordonnées de ses mains, comme des secousses successives se propageant par ondes à sa nuque et à son visage. Le tout a duré cinq bonnes minutes, autant dire une éternité, sous le regard éberlué des autres enfants et de l'institutrice responsable. Puis Michael s'était mis à pleurer, comme s'il avait honte, et il avait fallu l'amener au bureau pour qu'il retrouve ses esprits. Pourtant, quand Cathy débarque à l'école, son fils paraît aller tout à fait bien. Un peu triste, peut-être, mais étonnamment calme, pour une fois. Il a encore voulu faire son intéressant, pense-t-elle, et il n'y a pas lieu de s'inquiéter. Néanmoins, sur les conseils de la directrice, elle le reprend avec elle. Il retournera en classe le lendemain, quand l'incident sera oublié. Tout l'après-midi, Michael joue dans sa chambre et se montre en pleine forme.

La semaine suivante, plusieurs crises identiques se reproduisent à des moments imprévisibles, aussi bien en classe, quand sa maîtresse l'envoie au tableau, que dans la cour de récréation. Parfois, seules ses mains semblent atteintes de soubresauts. A d'autres reprises, son corps tout entier est secoué de mouvements saccadés qui partent dans tous les sens. Et ses camarades commencent à se moquer de lui, à le traiter de débile, ce qui n'arrange rien. La directrice de l'école, qui a assisté à l'une de ces scènes impressionnantes, convoque Cathy et insiste pour qu'elle consulte un médecin.

Le praticien évoque, sans la nommer, une pathologie rare. Mais il préfère que Michael subisse des examens plus approfondis et propose de l'hospitaliser quelques jours. Cathy s'en remet à ses conseils. De fait, une semaine plus tard, le diagnostic de choréathétose paroxystique kinésigénique est établi.

Diagnostic

La choréathétose paroxystique kinésigénique est une affection rare, souvent familiale, de découverte récente. Elle fait partie du groupe des crises motrices induites par le mouvement. Certains médecins considèrent cette pathologie comme une forme d'épilepsie provoquée par le mouvement. Pour d'autres, il s'agit d'une entité à part entière.

Les crises peuvent durer de quelques secondes à plus d'une heure. Il se produit des mouvements involontaires, brefs, paroxystiques parfois spectaculaires. Le début et la fin surviennent brutalement. La crise est déclenchée par un mouvement, lors du passage de la position assise à la position debout par exemple, ou lors d'efforts imposant l'arrêt du mouvement. Elles débutent en général dans l'enfance. Il n'existe pas de troubles de la conscience, l'examen neurologique et le quotient intellectuel sont normaux.

Le pronostic de cette affection est favorable, mais un traitement médicamenteux anticonvulsivant s'impose quand les crises sont fréquentes et handicapent le patient.

Fustigations

En ces premières années du XVIIIe siècle, la guerre a repris aux frontières et mine une nouvelle fois les finances du royaume de France. Les défaites militaires se succèdent, en Italie, en Allemagne, aux Pays-Bas. Écrasé d'impôts, le petit peuple survit comme il peut. La grogne monte dans les chaumières, même si le prestige du roi reste intact.

Au bourg de La Flèche, Louis fait figure de notable et de nanti. Gros laboureur, il possède son propre attelage, cultive plusieurs centaines d'arpents de bonnes terres, qu'il ensemence en céréales, et engrange chaque année de jolis bénéfices, amplifiés par la hausse des prix. Grâce à Dieu, ses greniers sont pleins. Il élève également une dizaine de vaches laitières, quelques percherons qu'il vend à la foire annuelle, et a sous ses ordres une demi-douzaine de manouvriers, des gueux qu'il emploie à la tâche et rétribue en grain ou en farine.

Des dix enfants que lui a donnés sa femme, Marie, sept ont survécu. L'aînée, Louise, va sur ses quinze ans. C'est une fillette sans charme, au corps chétif, aux cheveux rares qu'elle cache sous un fichu de cotonnade noué sous le cou. Pour toute éducation, elle a eu droit aux cours de catéchisme dispensés par le curé de la paroisse. Elle ne sait ni lire ni écrire. A la ferme, elle est confinée aux tâches les plus ingrates, aller chercher l'eau au puits ou curer l'auge à cochons. Et son père la traite avec la plus extrême dureté, pis que la moindre de ses servantes qu'il trousse derrière la grange. Aux yeux de tous, elle est la souillon, tout juste bonne à lessiver les sols et garder les oies.

Mais ce dont Louise souffre le plus, c'est de n'être toujours pas une femme, alors que ses sœurs cadettes, âgées respectivement de douze et treize ans, ont déjà passé ce cap. En dépit de sa taille d'adulte, elle n'a quasiment pas de poitrine, ni même de poils pubiens. Elle est aussi plate qu'un couvercle et n'a jamais eu ses règles. Sa mère, Marie, s'en est déjà inquiétée. Hélas, potions et tisanes traditionnelles, recommandées par la gent médicale, n'ont rien donné. La pauvre fille en a avalé des litres, sans le moindre résultat. Que va-t-on faire d'elle ? Comment va-t-on lui trouver un mari ? Louise est en effet devenue la risée du bourg et la honte de la famille. Tout le monde se gausse sur son passage, se moque de son torse de garçonnet, de ses membres grêles et de sa démarche en canard.

Au printemps 1704, à l'occasion de la foire d'Angers, Marie réussit à montrer sa fille à un médecin dont on lui a dit grand bien. On l'a assurée qu'il pouvait des miracles. Mais elle le fait en cachette de son époux, qui l'aurait accusée de gaspiller en vain les deniers du ménage. Elle profite de l'agitation du marché pour échapper à sa surveillance quelques instants et entraîner Louise dans son sillage. Par chance, l'officine se situe à deux rues de là. Le praticien ne prend même pas la peine d'examiner la jeune fille. Engoncé dans sa robe noire, son chapeau lui tombant sur le front, il lève à peine les yeux sur elle et se contente de frapper du plat de la main le gros livre posé devant lui.

D'une voix autoritaire et sans réplique, il énonce son remède sur le ton du bourreau sa sentence. Il faut, affirme-t-il doctement, flageller la patiente longuement chaque jour et ne pas interrompre le traitement avant qu'elle ne soit devenue femme. Ce qui, grâce à l'aide de Dieu, ne saurait tarder.

Diagnostic

La flagellation était une méthode thérapeutique utilisée au XVIIIe siècle dans de nombreuses maladies. Les épisodes de mélancolie amoureuse étaient censés disparaître après une ou plusieurs séances. Les douleurs imposées entraînaient une diversion aux troubles émotionnels.

La constipation était également une excellente indication aux coups de fouet sur les fesses. Certains médecins pensaient même que ce traitement pouvait allonger un sexe un peu trop petit, ou stimuler l'appétit sexuel. En 1700, le naturaliste allemand Paillini était un fervent partisan de l'utilisation du fouet dans l'épilepsie, les maladies touchant les yeux, les dents et les oreilles, la diarrhée, la gale... Les malades atteints de maladies vénériennes étaient, eux, hospitalisés dans une chambre particulière et recevaient des coups de fouet à leur entrée et à leur sortie de séjour, mais dans ce cas ces coups étaient destinés à les punir d'avoir attrapé des maladies assimilées à des délits.

L'urtication, variante de la flagellation, était utilisée en cas de paralysie ou d'engourdissement des membres. Pour la pratiquer, on cueillait des orties à l'aide de gants, que l'on enveloppait d'un papier. Puis on appliquait le tout sur la zone du corps que l'on souhaitait traiter et on frappait plusieurs fois cette région. Se développaient alors des démangeaisons violentes. Cette intervention était répétée jusqu'à ce que la guérison fût obtenue. En cas d'échec, elle était quand même stoppée.

Un si beau film

Il n'y a qu'au milieu des cimes enneigées, entourée de tout ce blanc qu'elle associe, Dieu sait pourquoi, à la pureté, que Julie se sent bien. Cette passion remonte à l'enfance quand ses parents l'emmenaient chaque hiver faire du ski en Savoie. Elle avait été très fière de leur ramener sa première étoile alors qu'elle avait à peine fêté ses cinq ans. Après, elle avait décroché le chamois, une médaille d'argent, ratant la médaille d'or de quelques centièmes. Elle s'en était consolée en se lançant, à l'adolescence, dans tous les sports de l'extrême : ski hors piste, snow-board, scooter des neiges, elle avait goûté à tout, et faisait figure de petite championne à la station. Julie avait même songé un moment faire carrière dans ce domaine. Finalement, la raison l'avait emporté, et elle avait sagement passé son BTS de comptabilité. Julie travaille aujourd'hui comme comptable dans une grosse entreprise de nettoyage industriel installée à Montrouge. Un boulot alimentaire dont elle s'acquitte consciencieusement. Et elle profite du moindre week-end prolongé, du moindre pont, pour sauter dans un TGV en direction des Alpes. Il lui arrive même de prendre des congés sans solde pour assouvir sa passion. En été, elle skie sur les glaciers, se levant à l'aube pour s'élancer sur les pistes avant que le soleil ne transforme la neige en soupe. Elle songe d'ailleurs de plus en plus à s'installer dans la région lyonnaise pour être à pied d'œuvre. Un rêve, chaque fin de semaine sur les pistes.

Le plus souvent, Julie « descend » avec des copains qui partagent la même passion qu'elle. Ils sont d'ailleurs une petite bande à se retrouver régulièrement dans un chalet à l'atmosphère familiale, tenu par Rose et son mari, Roger, guide de haute montagne. Ils partent parfois avec lui pour des randonnées de plusieurs jours, passant la nuit dans des refuges au confort précaire. Dans ces moments-là, Julie a vraiment l'impression d'être elle-même.

Mais, en ce mois de février 1996, le temps n'est pas de la partie. Depuis le début de la semaine, il neige sans discontinuer, et le groupe doit se contenter des pistes balisées, dont quelques-unes seulement sont ouvertes aux skieurs. Roger leur a fermement déconseillé toute sortie aventureuse. Même lui ne s'y risquerait pas. Au chalet, Julie et ses copains ont à peu près épuisé tous les jeux de société disponibles. Aucun d'entre eux n'étant ardent lecteur, les soirées commencent à paraître longues. En feuilletant le journal local, Julie découvre que *Le bonheur est dans le pré*, le film de Chatiliez, passe au cinéma d'Albertville. Personne ne l'ayant encore vu, ils décident d'y aller pour la séance du soir. Renseignements pris, la route est dégagée, les chasse-neige sont passés dans l'après-midi, et il n'y a aucun problème de circulation. Trente minutes après le début du film, Julie commence à éternuer violemment. Au départ, elle en rit plutôt. Jamais elle n'a connu une crise pareille, sauf parfois en juin, au moment de son rhume des foins. Mais pour elle qui habite en ville, ce n'est pas un grand handicap.

Un quart d'heure plus tard, Julie a inondé trois paquets de mouchoirs en papier fournis par une copine prévoyante, et ses éternuements continuent de plus belle. Elle sent bien qu'elle commence à gêner les autres spectateurs, et décide de sortir de la salle, expliquant en chuchotant à ses amis qu'elle les attend au café d'en face.

A peine est-elle sortie du cinéma que ses éternuements cessent. Quand ses copains la retrouvent, attablée devant un chocolat chaud, la crise est complètement passée. En fait, Julie vient de présenter un accès de rhume des foins provoqué par la vision, dans le film, d'un champ de pollen.

Diagnostic

Le déclenchement d'une crise d'éternuements chez un patient allergique aux pollens en dehors de toute exposition pollénique, dans un cinéma en plein hiver, peut se rapprocher d'un phénomène d'autosuggestion. Les symptômes sont alors réveillés par la simple vision d'un champ de pollen. Cette image renvoie brutalement à un passé, le corps réagissant à l'évocation de l'agent allergénique, ce qui tend à prouver que la vie psychique d'un individu s'exprime avec le corps. On peut se poser la question fondamentale de l'importance des mécanismes psychiques dans le déclenchement des maladies organiques.

Une peur irraisonnée

Avec ses cheveux noir de jais, coupés court, ses traits anguleux, presque anorexiques, son regard bleu acier qui transperce l'interlocuteur, Alexandrine porte sur le visage la dureté qui la caractérise. Dans son travail, elle est crainte autant que détestée. Acheteuse dans un grand magasin parisien, elle se vante de régner sur ses subalternes par la terreur. « Dans notre société, le seul moyen de s'imposer, dit-elle, c'est de faire peur. » De fait, elle tétanise démonstratrices et chefs de rayon par ses remarques acerbes. Si une personne ne lui plaît pas, elle la fait valser. Sans état d'âme. Son grand truc ? La douche écossaise : souffler alternativement le chaud et le froid, enchaîner de façon imprévisible la gentillesse mielleuse et les propos vachards. Alexandrine agit à l'identique avec les fournisseurs, en particulier les petites boîtes qui dépendent de son bon vouloir. C'est d'ailleurs une redoutable négociatrice pour qui tous les coups sont bons, y compris les plus bas. Pour elle, un seul critère compte : le chiffre.

Cette image qu'Alexandrine souhaite donner d'elle-même tient en partie à son jeune âge. A vingt-cinq ans, elle occupe un poste à responsabilité, et, en ce début des années 1990, c'est encore assez rare. Elle doit, le plus souvent, négocier avec des partenaires plus mûrs, plus aguerris, auxquels il n'est pas forcément facile d'en imposer. Surtout lorsqu'on est femme. Mais cela correspond aussi à des traits de caractère qui sont les siens depuis l'adolescence : une sorte de rigueur protestante, héritage de son éducation.

En fait, et cela va de pair, la plus grande faiblesse d'Alexandrine est son absence totale de sens de l'humour. Elle le reconnaît elle-même, le moindre trait d'ironie la désarçonne. Le plus souvent, elle ne comprend même pas, et reste hébétée, les bras ballants, incapable de décider s'il faut sourire ou se fâcher. Pour qui en prend conscience, c'est un moyen très efficace de la déstabiliser.

Ses amis et sa famille l'ont, eux, depuis longtemps remarqué. Et s'en amusent régulièrement. Il suffit, par exemple, de glisser un certain mot dans la conversation — vipère, en l'occurrence — pour provoquer chez elle la réaction la plus violente. C'est ainsi que ce fichu animal se glisse subrepticement dans les repas entre copains avec une facilité déconcertante. La recette marche à tous les coups. Alexandrine se bouche les oreilles à deux mains et se met à hurler qu'elle ne supporte pas d'entendre ce mot, les traits figés par une sorte d'effroi intérieur. Par chance pour elle, la bestiole en question est plutôt rare sur le boulevard Haussmann et les risques d'en croiser dans son métier extrêmement limités.

L'autre grande fierté d'Alexandrine est de n'être jamais malade. Elle affirme qu'elle n'a pas manqué un seul jour de classe durant toute sa scolarité, et en profite pour tirer à boulets rouges sur ceux qu'elle appelle les « tire-au-flanc », « les spécialistes du congé maladie ». Pourtant, depuis plusieurs jours, elle traîne une vilaine toux qui la rend encore plus irascible que d'ordinaire. De son propre aveu, elle n'est pas à prendre avec des pincettes. Mais, bien sûr, elle refuse de s'arrêter. Quand arrive le week-end, elle est au bord de l'épuisement. Dans la nuit du vendredi au samedi, elle ne parvient quasiment pas à fermer l'œil tant elle est agitée, énervée. Au matin, elle est incapable de se lever, clouée au fond de son lit par une fièvre de cheval. Elle se résout à faire venir un médecin qui diagnostique une bronchite et lui prescrit un traitement à base d'antibiotiques. Un traitement à commencer sans tarder, lui dit-il, si elle veut, comme elle le prétend, être d'attaque lundi pour le boulot. Car, bien sûr, il n'est pas question pour elle d'accepter l'arrêt de maladie de trois jours proposé.

Après le départ du médecin, Alexandrine enfile un jogging et descend les escaliers sur ses jambes encore flageolantes, pour aller à la pharmacie la plus proche, au coin de sa rue. Mais arrivée devant l'officine, elle se fige, transformée en statue de sel. Elle ne sait pas pourquoi, mais elle est absolument incapable de pousser la porte devant elle. Comme si quelque chose de plus fort qu'elle — mais quoi, en fait ? — la retenait.

Inutile d'insister, se dit-elle. Et elle pousse jusqu'à la pharmacie suivante, sur le boulevard Ornano, près de la station de métro Simplon. Là, même phénomène. Alexandrine reste paralysée devant la porte vitrée. C'est alors qu'elle comprend que c'est le serpent vert devant elle, juste à la hauteur de ses yeux, qui l'empêche d'avancer, la plongeant dans une terreur impossible à maîtriser. Alexandrine est herpéthophobique.

Diagnostic

L'herpéthophobie, ou la peur des serpents, fait partie du groupe des phobies, pathologies très sous-estimées qui semblent toucher deux à trois pour cent des individus.

Cette peur irraisonnée peut entraîner des situations curieuses et des conduites d'évitement pour lesquelles le sujet fuit des situations qu'il redoute. La vision d'un serpent est très occasionnelle, mais sa représentation beaucoup moins. Les individus atteints de cette peur incontrôlable peuvent présenter une crise d'angoisse aiguë lorsqu'ils découvrent l'image du serpent dans un livre ou dans un film. Le problème est plus ennuyeux quand ils se rendent dans une pharmacie : la seule vue de l'enseigne les terrorise.

Un traitement médicamenteux s'avère parfois nécessaire, associé à une psychothérapie comportementale qui permet de déconditionner le patient de cette mauvaise habitude. Celui-ci est d'abord confronté à l'image de l'objet phobique. Après cette phase, il est mis en contact direct avec le sujet de ces angoisses durant plusieurs séances afin qu'il s'y habitue progressivement. Cette thérapie peut durer de trois à six mois, suivie de périodes de rappels si besoin. Parfois, un travail analytique sur la recherche des causes de cette peur s'impose.

La grande Claudia

Il lui fait drôle de penser qu'à une certaine époque, pour des milliers d'admirateurs, elle était « la Claudia ». Mais c'est loin tout cela. Depuis il y a prescription. Qui la reconnaîtrait dans la rue aujourd'hui, en 1997 ? Qui se souvient encore de son nom d'actrice ? De ses films ? Parfois, la RAI en diffuse un, le dimanche soir, au ciné-club, dans la catégorie des navets sympathiques. Le plus souvent, elle ne pense même pas à allumer son poste. Pourtant, l'autre soir, elle en a regardé un avec Fabio. En se revoyant sur l'écran, elle a eu l'impression de voir quelqu'un d'autre. Sa fille ou sa cousine, par exemple. En tout cas, pas elle.

Comme tant d'autres, elle avait d'abord été figurante à Cinecittà. A l'époque c'était facile : on tournait beaucoup de films en Italie. Mais contrairement à certaines, elle avait eu la chance d'être rapidement remarquée. La chance ? C'est à voir. Il lui avait suffi de quelques comédies légères — dans tous les sens du terme — pour connaître la gloire. Et faire d'elle une star, une égérie du nouveau cinéma italien. Pendant quelques années, elle avait mené une vie de reine, sinon de rêve. Sur les plateaux, chacun était aux petits soins avec elle, lui passait tous ses caprices. Les journalistes se pressaient aux portes de sa loge, voulant lui arracher des confidences soigneusement fabriquées par son agent ou ses attachées de presse. Combien de rendez-vous avec la presse n'avait-elle pas annulés parce qu'elle avait mieux à faire, passer chez le coiffeur, par exemple, ou bronzer au bord de sa piscine en compagnie d'un quelconque amant de passage dont elle était incapable de se rappeler le nom, ou le visage, le lendemain ?

Au faîte de sa gloire, Claudia avait été invitée au festival de Cannes. Ses fans, comme on dit aujourd'hui, faisaient nuit et jour le siège de l'hôtel où on lui avait réservé une suite. Elle ne pouvait pas sortir sans provoquer une émeute. Le soir de la projection de son film, un chef-d'œuvre oublié depuis, elle avait refusé de monter les marches du palais du festival si on ne lui trouvait pas, dans l'heure qui suivait, des chaussures exactement assorties au tissu de sa robe. Il avait fallu faire venir les escarpins de Paris par un avion spécial.

Etait-elle heureuse pour autant ? A vrai dire, elle n'en sait rien. Elle avait été emportée dans un tourbillon, à un âge où l'on ne possède pas encore les repères nécessaires. Elle était trop jeune pour se rendre compte de sa chance. Ce dont elle se souvient surtout, c'est de l'angoisse qui la saisissait entre deux tournages. Quand, justement, le manège s'arrêtait brusquement et qu'elle se retrouvait face à elle-même. Alors elle prenait conscience du vide de son existence, de l'absence de véritables amis autour d'elle. Elle s'étourdissait dans des fêtes, des soirées en boîtes, pour ne pas y penser. Et si, d'un seul coup, on cessait de l'aimer ? Si le public boudait son prochain long-métrage ? Claudia avait de plus en plus de mal à supporter les périodes d'inactivité.

C'est pourquoi elle avait enchaîné film sur film pendant cinq ans, sans même lire les scénarios, quitte à accepter de jouer les pires navets. Mais le public avait fini par se lasser, et les metteurs en scène aussi, les bons en tout cas. Son dernier film avait fait un flop retentissant. Les coups de téléphone étaient devenus plus rares et les propositions de travail inexistantes. Du jour au lendemain, le vide s'était fait autour de Claudia. Et si l'on avait encore parlé d'elle dans les journaux, cette année-là, ce n'était pas pour ses talents d'actrice. Mais parce qu'elle avait échappé de justesse à deux tentatives de suicide. Son seul refuge était désormais l'alcool, qu'elle consommait sans modération.

Comment avait-elle échoué, ce soir-là, dans ce bar miteux du Trastevere ? Qui l'avait amenée là ? Peut-être le destin qui voulait qu'elle rencontre Fabio, un jeune instituteur d'une école du quartier. Il avait un visage d'ange, avec ses boucles brunes qui lui tombaient sur les yeux, et ne l'avait pas reconnue. D'ailleurs, il connaissait à peine son nom. Ils avaient parlé jusqu'au milieu de la nuit, dans la tiédeur romaine, assis sur le parapet d'une fontaine. Mais ils n'étaient pas devenus amants aussitôt, ils s'étaient revus plusieurs fois, dans des cafés, avant que Fabio n'accepte de lui faire l'amour. Ils se sont mariés quelques mois plus tard, dans la minuscule église d'un petit village de Toscane. Loin des journalistes, sans autres témoins que leurs familles respectives. Claudia est devenue deux fois grand-mère et ne regrette rien de son ancienne vie. C'est à peine s'il lui arrive d'y penser, une ou deux fois par an, au hasard d'un article qui mentionne encore son nom. Ce nom qui, au demeurant, n'est plus le sien désormais. C'est grâce à Fabio que Claudia a pu rompre aussi radicalement avec le milieu du cinéma. Grâce à lui, elle a repris ses études pour devenir puéricultrice. Et elle peut analyser, avec le recul, qu'elle a vécu ce que les médecins connaissent bien sous le nom de syndrome d'Icare.

Diagnostic

Le syndrome d'Icare, décrit en 1974 par Freudenberger, est une pathologie d'épuisement physique et mental qui survient lorsque après un investissement prolongé et sans limite les résultats obtenus ne sont pas à la hauteur des espérances. Il survient également quand les récompenses ou la reconnaissance des autres ne sont pas conformes au désir ou aux ambitions fixés par le sujet.

Cette pathologie est liée étroitement à l'usage du succès et concerne essentiellement les artistes. Elle se rencontre aussi aujourd'hui chez des hommes politiques, des chefs d'entreprise, des présentateurs de télévision... Le problème des maladies liées au succès peut se comparer au cas d'Icare qui volait trop haut dans le ciel, la chaleur consumant ses ailes et le plongeant dans la mer Égée. Icare s'est nourri toute son enfance d'un idéal élevé, refusant toute compromission afin d'atteindre son but.

L'artiste a besoin d'être reconnu, aimé, adulé. Il focalise son énergie sur un seul objectif qui guide sa vie, la réussite à tout prix. Cet idéal a été souvent surdimentionné à l'instigation de l'environnement familial, dès la petite enfance. L'évolution de cette maladie dépend avant tout des possibilités de l'artiste à faire face à des situations d'échec, des périodes moins glorifiantes ou des critiques destructrices. Seul un équilibre personnel, familial et amoureux peut l'aider à ne pas sombrer et à maintenir un fragile équilibre. Sans oublier un soutien thérapeutique.

De l'air dans la tête

Combien de fois a-t-il fait l'aller-retour Paris-New York? C'est la question que se pose David, ce soir du 28 mars 1995, assis dans la salle d'embarquement de Kennedy Airport, en attendant l'annonce de son vol, retardé une fois de plus à cause du mauvais temps. En dix ans, à raison de quatre ou cinq fois par année au minimum, le calcul est vite fait. Et quand il pense qu'il y a des personnes qui craignent encore de prendre l'avion! Pour lui, c'est une routine. Le trajet de l'aller, David ne le voit jamais passer. Plongé dans ses dossiers — il est courtier en Bourse pour une grosse banque d'affaires américaine —, il n'interrompt son travail que le temps du plateau-repas. Le plus souvent, il ne regarde même pas le film, un navet de toute façon, sachant que, dès le lendemain matin il devra être opérationnel. En général, il atterrit le soir vers 17 heures à New York. Le temps de sauter dans un taxi, et il arrive à son hôtel en fin d'après-midi, au moment où *golden boys* et *executive women* sortent des bureaux, rendant les trottoirs impraticables. Parfois, il fait un détour par les « Tickets », histoire de vérifier s'il ne reste pas une place le soir même pour une comédie musicale qu'il n'aurait pas vue. Mais, le plus souvent, il se contente de se faire servir une collation par le *room-service* de l'hôtel Edison, sur la Quarante-Septième Rue. Il s'endort en regardant la télé. Dieu merci, il y a bien longtemps qu'il a appris à maîtriser ce bon vieux *jet-flag*. Non, c'est le retour de nuit qui lui pose toujours problème, lui qui n'a jamais réussi à s'y habituer. Surtout quand le vol a du retard, comme ce soir.

« *Fly one two two seven. Immediate boarding* », lance un haut-parleur. David jette un coup d'œil sur sa montre-bracelet. Une heure seulement de décalage. Normalement, si tout se passe bien, le pilote devrait rattraper le retard sans problème. Il sera à temps au bureau, pour le *briefing* habituel. David laisse passer le gros des passagers avant de s'engager à son tour sur la passerelle.

A l'entrée de la cabine, le steward lui indique son siège, en *business-class.* Après avoir déposé son sac de voyage dans le coffre au-dessus de sa tête et placé son *power-book* sous son siège, David s'installe confortablement. Il a dîné avec ses collègues new-yorkais avant son départ et demande à l'hôtesse de ne pas le réveiller pour le plateau-repas, parce qu'il entend faire une nuit complète. Dans une heure au plus, il dormira à poings fermés.

Mais plus de deux heures après le décollage, David n'a toujours pas réussi à trouver le sommeil. De plus, de violents maux de tête le tenaillent, provoquant en lui un début de nausée. Il avale un cachet d'aspirine et finit par s'assoupir après avoir suivi distraitement le film, un polar sans grand intérêt, avec Clint Eastwood en tête d'affiche. Hélas, ce répit est de courte durée. Au moment de l'atterrissage, la migraine de David redouble d'intensité et s'accompagne d'une terrible douleur au-dessus des yeux. Au point qu'il n'arrive même plus à les ouvrir complètement. Ce qui l'inquiète surtout, ce sont ces curieux crépitements qu'il croit ressentir sur son orbite gauche. Le mal devenant intenable, David manque de s'évanouir.

A son arrivée à Paris, sur le tarmac d'Orly, il se sait incapable d'aller au bureau dans un tel état. Ces yeux se réduisent à deux fentes étroites qui lui permettent tout juste de se diriger sans tomber. Il se fait conduire en taxi aux urgences ophtalmolgiques de l'Hôtel-Dieu, sur l'île de la Cité. Le médecin qui l'examine alors ne tarde pas à diagnostiquer un emphysème rétro-orbitaire.

Diagnostic

L'examen d'un patient présentant un emphysème rétro-orbitaire révèle un œdème de la paupière supérieure et une crépitation à ce niveau. Aucun signe de rougeur ni d'infection n'est décelé. Toutes les fonctions visuelles sont conservées.

La radiographie permet de visualiser un emphysème dans l'orbite atteinte, témoin de la présence d'air qui a traversé la paroi de l'orbite. Ce type d'emphysème peut survenir en cas de fracture osseuse ou après des éternuements ou encore une toux très violente.

Mais dans le cas de ce patient, aucun de ces facteurs déclenchants n'a été constaté. Il semblerait qu'une différence de pression entre les sinus et l'orbite se soit produite au moment de l'atterrissage conduisant alors de l'air dans l'orbite à travers une brèche osseuse non révélée par un scanner.

L'emphysème a disparu spontanément en quelques jours. Il arrive qu'il soit nécessaire d'aspirer cet air rétro-orbitaire afin d'éviter la compression du nerf optique.

Manuel, le Catalan

D'origine catalane — il affichait fièrement le drapeau de son « pays » sur la vitre arrière de sa vieille Seat —, Manuel avait décidé sur un coup de tête de quitter sa ville, ses parents, ses amis. Désespoir d'amour ? Problèmes financiers ? Il n'en parlait jamais. Un beau matin, il avait jeté dans le coffre de sa voiture tout ce qu'il possédait — bien peu de choses, en fait — et avait pris la route vers la frontière française sans même se retourner, laissant derrière lui sa Barcelone natale, et toute son enfance. Selon lui, il n'y avait rien de plus à dire. A midi, il était à Port-Bou. Une nouvelle vie commençait.

Les premiers temps avaient été difficiles. Il avait dormi plus d'une fois dans sa voiture, sur les aires de repos d'autoroute, n'ayant pas en poche de quoi se payer une chambre d'hôtel. Il avait connu à peu près toute la palette des petits boulots sans lendemain, les patrons sans scrupules, les arnaques en tout genre. C'est pourquoi, lorsqu'on lui avait proposé un emploi de plongeur à La Tartane, un restaurant de Toulon, il n'avait pas hésité. Après des mois de galère à jouer les portefaix, sinon les porte-couteaux, sur les docks de La Ciotat ou dans les souks de Marseille, il s'agissait d' une aubaine à ne pas manquer. Enfin un emploi stable, avec contrat de travail en bonne et due forme.

Manuel n'avait eu aucun mal à convaincre ses nouveaux patrons de son sérieux et de sa ténacité. « Il en veut, le petit », disaient-ils de lui. Mais il faut dire que le petit en question ne ménageait pas ses efforts : d'une ponctualité exemplaire, il ne rechignait pas devant les heures supplémentaires et se montrait toujours prêt à rendre service. S'il fallait réceptionner une livraison, il était à pied d'œuvre à 7 heures du matin, s'activant déjà au nettoyage de la salle et à la préparation des tables pour le service de midi. Bref, en quelques mois, il avait su se rendre indispensable. Au point de provoquer parfois l'irritation des autres employés du restaurant qui l'accusaient d'excès de zèle. Mais Manuel s'en moquait. Sourd aux sarcasmes et quolibets, il persévérait. Désormais, il ne poursuivait plus qu'un seul but : amasser suffisamment d'économies pour s'acheter, dans quelques années, un petit restaurant en Espagne, sur la Costa Brava.

En mai — Manuel avait été engagé à l'automne 1987 —, les premiers touristes avaient commencé à débarquer, et le patron, qui officiait également aux fourneaux, ne savait plus où donner de la toque. Il avait alors proposé à son jeune commis de devenir son assistant. De la plonge, Manuel était ainsi passé au « piano » et y avait fait merveille, s'éclatant dans la préparation des sauces et la décoration des assiettes. Pas de doute, il avait le don.

Manuel habitait un petit studio dans le vieux Toulon, juste derrière l'opéra, que lui louait un habitué du restaurant pour une somme tout à fait raisonnable. Mais il passait l'essentiel de ses journées aux fourneaux. Celles-ci commençaient le plus souvent sur les coups de 10 heures et ne s'achevaient qu'à minuit. Il bénéficiait juste de trois heures de pause dans l'après-midi, dont il profitait pour bronzer à la plage du Mourillon.

Avec l'arrivée de l'été, la température de la cuisine était devenue carrément étouffante. En raison de l'étroitesse des lieux et d'une ventilation pour le moins défaillante, celle-ci pouvait facilement atteindre 40°. Pour se désaltérer, Manuel buvait des litres d'eau au robinet et suçait en permanence des glaçons qu'il attrapait par poignées dans le réfrigérateur. Dans la semaine précédant le 14 juillet, il avait commencé à se sentir très fatigué. Lui qui habituellement se montrait toujours dynamique et jovial avait de plus en plus de mal à se lever le matin et se révélait facilement irritable ou grincheux, voire maladroit. Il était manifestement au bord de l'épuisement. Inquiet — il ne voulait surtout pas perdre un employé aussi précieux —, son patron lui avait alors proposé de se reposer un jour ou deux. Il réussirait bien à se débrouiller sans lui pour un temps si court. Mais, par fierté, Manuel n'avait rien voulu entendre. Suçant glaçons sur glaçons, il avait continué son service comme si de rien n'était. Cependant, le 14 au soir, alors que la salle du restaurant était bondée, il avait fait un malaise. Hospitalisé en urgence, les médecins avaient détecté la cause du mal : Manuel était victime du pica.

Diagnostic

Manuel était atteint du syndrome de pica, nom latin de la pie, oiseau qui a la réputation de manger des objets non comestibles. Ayant consommé de très grandes quantités de glaçons, Manuel présentait un phénomène de phagophagie, cause d'une carence en fer responsable d'une anémie entraînant des épisodes de fatigue et un malaise.

Les patients atteints de pica mangent des substances comestibles ou non, en grande quantité. Ces troubles du comportement alimentaire sont parfois admis dans certaines sociétés. Une femme sénégalaise a été hospitalisée pendant sa grossesse car elle mangeait de la terre que sa mère lui envoyait de son pays afin de la rendre plus solide.

Les observations de pica sont très fréquentes. Citons le cas d'une femme qui mangeait beaucoup de craie et de plâtre pour lutter contre ses problèmes digestifs. Certains consomment quarante cure-dents par jour, et deviennent xylophages. Les papyrophages mangent du papier. D'autres absorbent parfois mille cinq cents allumettes brûlées quotidiennes.

Le pica, fréquent chez 25 à 30 % des enfants, est souvent physiologique, mais peut créer des perturbations sévères quand il entraîne des signes de carence en fer qu'il faut absolument dépister avant l'apparition d'une anémie plus importante.

DÉTOURNEMENT

Il est marié à son entreprise. C'est du moins ce qu'affirme son épouse, à qui l'on peut faire confiance : elle sait de quoi elle parle, elle qui a passé plus de temps à l'attendre qu'une femme de marin au long cours. Il est vrai qu'à bientôt cinquante ans Patrick n'a pas vu les années défiler. Il a consacré toute son énergie à la firme qui porte son nom, une grosse boîte de travaux publics aujourd'hui cotée en bourse. Ce dont il n'est pas peu fier. Car cette réussite, c'est à lui seul qu'il la doit.

Mais, depuis quelque temps, il éprouve une sorte de lassitude. Les interminables voyages en avion lui coûtent de plus en plus. A l'heure des bilans, il se prend parfois à regretter de ne pas avoir vu grandir ses enfants, de n'avoir jamais pris le loisir de parler avec eux. Quand il les voit, quatre ou cinq fois par année, aux fêtes carillonnées, il ne sait pas quoi leur dire. Et se surprend même à éprouver une certaine jalousie vis-à-vis de sa femme, restée beaucoup plus proche d'eux.

Au cours de ces derniers mois, Patrick a dû interrompre à plusieurs reprises ses activités. Ce qui ne lui était jamais arrivé en trente ans. Lui qui affichait une résistance à toute épreuve et n'avait quasiment jamais consulté de médecin depuis la prime enfance a été victime d'une série de malaises dont les causes n'ont pas été clairement identifiées. En dehors du surmenage, aucune explication vraiment satisfaisante n'a pu être apportée. Angoissé par ces dérèglements inexpliqués, alors qu'il considérait depuis toujours son corps comme un atout, Patrick s'est adressé à plusieurs spécialistes du cœur et des nerfs. En vain. A part la fatigue accumulée depuis des années et une tension peut-être un peu élevée — et encore, rien d'alarmant pour son âge —, ils n'avaient rien décelé. Patrick s'était même sévèrement accroché avec l'un d'eux, dont il avait eu l'impression, fausse sans doute, qu'il ne prenait pas suffisamment au sérieux ses légitimes inquiétudes.

Suite à de violentes douleurs abdominales, Patrick était passé sur le billard, ainsi qu'il se plaisait à le dire, deux mois plus tôt, pour une présomption d'appendicite. L'intervention chirurgicale s'était déroulée normalement, et n'avait, une fois de plus, rien révélé d'inquiétant. Mais cela n'avait pas suffi à le rassurer pleinement. Patrick vivait désormais dans la crainte permanente de l'infarctus, son propre père ayant succombé à ce mal trois ans plus tôt. Pour se remettre de son opération, il s'était octroyé un mois complet de repos. Sa femme avait loué une villa avec piscine au cap d'Antibes. Ils adoraient la Côte d'Azur. Durant leur séjour, Patrick s'était plaint plusieurs fois de douleurs thoraciques. Il avait même fallu appeler un médecin, qui avait conseillé un électrocardiogramme. Par pure précaution. Au demeurant, celui-ci s'était avéré parfaitement normal.

Au retour, Patrick avait repris ses activités habituelles, comme si de rien n'était. Tout semblait rentré dans l'ordre. Manifestement, ces quatre semaines d'arrêt lui avaient fait le plus grand bien. Patrick doit se rendre en Afrique pour la signature d'un gros contrat, la construction d'un barrage hydroélectrique dont sa firme est partie prenante. Sa femme l'accompagne à l'aéroport. Dans la voiture, il lui confie son intention de lever le pied après cette dernière affaire. Il est temps de passer la main, lui dit-il.

Trois heures après le décollage, Patrick sent l'angoisse monter en lui. De violentes douleurs étreignent sa cage thoracique. Affolée par les gémissements de son passager, l'hôtesse alerte le commandant de bord. Ce dernier, craignant un infarctus, décide alors de détourner l'avion sur l'aéroport le plus proche. L'enquête médicale révélera, quelque temps plus tard, que Patrick a été victime, ce 12 juin 1992, du Jet Münchhausen Syndrome.

Diagnostic

Le Jet Münchhausen Syndrome est une variante curieuse du syndrome de Münchhausen précédemment décrit. Dans ce cas, le patient simule une menace d'infarctus pendant un vol. Sa connaissance parfaite des symptômes de cette pathologie lui a permis de mimer cette urgence.

Les équipages reçoivent une formation paramédicale très succincte les empêchant de faire face à toutes les situations d'urgence. De toute façon, les patients atteints de ce syndrome réussissent régulièrement à tromper les médecins les mieux formés. D'autre part, une réanimation en vol ne peut s'effectuer qu'en présence d'un médecin confronté régulièrement à ce type d'urgence et pouvant avoir accès au matériel médical indispensable à la réanimation. Le pilote, responsable de la sécurité des passagers, a préféré atterrir en toute hâte.

La bonne soupe

Comme chaque soir, à 19 heures sonnantes, Germaine s'apprête à avaler son assiette de soupe, en regardant les informations régionales sur France 3. Elle a fourragé toute la journée au jardin, désherbé les radis, cueilli des haricots et se sent fatiguée, les jambes lourdes, le dos en compote. Dame, c'est qu'elle n'est plus aussi vive qu'il y a ne serait-ce que cinq ans. Elle se dit qu'elle ne va pas faire long feu devant le petit écran. Ce manque de tonus l'inquiète un peu. Il faudrait peut-être qu'elle en parle au docteur, à l'occasion. Encore que les médicaments ne soient pas son fort. Comme elle le dit toujours, rien de tel qu'un bon potage, avec les légumes du jardin, et une bonne nuit de sommeil pour vous remettre en train.

Pour Germaine, la soupe est le meilleur des remèdes. Elle en a gavé ses enfants quand ils étaient petits. Depuis plus de cinquante ans, elle en a fait sa nourriture quotidienne, avec du pain trempé et une rasade de vin rouge. En dehors du café au lait, elle ne connaît rien de plus délicieux. Tous les grands chefs et autre Maïté de la télévision peuvent bien parader avec leurs plats compliqués, pour elle rien ne vaut le potage. Même en été, pendant les grosses chaleurs, elle consomme sa ration quotidienne : deux belles assiettées bien pleines et fumantes gorgées de tous les bienfaits de la nature. Et ce n'est pas à quatre-vingt-deux ans passés qu'elle va changer de régime alimentaire.

Pourtant, dans les jours et les semaines qui suivent, Germaine peine de plus en plus à mener son train-train quotidien, a des difficultés pour se lever le matin, se réveille épuisée comme si elle n'avait pas dormi de la nuit, et n'a même plus le courage de se rendre au jardin. Elle se traîne comme une loque, les membres ankylosés, entre son fauteuil et son fourneau. Au village des Brévières, plus personne ne la reconnaît, elle d'habitude si dynamique.

Dans un premier temps, elle met cette baisse de régime sur le compte de la chaleur. Puis elle finit par se demander si elle ne ferait pas un peu de dépression, ce truc à la mode dont on parle souvent dans les émissions. Il est vrai que, lorsqu'elle a pris la décision de fermer son café, à l'automne dernier, ce fut un crève-cœur, mais elle avait dû se ranger à l'avis de ses fils. Debout derrière le bar toute la journée, avec ses varices, c'était devenu trop dur. Sans compter qu'il y avait belle lurette que son commerce n'était plus rentable : sans la pension de son mari, elle aurait mis la clé sous la porte depuis longtemps. Seulement, au village, il n'y avait plus qu'elle et le boulanger pour maintenir un semblant de vie. Même l'épicerie Casino avait fermé, il y a cinq ans déjà.

L'hiver avait été difficile pour Germaine. Elle avait eu du mal à s'habituer à sa nouvelle vie de retraitée. D'autant qu'avec la neige ses enfants ne pouvaient plus monter la voir aussi souvent. Heureusement, avec les beaux jours, elle avait repris goût à la vie. Mais quand ses fils débarquent, pour le week-end du 15 août, ils la trouvent changée, affaiblie, et ont du mal à cacher leur trouble. Ce qui les inquiète surtout, c'est sa difficulté à se déplacer. Mine de rien, ils l'interrogent : a-t-elle vu le médecin, récemment ? Mais oui, leur répond-elle. Il l'a même longuement examinée, tripatouillée de partout. Sans rien trouver. En attendant, elle a toujours ces satanées douleurs abdominales qui lui retournent le ventre. Elle a bien pris les médicaments, mais en vain. Elle finit cependant par avouer que le médecin lui a prescrit une série d'examens, qu'elle n'a, bien sûr, pas jugé utile d'effectuer : ça va passer, s'obstine-t-elle à répéter, avec son entêtement coutumier.

Après moult discussions orageuses, Germaine consent, trois jours plus tard, à descendre en ville avec son fils aîné pour y effectuer lesdits examens, prise de sang et radio. C'est alors que l'on découvre que Germaine s'intoxique depuis des mois avec le plomb qui s'écaille au fond de la vieille assiette en porcelaine qu'elle utilise pour manger sa soupe.

DIAGNOSTIC

Germaine présente un cas de saturnisme secondaire à une intoxication quotidienne par le plomb. L'assiette dans laquelle elle mangeait était en terre cuite. Un acide à forte teneur en plomb avait été utilisé pour sa fabrication. Des douleurs abdominales et une fatigue sont apparues progressivement. L'intoxication par le plomb provoque une anémie. Des troubles neurologiques plus sévères peuvent apparaître si le diagnostic n'est pas effectué rapidement, puis aboutir à une issue fatale.

Le seul moyen d'évacuer le plomb est d'injecter un produit fixant le plomb sanguin, qui est alors évacué dans les urines. L'état de santé s'améliore alors rapidement. Il est indispensable d'éviter toute contamination prolongée, et notre patiente dut se débarrasser de ses assiettes.

La principale source d'intoxication des enfants par le plomb en Ile-de-France est constituée par la dégradation de peintures à forte teneur en plomb utilisées dans de vieux immeubles construits avant 1948. L'intoxication par le plomb reste le plus souvent asymptomatique, ce qui pose le problème du diagnostic. Les complications neurologiques et les conséquences à long terme d'une intoxication chronique sur le développement psychomoteur des enfants en font aujourd'hui un véritable problème de santé publique pris très au sérieux par le ministère de la Santé.

On estime aujourd'hui qu'une intoxication modérée peut entraîner une perte de trois à quatre points du QI irréversible ainsi que de sérieuses difficultés d'insertions professionnelles.

Josette et les dindons

Ils ont même eu, au printemps 1996, les honneurs du *Figaro.* Tout ça pour avoir eu l'idée, saugrenue en apparence, d'aller élever des dindons dans le Berry. Et une double page avec photo, s'il vous plaît ! Il est vrai que, sur les images, leur fermette paraît pimpante, avec ses jardinières fleuries posées sur les rebords des fenêtres, et ses rideaux de dentelle qui flottent au vent. Évidemment, au plein cœur de l'hiver, avec la boue qui rend les chemins quasiment impraticables, et le ciel gris qui tombe comme un couvercle, le tableau est nettement moins idyllique, se dit Josette, en feuilletant le magazine qui traîne depuis deux semaines sur la table de la cuisine. Remarquez, elle ne regrette rien. Quand elle se rappelle les embouteillages, les métros bondés aux heures de pointe, les courses à la va-vite au supermarché en rentrant du travail, elle admet volontiers qu'elle ne voudrait revenir à Paris pour rien au monde. Ici, au moins, on respire. Un peu trop, même, parfois ! Non, c'est juste qu'elle est vaguement irritée par cette mode subite du retour au vert présenté comme un éden. Certes, la vie à la campagne possède ses avantages, mais elle a aussi ses revers. Ce qu'on ne voit pas sur les photos, élégamment retouchées, ce sont les gamelles de nourriture pour animaux qu'il faut charrier à bout de bras, les canalisations qui gèlent, le tracteur qui s'embourbe, les traites du Crédit Agricole qui s'amoncellent.

C'est Claude, son mari, qui a eu l'idée de s'installer ici. Sans lui, Josette ne serait sans doute jamais partie et occuperait encore son emploi de démonstratrice dans les grands magasins. Mais lui n'en pouvait plus des horaires fous qu'on lui imposait, des heures passées dans les embouteillages, le volant dans une main, le téléphone portable dans l'autre. Il y avait déjà un moment qu'il parlait de décrocher. Et puis cet héritage inattendu avait tout déclenché : un vieil oncle lui léguait cette ferme avec cinquante hectares de bois autour.

Au départ, ils voulaient se contenter de faire chambre d'hôte aux beaux jours. L'idée de l'élevage était venue ensuite. Leur premier hiver, ils l'avaient passé à retaper la maison et ses dépendances, avaient abattu des cloisons, coulé une chape de ciment, créé des sanitaires. Ils avaient ainsi aménagé trois petits studios à louer, engloutissant dans les travaux toutes leurs économies... et même plus. Mais au bout d'un été, ils avaient fait leurs comptes : malgré le développement du tourisme vert, comme on dit dans les guides, ils ne pourraient pas vivre des seuls revenus des locations. Voila comment, après la lecture d'un article dans une revue spécialisée, ils s'étaient lancés dans l'élevage des dindons.

Josette est aujourd'hui devenue experte dans le maniement de ces fichues bestioles. Au début, elle avait cru qu'elle ne s'y ferait jamais. Elle entrait à reculons dans l'enclos, ayant toujours peur de se faire mordre. Pourtant, malgré cette occupation prenante, il lui arrive parfois de trouver les journées longues et monotones. Surtout durant l'hiver quand la nuit tombe vite. Pour Claude, ce n'est pas pareil : il va à la chasse avec son chien ; et puis il a toujours un truc à bricoler dans l'atelier. Mais elle, en dehors des mots croisés, n'a guère de distractions.

Elle avait bien pensé se remettre au tennis, mais, depuis plusieurs semaines, elle ressent des douleurs au poignet droit qui la lancent presque en permanence. Elle a bien essayé de prendre une raquette, mais elle en est incapable. Ces élancements commencent à la gêner dans son travail et dans son sommeil. Un matin, alors qu'elle s'apprête à entamer des mots fléchés, elle découvre qu'elle ne parvient même plus à tenir un stylo entre ses doigts, tellement elle souffre. Elle ressent une douleur aiguë dans tout l'avant-bras, qui lui fait monter les larmes aux yeux. Cette fois-ci, il n'y a plus à hésiter : elle prend rendez-vous chez le médecin pour le lendemain.

Claude l'accompagne en voiture jusqu'à la ville. De toute façon, il a des engrais et un rouleau de clôture à prendre. Quand il passe la rechercher, une heure plus tard, il n'en croit pas ses oreilles. Et pourtant, Josette n'a pas l'air de plaisanter : elle souffre d'une tendinite aggravée par son activité de masturbatrice de dindons.

Diagnostic

La tendinite du poignet est provoquée par la sollicitation fréquente et répétée des tendons du poignet lors de la pratique du tennis et, dans ce cas, par une activité de masturbateur de dindons. Un traitement anti-inflammatoire, de la kinésithérapie et une mise au repos du poignet sont alors conseillés.

Les dindons étant très agressifs, pouvant attaquer les femelles et ayant peu de goût pour l'accouplement, la fécondation de cette espèce en élevage est difficile. Le recours à l'insémination artificielle s'impose parfois, surtout lorsque les éleveurs souhaitent avoir de belles dindes pour les fêtes de Noël. La masturbation s'effectue alors à l'aide d'un tuyau placé à l'extrémité du méat du dindon, que le technicien active afin d'exciter l'animal, puis le sperme est recueilli dans un flacon stérile.

Une famine indescriptible

Cet hiver-là reste gravé dans la mémoire collective irlandaise comme l'un des plus rigoureux et des plus meurtriers que le pays ait jamais connus. En cette année 1852, la misère s'abat sur l'Irlande, comme la vérole sur le bas clergé. Même les moutons meurent par centaines, les pattes fichées dans la tourbe, faute de nourriture. Les hommes en sont réduits à gratter la terre gelée pour arracher des racines et les manger. Ils s'attaquent également à l'écorce des arbres. Faute de mieux, on prépare pour les enfants un bouillon à base d'herbes et d'orties. Beaucoup ne résistent pas à un tel régime et décèdent de dysenterie.

Mary vit seule avec ses trois enfants dans une misérable chaumière que ne parvient pas à réchauffer un maigre feu de tourbe qui dégage à la fois une odeur âcre de suif et une fumée noirâtre. Son époux, Julius, parti tenter sa chance aux Amériques, a embarqué voilà trois mois sur un navire en partance pour Boston. Depuis, elle n'a aucune nouvelle. Est-il mort en mer ? Son bateau est-il arrivé à bon port ? Pourtant, elle garde confiance. Julius a fait la promesse de les faire venir, elle et les enfants, dès qu'il serait installé. Pour sûr, il respectera sa parole, si Dieu le lui permet.

Mary est un petit bout de femme d'une maigreur à faire peur, mais dont l'énergie farouche transparaît dans le regard. Un regard enfiévré par la faim, et peut-être troublé par une anomalie, le daltonisme, dont elle souffre depuis sa naissance. Seule sa foi catholique fervente lui permet de tenir le coup. A la nuit tombée, quand les enfants sont couchés dans l'unique lit de la maison, serrés les uns contre les autres pour lutter contre le froid, elle passe des heures à prier. C'est dans le secours de la religion qu'elle trouve la force de résister aux envies de suicide qui l'assaillent parfois.

A la fin de l'hiver, quand le dégel s'annonce enfin, les greniers sont vides depuis longtemps, raclés jusqu'au dernier grain. Celui de Mary comme celui des voisins. Même la paille y est passée, transformée en galettes mélangée à de la terre. La jeune femme n'a plus rien à donner à ses trois enfants, et pas le moindre denier pour acheter quoi que ce soit. Ses quelques économies sont passées dans l'achat du billet de bateau pour Julius, et le reste est parti aux impôts. Mais la végétation redémarre, et avec elle revient un peu d'espoir. Pour Mary, celui-ci réside dans un pauvre carré de pommes de terre ensemencé derrière la maison, à l'abri des vents d'ouest qui balaient la lande hiver comme été. Elle en extrait chaque jour une maigre pitance, quelques tubercules rabougris qui permettent d'épaissir un peu une soupe de trèfles et de pissenlits ramassés sur les talus, arrachés tant bien que mal à la voracité des moutons.

Mary se croit presque tirée d'affaire, quand, un matin, elle est prise de terribles nausées et vomit le peu que contient son corps anémié. Elle meurt quelques jours plus tard dans d'atroces souffrances, laissant derrière elle trois enfants eux aussi mal en point, envoyés aussitôt à l'orphelinat de Dublin. En fait, Mary est morte d'une intoxication alimentaire qu'elle aurait pu facilement éviter. En effet, les pommes de terre qu'elle arrachait de son champ avec l'énergie du désespoir étaient porteuses d'une maladie aisément identifiable à la couleur rouge qu'elle donne aux feuilles et aux tubercules. Sauf que la jeune femme était incapable de distinguer les légumes sains des légumes malades.

Diagnostic

En 1852 en Irlande, les pommes de terre étaient porteuses d'une maladie repérable à une différence de couleur sur les tubercules et les feuilles. L'anomalie dont souffrait Mary l'empêchait de repérer la teinte des feuilles des pommes de terre atteintes. Mary s'est donc empoisonnée, victime d'un cas exceptionnel de daltonisme mortel.

Cent trente millions de daltoniens dans le monde ne peuvent distinguer le rouge et le vert. C'est une anomalie héréditaire décrite en 1798 par Dalton, physicien anglais, atteint lui-mêmc dc cettc affcction. Ce défaut visuel est sans gravité, mais interdit certaines professions nécessitant une maîtrise parfaite des couleurs (pilotes, conducteurs de trains...).

Il existe d'autres anomalies de la vision des couleurs : les protamopes sont incapables de voir le rouge. Les deutéranopes, le vert, et les tritanopes, le bleu. Le trichromate possède des yeux normaux qui perçoivent les trois couleurs fondamentales rouge, vert et bleu.

Une chevelure éclatante

Irène, dotée d'un mari directeur de société généreux, n'a jamais eu honte de son image de femme au foyer. Ils vivent à Lausanne, dans un superbe appartement de la vieille ville, au pied des escaliers de la cathédrale. A quarante-deux ans, c'est une femme élégante, bien dans sa peau, qui prend soin de son apparence. Grâce à la situation de son époux, elle peut s'offrir des vêtements de bonne coupe, souvent coûteux, qui mettent en valeur sa silhouette affinée par plusieurs cours de gymnastique hebdomadaires. Elle fréquente régulièrement un institut de beauté, où elle se fait faire masques et massages, ainsi que des séances d'UV qui lui donnent à l'année une mine rayonnante.

Mais Irène est surtout fière de son opulente crinière, une masse de boucles brunes retombant en souplesse sur ses épaules, entretenue à coups de crèmes nourrissantes, baumes embellisseurs et après-schampooings, ainsi que par un brossage long et énergique, chaque matin, la tête en bas. Une recette de sa grand-mère. Or, il y a environ deux mois de cela, le 2 juin 1996, elle a remarqué qu'elle perdait ses cheveux. Une poignée, un matin, sur sa brosse. Puis la même chose le jour suivant. Et de plus en plus, jour après jour.

Bien sûr, comme toutes les femmes, Irène a déjà connu des épisodes de chutes dues à des moments de fatigue ou de stress, mais jamais d'une telle ampleur. Affolée, elle va d'abord voir son coiffeur, qui lui brûle les pointes, « pour redonner de la vigueur à tout ça ». Hélas, la vigueur espérée se fait attendre. Elle consulte son médecin qui, malgré les examens qu'il a prescrits, semble perplexe. Irène a perdu tant de cheveux qu'elle porte en permanence un foulard serré autour de la tête. Sur les conseils de son généraliste, elle consulte un dermatologue qui lui ordonne une série de piqûres d'un produit stimulant la repousse. Mais, au bout du traitement, aucune amélioration n'est constatée.

En quelques semaines, Irène est totalement chauve. Une pelade complète. Désespérée, elle retourne chez son médecin qui évoque la possibilité de problèmes psychologiques. Un traumatisme, peut-être, ou un choc violent. Mais Irène a beau fouiller dans sa mémoire, elle ne voit pas. En dehors des disputes rituelles avec son mari — des querelles de vieux couple, comme elle dit —, aucun événement n'a marqué son existence durant les derniers mois. La mort dans l'âme, elle se résout à porter une perruque, mais le vit très mal. Cette alopécie la rend folle. Elle n'ose quasiment plus sortir de chez elle et vit en permanence sous antidépresseur. Pour couronner le tout, elle a en plus du mal à marcher. Plusieurs fois de suite, en sortant dans la rue, elle a eu l'impression qu'une raideur lui gagnait les jambes, la rendant maladroite, au point de devoir se rattraper, de justesse parfois, à un arbre ou à un réverbère. Elle bute régulièrement dans les trottoirs ou sur les pas de porte, à l'entrée des magasins.

Irène accepte une nouvelle série d'examens : radio, scanner, IRM, prise de sang. On découvre alors qu'elle souffre d'un diabète jamais repéré auparavant. L'équation commence enfin à prendre forme : diabète plus chute des cheveux plus problèmes de motricité, on approche de la solution : Irène est atteinte du syndrome de l'homme raide.

Diagnostic

Le syndrome de l'homme raide, encore appelé « Stiff-Man Syndrome » par les Anglo-Saxons, est une maladie neurologique rare caractérisée par une rigidité progressive des muscles, accompagnée de spasmes douloureux déclenchés par les bruits et les émotions. Si le diagnostic n'est pas évoqué, le patient devient de plus en plus raide et prend l'aspect d'un homme de bois qui se déplace comme soudé en un morceau. Un traitement de plusieurs médicaments entraîne une amélioration, la marche redevient normale, et les cheveux repoussent.

Des douleurs insurmontables

Il est près de minuit, le dimanche 2 janvier 1997, quand Ricardo arrive, seul, aux urgences du centre hospitalier universitaire de Lyon. A l'accueil, il se plaint auprès de l'infirmière de violentes douleurs abdominales, qui le plient en deux par moments comme s'il recevait un uppercut dans l'estomac. Manifestement, il ne simule pas. Au demeurant, ses traits tirés témoignent des souffrances qu'il endure. L'interne qui l'examine une demi-heure plus tard constate qu'il présente une forte fièvre et décide de le garder en observation jusqu'au lendemain.

Avec ses cheveux blonds, coupés court, ses yeux gris-bleu et sa taille moyenne, le jeune homme ne présente pas le moindre signe physique distinctif. Dans la foule des passants, un samedi après-midi, Ricardo passerait totalement inaperçu. Surtout vêtu comme ce soir-là d'un pantalon brun, d'un pull-over chiné beige et d'une banale veste de tweed. Aux questions du médecin, il répond sans détour, n'annonce aucun antécédent médical grave, en dehors des maladies infantiles classiques, prétend ne pas connaître d'allergie particulière et semble avoir toujours été en parfaite santé.

Sa fiche d'admission, qu'il a remplie d'une écriture ronde et appliquée, ne signale rien de particulier. Agé de trente-deux ans, il est célibataire, sans enfant, et se dit secrétaire comptable dans une entreprise de construction mécanique de la région. Il présente une carte de Sécurité sociale en bonne et due forme et donne pour adresse celle d'une résidence de la proche banlieue, située à moins d'un quart d'heure, en voiture, de l'hôpital. Il demande d'ailleurs à l'infirmière s'il doit déplacer son véhicule qu'il a garé sur le parking réservé aux visiteurs. Celle-ci le rassure, en lui disant que ça peut attendre au lendemain. Apparemment, il ne désigne aucune personne à prévenir en cas d'urgence. Ses parents, précise-t-il, sont très âgés, et il ne voudrait pas les inquiéter inutilement.

Au matin, la fièvre de Ricardo n'est toujours pas tombée, et le médecin qui l'examine à nouveau songe à une péritonite. Selon lui, il faut opérer de toute urgence. Dans les minutes qui suivent, Ricardo est placé sur un chariot, et deux infirmiers le dirigent, séance tenante, vers le bloc opératoire où on le place immédiatement sous anesthésie. A cet instant, le chirurgien, la panseuse et l'anesthésiste sont très loin d'imaginer ce qu'ils vont découvrir en opérant ce jeune homme sans histoire. C'est en effet un bric-à-brac incroyable qu'ils vont extraire du ventre de leur patient : des cuillères, des clous, des pièces de monnaie, des vis, un rasoir et un couteau de poche. En tout, près d'un kilo d'objets métalliques en tout genre.

Diagnostic

Il est décrit de nombreux cas d'avaleurs d'objets ayant vécu des années avec plusieurs kilos de métal dans leur estomac distendu. En 1927, plus de deux mille objets furent retrouvés dans le corps d'un Américain qui se plaignait de douleurs abdominales. Plus proche de nous, un homme de quarante ans est connu pour avaler un kilo de métal par jour : il a ainsi consommé vingt bicyclettes, cinq télévisions, un ordinateur, des caddies. En étant exposés dans des foires, ces individus gagnent leur vie de cette manière.

Les risques médicaux ne sont pas négligeables : douleurs abdominales, hémorragies, éventration, surinfection. Ils peuvent parfois conduire à la mort.

Une faute impardonnable

Enceinte de jumeaux, Joy vient de mettre au monde, le 3 août 1995, à 17 heures, son premier bébé, une petite fille de 2,8 kg. Le médecin accoucheur l'invite à ne pas relâcher ses efforts. La libération est proche, lui dit-il.

Joy a tout juste dix-sept ans quand elle se marie. Mais, contrairement à ce que beaucoup croient alors, c'est vraiment par amour qu'elle a épousé Jeff, un ouvrier mécanicien à peine plus âgé qu'elle. Est-ce sa faute si elle est tombée instantanément amoureuse de ce grand gaillard aux bras tatoués et aux cheveux noués en catogan, qui l'a enlevée sur sa moto, à la sortie du lycée, devant ses copines ébahies ? Qu'il y ait eu le désir de provoquer et de s'affranchir d'un milieu familial trop pesant, soit, mais cela n'ôte rien à l'amour qu'elle porte à Jeff.

Toutefois, Joy ne tarde pas à s'ennuyer dans sa nouvelle existence de femme au foyer. Les courses et le ménage la barbent. Elle a trop besoin des autres, de l'agitation de la rue. Rester enfermée dans son pavillon de la banlieue de Chicago, coincée entre le canapé à fleurs — cadeau de mariage de ses beaux-parents — et la télé grand écran, en attendant que son cher époux rentre du travail, très peu pour elle. Elle étouffe, en parle à Jeff. D'abord réticent, il finit par accepter l'idée qu'elle travaille.

C'est ainsi que Joy trouve un job à la cafétéria du centre commercial voisin. Le boulot n'est pas génial — le salaire non plus —, mais elle y trouve pourtant son compte, aimant le contact avec les clients, des hommes pour l'essentiel, et ce jeu de séduction permanent et sans risque qu'elle entretient avec eux. Elle apprécie le climat d'amitié qui prévaut entre ses collègues devenues rapidement des copines.

Mais Jeff supporte parfois mal les absences répétées de Joy, sa façon souvent désinvolte de rentrer tard le soir, sans prévenir, sous prétexte qu'elle est allée prendre un pot avec ses collègues de travail. Il se montre jaloux, méfiant. Les disputes deviennent de plus en plus fréquentes. Aussi, quand Joy rencontre Michael, un grand type à la stature de basketteur, un soir à la fin de son service, elle n'hésite pas une seconde à le suivre. Plus que jamais, elle se veut une femme libre. Durant deux ans, elle mène une double vie entre Jeff et Michael, passant de l'un à l'autre sans problème, attachée aux deux. Elle a toujours pris soin que Jeff ne se doute de rien afin de ne pas le blesser inutilement. Et quand celui-ci évoque son désir d'avoir un enfant, elle lui cède immédiatement, renonçant sur l'heure à prendre la pilule.

Trois mois plus tard, Joy apprend qu'elle est enceinte. De jumeaux, qui plus est. Cette nouvelle situation la rapproche encore plus de lui. D'un seul coup, elle ne supporte plus sa relation avec Michael, auquel elle annonce sans ménagement sa décision de rompre.

C'est ainsi que Joy se retrouve sur cette table d'accouchement, prête à mettre au monde ses jumeaux. Les souffrances deviennent de plus en plus insupportables. Dans un ultime effort, ceux-ci apparaîssent enfin. C'est en rouvrant les yeux, et en notant les regards pour le moins étonnés de ceux qui l'entourent, à commencer par le médecin, que Joy réalise qu'il s'est produit quelque chose de bizarre. Elle comprend l'étonnement général lorsqu'on lui dépose son deuxième enfant sur la poitrine : celui-ci est un garçon aussi noir et crépu que sa sœur jumelle est blonde et blanche.

Diagnostic

La naissance de jumeaux hétérozygotes dont l'un est noir et l'autre blanc, issus de deux œufs différents, constitue un cas exceptionnel. Chaque ovule a été fécondé à quelques heures d'intervalle par deux spermatozoïdes différents. L'un provenant de son amant antillais, l'autre de son mari.

Un autre cas de naissance de jumeaux de couleur différente s'est produit en 1993, chez un couple ayant décidé de recourir à la fécondation *in vitro*. A la naissance, les parents furent surpris de constater qu'un des deux enfants avait la peau noire : après avoir effectué des recherches, les médecins sont convenus que, lors de l'insémination, suite à une mauvaise manipulation, un des deux œufs avait été fécondé par le sperme d'un donneur inconnu.

Une mauvaise chute

Et dire qu'il a fallu que cet accident lui arrive le dernier jour du séjour, quasiment à sa dernière descente, juste avant de rendre le matériel de location au magasin de sport de la station !

En arrivant au sommet du téléphérique, ce soir-là, Chantal chausse rapidement ses skis. Elle est fatiguée et a hâte de rentrer pour préparer les valises. Or elle a accepté cette ultime descente pour faire plaisir à un copain. Mais il est déjà tard, le soleil passe derrière la montagne, et il commence à faire froid. Elle part devant, sans attendre Pierre, toujours plus long à s'équiper. Elle vient à peine d'entamer la piste qu'un surfeur lui coupe la route. En essayant de l'éviter, elle croise ses spatules, se prend les jambes dans ses bâtons, perd l'équilibre et pousse un hurlement en tombant la tête la première dans la pente. Elle dévale une bonne dizaine de mètres avant de s'arrêter. Alors, elle tente par deux fois de se relever, mais en est incapable. Une douleur dans la jambe gauche lui coupe littéralement le souffle.

Quand Pierre la rejoint enfin, il propose de l'aider à se remettre sur pied. Mais elle lui fait comprendre qu'elle ne peut absolument pas se tenir debout. Il n'y a qu'une chose à faire, aller chercher du secours avant que la nuit tombe. Vingt minutes plus tard, Pierre revient avec deux secouristes. Lesquels déplacent Chantal avec précaution et posent une attelle sur sa jambe. Ils la chargent ensuite sur un brancard et la ficellent comme un saucisson de charcutier.

Lorsque Chantal est enfin arrimée à sa couche de fortune, la descente infernale commence. Une descente à tombeau ouvert qu'elle n'est pas près d'oublier. Jamais elle n'a eu aussi peur de sa vie. Dévaler la pente, couchée au ras de la neige, avec la tête qui brinquebale au gré des bosses, c'est assurément mille fois plus terrifiant que n'importe quelle attraction d'un parc Disney. Le trajet, quelques minutes tout au plus, lui a semblé durer une éternité.

Arrivée au pied des pistes, elle est immédiatement chargée dans une ambulance qui la conduit au centre hospitalier de Bourg-Saint-Maurice. Elle est opérée dans la soirée d'une fracture de la malléole gauche, heureusement sans complication. Mais le chirurgien la prévient tout de même qu'elle devra rester immobilisée au moins un mois et probablement subir des séances de rééducation avec un kiné. Pour ses examens de fin d'année — elle finit son droit —, cette chute risque d'être problématique !

Quelques jours plus tard, Chantal est autorisée à quitter l'hôpital. Ses parents viennent la chercher en voiture et la ramènent à Paris. Mais, à peine de retour chez elle, elle commence à ressentir de violentes démangeaisons au niveau de sa cheville gauche, celle qui est dans le plâtre. Inquiets de cette réaction, ses parents préviennent le médecin qui constate une éruption responsable de ces démangeaisons. Chantal présente une allergie au matériel d'ostéosynthèse utilisé pour réduire sa fracture.

Diagnostic

Les tests cutanés pratiqués par l'allergologue mettent en évidence une allergie au nickel contenu dans la plaque d'ostéosynthèse (réunion des fragments d'un os fracturé à l'aide de boulons, de vis ou de plaques métalliques) posée quelques semaines plus tôt. Son ablation entraîne alors une disparition des manifestations cutanées. La législation européenne limite aujourd'hui les quantités de nickel contenues dans ce type de matériel.

La rivière du tableau

New-yorkaise de naissance, Jane est, à quatre-vingt-deux ans, une vieille dame dynamique qui vit seule dans un immense loft du sud de Manhattan, dans le quartier de Soho. Quand elle a emménagé là, vingt ans plus tôt en 1966, tous ses amis l'avaient prise pour une folle. Qu'allait-elle faire dans ce quartier pourri, au milieu d'entrepôts promis à la démolition ? Pourtant, aujourd'hui, le moindre mètre carré s'y dispute à prix d'or, et beaucoup lui envient son appartement. Jane a manifestement eu le nez creux, elle qui pourtant n'a jamais été une femme d'affaires.

Son immeuble jouxte la toute nouvelle fondation Guggenheim, un vaisseau de briques rouges et de fonte consacré à l'art contemporain installé dans une usine désaffectée restaurée à grands frais. Elle ne rate jamais un vernissage ou une exposition quand elle est à New York. Elle-même n'hésite pas à acheter des œuvres de jeunes artistes lorsque ses moyens le lui permettent. Des œuvres qu'elle accroche, au gré de sa fantaisie, sur les murs blancs de son appartement.

Très alerte pour son âge, elle voyage beaucoup, n'hésite pas, sur un simple coup de tête, à sauter dans un avion pour Milan ou Paris. Des villes qu'elle connaît depuis l'époque où elle était mannequin vedette et où elle faisait les défilés de haute couture. Elle y a tissé des liens à la fois affectifs et professionnels, et éprouve toujours du plaisir à y revenir, même si nombre de ses relations sont décédées. Elle doit se faire à cette idée : elle est quasiment la dernière survivante d'une époque engloutie. Les hommes de sa vie, et Dieu sait s'il y en a eu, sont tous morts depuis longtemps. Par chance, ils lui ont légué une fortune suffisante qui lui permet de vivre à sa guise, sans avoir à se soucier des contingences matérielles.

Quand elle est à New York, Jane reçoit beaucoup. Des dîners intimes, autour d'un plat de pâtes qu'elle fait venir d'un restaurant de Little Italy. Elle joue au bridge presque tous les après-midi ; va régulièrement au théâtre ou au concert, jusqu'à trois fois par semaine pendant la saison. Elle ne dédaigne pas non plus de passer une soirée seule chez elle, à écouter de la musique, à lire ou à regarder un bon film à la télévision.

Ce soir-là, justement, Jane a décidé de ne pas sortir. Elle place sur sa platine laser un disque de cantates de Bach et s'installe sur son canapé en allumant un cigare, son seul plaisir inavouable. Au bout de quelques instants, elle a l'impression que la rivière, peinte sur le tableau face à elle, se met à couler, entraînant dans ses flots une multitude de poissons colorés et d'animaux enrubannés. Cette étrange sensation ne dure pas plus de quelques minutes et disparaît aussitôt. Jane est intriguée. Sans doute a-t-elle rêvé. Fatiguée, elle a dû s'assoupir. D'ailleurs, elle décide d'aller se coucher.

Mais trois jours plus tard, alors qu'elle est à nouveau seule chez elle, le même phénomène se reproduit. A peine Jane est-elle installée sur son sofa que la rivière coule. Cette fois, ce sont des dizaines de chats qui se noient dans ses eaux, en se débattant éperdument. Jane perd la mesure du temps. Quand cette hallucination, qui lui laisse une horrible impression de malaise, cesse enfin, elle réalise qu'elle n'a pas dormi. Serait-elle en train de devenir folle comme son amie Lisbeth qui a perdu la raison en moins d'un mois et qu'il a fallu placer dans une maison spécialisée ? Jane est paniquée : elle s'était pourtant juré de ne jamais finir comme cela.

Le lendemain matin, en se réveillant, elle ne ressent plus le moindre trouble. La rivière est bien à sa place sur le tableau, sagement enfermée dans son cadre d'acier poli. Durant toute la journée, elle se surveille avec la plus grande vigilance. Mais non, décidément, elle marche parfaitement droit et voit tout à fait clair. Jane décide cependant d'en toucher un mot à son médecin. Après lui avoir rapporté ses visions, celui-ci lui fait subir une série d'examens, dont les résultats, quelques jours plus tard, s'avèrent des plus normaux. Il n'y a rien d'inquiétant, lui dit-il au téléphone. Mais Jane croit déceler un soupçon d'hésitation dans sa voix. La suspecterait-il de devenir sénile ?

Dans les jours qui suivent, elle hésite de plus en plus à sortir de chez elle. Il faut dire que ses visions ont repris. Jane passe désormais des heures assise sur son canapé, un verre de whisky à la main, à regarder couler sa rivière. Elle y prend même une sorte de plaisir hypnotique : le spectacle de cette eau qui balaie tout sur son passage agit sur elle comme un sédatif et finit par l'apaiser. Pour un peu, elle ne bougerait plus de là.

Heureusement, un ami de longue date, qui s'inquiète de ne plus avoir de ses nouvelles, réussit à l'arracher à sa contemplation morbide. Jane, après quelque hésitation, se confie à lui : elle est en train de perdre la boule, lui confie-t-elle. Il l'oblige alors à prendre rendez-vous chez son propre médecin, qui ne tarde pas à la rassurer. Non, Jane n'est absolument pas folle ni sénile : elle souffre, en fait, du syndrome de Charles Bonnet.

Diagnostic

Le syndrome de Charles Bonnet, décrit en 1759, entraîne des hallucinations visuelles chez des personnes âgées indemnes de problèmes neurologiques ou psychologiques. Peu connue, cette maladie est souvent considérée à tort comme une confusion ou une démence, isolant ainsi les malades. Il faut, bien entendu, effectuer des examens pour éliminer ces causes.

Les hallucinations surviennent brutalement, durent de quelques jours à plusieurs années. Elles n'entraînent pas de gêne pénible et provoquent parfois même un certain plaisir parce qu'elles peuvent être amusantes. L'occlusion des yeux entraîne leurs disparitions.

Ces hallucinations peuvent être très simples. Le patient visualise des oiseaux ou des tapisseries qui semblent bouger, des paysages somptueux. Les images se succèdent rapidement, sont brillantes, éclatantes et révèlent un souci du détail. Elles sont souvent merveilleuses et drôles. Des animaux apparaissent plus d'une fois sur deux. Parfois, ces hallucinations sont plus complexes, et le sujet visualise de véritables scènes très élaborées, comme un défilé militaire.

Le stress, la solitude, l'inactivité peuvent être des facteurs déclenchants. Des méthodes sont conseillées pour éviter l'apparition de ces hallucinations : parler aux personnages, s'approcher d'une source lumineuse, se concentrer sur d'autres objets, fermer les yeux...

Il n'existe aucun traitement, mais il est parfois indispensable de corriger une acuité visuelle déficiente qui est souvent associée au syndrome.

Bien connaître cette maladie rare permet d'aider les patients, de les rassurer, de les prendre en charge psychologiquement et de leur faire comprendre que cette anomalie n'est pas grave.

UNE SÉRIE NOIRE

Marsellaise et fière de l'être, Jeannette connaît sa ville comme sa poche. Elle y est née et en parcourt les rues depuis l'enfance. Son école était située juste derrière l'église Saint-Ferréol, et, tous les soirs, après les classes, elle allait avec ses copines sur le Vieux-Port regarder les bateaux qui rentraient de la pêche. Un spectacle dont elle ne s'est jamais lassée. Comme elle l'avoue elle-même, elle dépérit dès qu'elle n'est plus sous la protection de Notre-Dame-de-la-Garde, perchée sur sa colline plantée de pins parasols.

Aujourd'hui, Jeannette habite plus au nord de la ville, en haut de la Canebière, une petite rue comprise entre les allées Gambetta et la gare Saint-Charles. Elle aime bien le caractère cosmopolite de son quartier, ce mélange de senteurs et d'accents qui débordent des restaurants, des épiceries, en provenance de tous les coins de la Méditerranée. Elle s'y est installée peu après son mariage avec Michel et ne l'a pas quitté depuis. Vingt années d'insouciance et de bonheur, dont elle ne pouvait pas penser qu'elles s'arrêteraient si brutalement.

Car, depuis quelques mois, le mauvais sort semble poursuivre Jeannette. Son mari, d'abord, qui la quitte du jour au lendemain, le 14 juillet 1994 exactement. Un lundi matin, elle l'embrasse sur les lèvres au moment d'aller au travail. Le soir, quand elle rentre, il n'est plus là. Il a embarqué toutes ses affaires personnelles. En guise d'explication, il a laissé un numéro de téléphone griffonné sur un bout de papier. Quand elle le compose, elle tombe sur une voix de femme. Pas besoin de lui faire un dessin ! Une semaine plus tard, elle est licenciée de son travail. L'entreprise étant en difficulté, on procède à des compressions de personnel et elle fait partie de la première charrette. Dans la foulée, lors d'un contrôle de routine, son gynécologue lui découvre une tuméfaction au sein droit qu'il faut explorer.

Jeannette s'effondre. Elle qui a toujours été la gaieté et la joie de vivre personnifiées n'arrête plus de pleurer pour un oui ou pour un non. La nuit, elle est incapable de trouver le sommeil et connaît de longues heures d'insomnie. Sa mère lui conseille d'aller voir un médecin ou, pourquoi pas, un psychiatre, mais elle ne veut rien entendre. Jeannette refuse, dit-elle, de se bourrer à vie de médicaments qui risquent de lui ruiner encore plus la santé.

C'est alors que Claudette, sa meilleure amie, lui parle d'un voyant qui, dit-on, fait des miracles. Qu'est-ce que ça lui coûte d'essayer ? Jeannette se rend à ses raisons et accepte de prendre rendez-vous. Le cabinet dudit voyant se trouve rue des Trois-Mages, une adresse prédestinée. C'est, en fait, un modeste local en entresol dont les fenêtres équipées de barreaux donnent sur une minuscule cour intérieure que le soleil n'atteint pas. L'homme, barbu d'une quarantaine d'années, au physique ordinaire de représentant de commerce, commence par la faire parler. Vite en confiance, elle lui raconte tous ses déboires. Il lui promet alors de l'aider et de réussir. Bientôt, lui prédit-il, les ondes négatives qui l'entourent auront disparu. Jeannette joue le jeu. Elle revient plusieurs fois en consultation. Mais, au bout d'un mois, les améliorations annoncées se font toujours attendre : elle n'a pas retrouvé de boulot, et son mari ne manifeste pas l'intention de réintégrer le foyer conjugal. Il vient, au contraire, d'entamer une procédure de divorce.

Le voyant ne se démonte pas pour si peu. Il faut parfois savoir faire preuve de patience, explique-t-il à Jeannette. Il lui indique cependant une nouvelle thérapie destinée à favoriser l'émergence des ondes positives, dont il sent qu'elles sont proches d'éclore. Il lui prescrit une sorte de mixture étrange à base de plomb : il s'agit de faire cuire une fine feuille de plomb dans une casserole, puis d'en avaler un petit morceau chaque jour, avec l'eau de cuisson. Dans quelques semaines tout au plus, son mari sera revenu, elle peut l'en croire. Certes, entre les consultations et le plomb qu'il faut acheter de surcroît, l'histoire commence à coûter cher : mais Jeannette est décidée à aller juqu'au bout. Et elle prépare soigneusement son infusion plombée, appliquant à la lettre les consignes.

Hélas, un mois plus tard, rien ne va mieux. Pis, Jeannette se sent de plus en plus déprimée et fatiguée. Elle souffre en outre de douleurs abdominales à répétition, s'en ouvre à sa mère, qui lui conseille de consulter un médecin au plus vite. Après moult hésitations, elle finit par se décider. C'est alors qu'une prise de sang révèle qu'elle est en fait atteinte de saturnisme.

Diagnostic

Ce cas de saturnisme est dû à une curieuse source : notre patiente s'est intoxiquée elle-même avec le plomb contenu dans les plaques ingurgitées quotidiennement sur les conseils de son voyant.

Un curieux accent

Sa dernière année d'enseignement ! Janice attend avec impatience ce 30 juin 1994, date officielle de sa retraite, jour où elle pourra enfin remballer ses craies, sa blouse et ses instruments de géométrie. Elle l'a pourtant aimé, ce métier qui lui a apporté bien des satisfactions. Mais, à soixante-trois ans, elle en a assez. Ces adolescents qui la dépassent de deux têtes, elle ne les comprend plus. Elle a du mal à les supporter, avec leurs tenues dépenaillées, leurs casquettes qu'il est impossible de leur faire ôter et leur langage codé. Il y en a même qui assistent à ses cours de mathématiques le casque du baladeur branché sur les oreilles.

Chaque matin, en se levant, elle coche les jours sur le calendrier affiché dans sa cuisine, à la manière d'un prisonnier dans sa cellule. On est en février. Encore cent vingt-huit jours avant la « quille ». Parfois, il faut vraiment qu'elle se pousse pour prendre son métro jusqu'au centre de Brooklin. Et quand elle approche des grilles du lycée, Janice doit se retenir pour ne pas rebrousser chemin, en voyant cette masse de gamins qui lui fait l'effet d'une meute hurlante. Le soir, il lui arrive de pleurer longuement en rentrant, dans son petit appartement de Brooklin Heights. La lassitude. L'écœurement. Une forme de dépression, sans doute. Son époux, Harry, a bien tenté, à plusieurs reprises, de la convaincre de s'arrêter, mais elle ne veut rien entendre. Ce serait trop bête, dit-elle, de capituler si près du but. Après tout, elle a bien réussi à tenir jusque-là. Elle ne va pas renoncer pour les trois ou quatre mois qui lui restent à faire. C'est avant qu'il aurait fallu y songer, quand on lui avait proposé ce boulot dans l'édition, voilà vingt ans de cela. A l'époque, elle n'avait pas osé, ne s'en sentait pas capable. Et puis, elle ne pouvait pas prévoir que les choses deviendraient si dures.

Mais, en dehors de ces moments d'abattement, Janice se porte comme un charme. Elle n'a jamais connu le moindre problème de santé. Son seul souci est une tension un peu élevée, qu'elle fait surveiller régulièrement par son médecin. Elle a toujours pris soin de sa personne, pratiquant assidûment la marche à pied et la natation. Du coup, elle a su éviter l'embonpoint qui gagne tant de ses concitoyens à son âge. Elle va chez le coiffeur chaque semaine et arbore une chevelure impeccablement brune. Mais elle ne tient pas pour autant à passer pour une gamine et a opté, depuis longtemps, pour les talons plats et les tailleurs stricts, dans les bruns ou les roux.

Pourtant, ce matin-là, Janice se réveille dans un état étrange. Elle est épuisée et a un mal fou à sortir du lit. Ses membres semblent engourdis. Quand elle arrive devant le miroir de sa salle de bains, accroché au-dessus du lavabo, elle est effrayée : son visage est complètement déformé. Son œil droit est à moitié fermé, sa lèvre relevée du même côté. Elle tente alors d'ouvrir le robinet pour se rafraîchir, mais en est incapable : son bras droit, rigide, plié en deux, refuse de lui obéir. Une vision fulgurante lui traverse l'esprit soudainement : celle de sa grand-mère, victime d'un accident vasculaire cérébral, qu'elle avait retrouvée dans un état comparable alors qu'elle était encore adolescente.

Du coup, Janice panique, retourne péniblement jusqu'à la chambre pour secouer son mari qui dort encore. Elle voudrait crier, mais n'y arrive pas. Elle a même du mal à parler. Harry, surpris en plein sommeil, pousse un cri en la voyant. Puis, reprenant ses esprits, il s'évertue maladroitement à la rassurer, tout en empoignant le téléphone posé sur la table de nuit. Le médecin ne va pas tarder à arriver, lui dit-il pour la calmer.

Assise dans un fauteuil du salon, enveloppée dans sa robe de chambre, Janice semble peu à peu récupérer. Son visage retrouve progressivement son apparence habituelle, et elle parvient de nouveau à bouger son bras. Quand le médecin sonne à la porte, elle est tout à fait calme. Elle le reconnaît immédiatement. A cela près qu'elle se met aussitôt à lui parler dans une langue inconnue, ressemblant étrangement à l'allemand. Harry en est le premier surpris : autant qu'il sache, sa femme ne connaît pas un mot de cet idiome et n'a jamais mis les pieds en Allemagne. Janice est, en fait, victime du syndrome de l'accent étranger.

Diagnostic

Le syndrome de l'accent étranger est une anomalie rare qui peut survenir dans plusieurs types de lésions neurologiques atteignant l'hémisphère gauche, dans la région du lobe frontal qui contrôle la parole et les mouvements fins de l'articulation. L'entourage du patient atteint a l'impression d'entendre un accent étranger.

Citons le cas d'un Tchèque qui s'est mis à parler avec un accent polonais, d'un Norvégien avec un accent suisse, d'un Anglais parlant chinois, d'un Américain parlant allemand... Le patient atteint parle en fait sa langue d'origine, mais un trouble de l'articulation provoqué par l'accident neurologique (accident vasculaire, traumatisme...) donne le sentiment d'une langue nouvelle. Cette anomalie peut s'observer isolément ou s'accompagner d'autres troubles neurologiques (paralysie partielle ou totale...).

La sensation d'entendre une langue étrangère peut provenir de différents troubles de la parole : le sujet peut rajouter des accents à des endroits différents, rallonger les voyelles, changer la sonorité des consonnes. L'évolution de cette perte d'accent dépend de la gravité de l'accident neurologique et des possibilité de récupération du patient. Une rééducation orthophonique peut aider à récupérer plus rapidement son accent d'origine.

Une autre anomalie neurologique, la négligence spatiale, a récemment attiré mon attention. Ce trouble est dû à une lésion de l'hémisphère droit qui néglige la moitié gauche de l'espace. Les patients ne peuvent alors pas manger toute la moitié gauche de leur assiette car il leur est impossible de la visualiser. S'il existe vingt personnes dans une pièce, ils ne verront pas toutes celles qui se situent sur la moitié gauche.

Un routier bien bruyant

Voila plus de trente ans que Roger parcourt les routes d'Europe au volant de son semi-remorque. Il a « fait » à peu près tous les pays, a appris à baragouiner toutes les langues sans vraiment en parler aucune. Mais, entre routiers, on se comprend, de toute façon. Il a connu presque toutes les galères, les cols bloqués par la neige dans les Pyrénées, les grèves de douaniers à la frontière italienne, les pénuries de carburant en Pologne. Il peut raconter des anecdotes pendant des heures. Il lui est arrivé plus d'une fois de dormir plusieurs nuits de suite dans son camion, même en plein hiver. Et pourtant, il aime ce métier qui est toute sa vie. Au point qu'il lui arrive d'appréhender de devoir raccrocher un jour. Or, à soixante-deux ans passés, il est temps d'y songer. Mais que deviendra-t-il sans son boulot ?

Car Roger lui a tout sacrifié. A commencer par sa vie de famille. Un dimanche, brusquement, sa femme lui avait posé un ultimatum. En ayant assez d'assumer seule l'entretien de la maison et du jardin, l'éducation des enfants, elle lui avait mis le marché en main : soit il changeait de métier, soit c'était le divorce. Roger n'avait rien trouvé à répondre. Le lundi matin, il était monté dans son camion. Quand il était revenu, quatre jours plus tard, la maison était vide : femme et enfants étaient partis.

Il avait fallu vendre le pavillon acheté à crédit, passer devant le juge, décider de la garde des enfants, fixer des jours de visite, déterminer le montant de la pension alimentaire. Roger se souvient de cette période comme d'un cauchemar. Plus que jamais, il n'y avait que dans son camion et avec ses copains qu'il se sentait bien. Il avait signé tous les papiers sans même les lire, accepté toutes les conditions posées par sa femme sans discuter. D'ailleurs, il n'avait même pas jugé utile de prendre un avocat. Et il avait continué sa vie errante comme avant, la seule qui lui convienne, au fond.

Son seul regret aujourd'hui concerne ses enfants. Il a toujours avec lui leurs photos, dans le portefeuille accroché à sa ceinture par une chaîne métallique. C'est surtout face à son fils, âgé de vingt-cinq ans, qu'il est le plus mal à l'aise. Quand ils se voient, très épisodiquement au demeurant, ils n'ont rien à se dire. Et Roger sent chaque fois comme un reproche muet.

Lors du divorce, Roger avait loué un petit studio dans le centre de Châteauroux. En attendant, avait-il dit. Aujourd'hui, il y habite toujours. Et qu'a-t-il besoin de plus, au fond, puisqu'il est toujours sur les routes ? Un bon lit, la télé, le chauffage central et de quoi se doucher : que demande le peuple ? Non, la seule chose qui lui manque, c'est l'ascenseur. Dame, avec ses cent trois kilos, cinq étages commencent à compter. Surtout quand on fume deux paquets de Gitane sans filtre par jour.

Depuis quelque temps, Roger est confronté à un nouveau souci. De fait, plusieurs week-ends de suite, il a eu maille à partir avec son voisin de palier, un jeune professeur du lycée du centre-ville, un Parisien bombardé là pour son premier poste. Celui-ci se plaint en effet du vacarme que fait Roger chaque nuit, l'empêchant quasiment de dormir. C'est du moins ce qu'il affirme.

Mais qu'y peut-il, Roger ? Car, en fait, c'est bien involontairement qu'il provoque de tels désagréments à son voisin. Et, pour tout dire, il s'en passerait volontiers. Seulement voilà, il n'a aucune maîtrise sur le phénomène. Et ça le rend plutôt malheureux, Roger, d'être pétomane.

Diagnostic

Certains individus émettent des flatulences bruyantes et nombreuses, autrefois appelées « pets diphtongues ».

Cinquante pour cent des gaz digestifs proviennent de l'inhalation d'air, le reste provenant de la dégradation de substances non digérées par les bactéries de la flore intestinale. Lorsque l'on avale beaucoup d'air, chez des sujets anxieux qui mangent trop rapidement, ou lorsque l'on consomme trop de substances fermentescibles (choux, choux-fleurs, radis, pois chiches, féculents), il peut alors se produire de nombreuses flatulences. Certaines maladies organiques digestives peuvent également favoriser l'apparition de ces sensations désagréables.

Il peut être conseillé à un sujet gêné de manger et de mastiquer lentement, et d'éviter de manger trop d'aliments générateurs de flatulences.

Balles perdues

De 1861 à 1865, une terrible guerre civile ravage la jeune fédération américaine. La décision du nouveau Président, Abraham Lincoln, d'abolir l'esclavage, qu'il juge indigne d'une nation moderne, provoque la « sécession » des États du Sud qui déclarent la guerre aux États du Nord. Pendant cinq longues années, près de deux mille combats opposent les fédéraux ou nordistes aux confédérés de l'armée sudiste. En 1863, les sudistes semblent sur le point de l'emporter, menaçant Washington de leurs canons. Mais la victoire des fédéraux à la bataille de Gettysburg renverse la situation. C'est lors de ces terribles combats de 1863 que se déroule l'histoire qui suit.

Un soldat nordiste est atteint au fémur d'une balle perdue qui, par ricochet, emporte un morceau de son testicule gauche. Une jeune femme — appelons-la Mary, pour la commodité du récit — qui se trouvait là fortuitement est alors atteinte par cette même balle qui se loge dans la partie basse de son abdomen. Un médecin, combattant lui aussi dans les rangs des fédéraux, se précipite à son secours, l'examine rapidement et lui prodigue les premiers soins d'urgence. La blessure apparaît légère, et aucune hémorragie sévère ne semble à craindre. Apparemment, la santé de la jeune femme n'est pas en danger. Son sauveur la raccompagne néanmoins jusque chez elle, quelques maisons plus loin. On peut évidemment imaginer que le charme de Mary n'est pas étranger à cette sollicitude. Cependant, les combats continuent à faire rage, et George — admettons qu'il se prénomme ainsi — doit rejoindre son régiment rapidement. Il confie Mary aux bons soins de sa grand-mère, avec qui elle vit, persuadé qu'ils ne se reverront jamais.

Pourtant, deux mois plus tard, les hasards de la guerre ramènent George dans la même ville. Il ne résiste pas à l'envie d'aller prendre des nouvelles de sa protégée, la découvre en fort bonne santé, apparemment complètement remise de sa blessure. Rassuré, il repart au combat, satisfait, au fond, d'avoir fait son devoir de médecin.

Quelques mois passent encore, et George, en permission pour deux jours, revient pour la troisième fois dans la région. Quand il se présente sur le perron de cette maison qu'il commence à bien connaître, c'est Mary elle-même qui lui ouvre la porte. La jeune femme semble un peu gênée et tente maladroitement de cacher avec ses bras un ventre manifestement rebondi. Elle en est, approximativement, à son septième mois de grossesse. A la demande de sa grand-mère, il accepte de procéder à un examen qui, quoique succinct, révèle un hymen intact. Cela dépasse l'entendement.

De fait, huit semaines après cette visite, Mary accouche d'un solide petit garçon. Mais il apparaît rapidement que ce bébé, par ailleurs en pleine santé, présente une curieuse anomalie au niveau du scrotum. C'est sa grand-mère qui détecte l'anomalie la première et décide de faire appel une nouvelle fois à ce médecin si complaisant. En dépit des désordres des combats, elle réussit à mettre la main sur lui. Arrivé sur place, George a tôt fait de constater la présence d'un corps étranger dans le scrotum de l'enfant. Une rapide incision, pratiquée avec les moyens du bord, lui permet de retirer une petite balle. Comment est-elle venue se nicher là ?

Durant plusieurs jours, George est taraudé par cette énigme apparemment sans réponse. Régulièrement, il touche au fond de sa poche de pantalon cette balle dont le calibre correspond exactement à celles utilisées dans les pistolets de l'armée confédérée. Il en a suffisamment extrait pour être capable de les reconnaître au premier coup d'œil. C'est ainsi qu'aux termes d'une longue cogitation il en est réduit à imaginer le scénario suivant : la balle qui a atteint le soldat au testicule avant de toucher Mary aurait transporté les spermatozoïdes du jeune combattant jusqu'à l'utérus de la jeune femme, provoquant alors cette étonnante fécondation.

Diagnostic

Cette histoire incroyable, unique dans les annales médicales, a nécessité des mois de recherches. Elle a été publiée par le médecin qui a vécu cette aventure, en 1875, dans le *Lancet*, revue médicale de référence dans le monde entier. J'ai interrogé de nombreux médecins qui m'ont affirmé qu'il leur semblait impossible que cette balle ait pu aboutir à la naissance d'un enfant. Il est certain que ce cas unique reste sujet à bien des questions et qu'il n'existe aucun moyen d'interroger les différents participants. J'ai néanmoins décidé de raconter ce cas médical fantastique, proche de la fiction, qui s'est terminé par le mariage du soldat et de la jeune femme.

Le beau Vincent

A tous égards, Vincent est un homme extraordinaire.

A la fin du siècle dernier ou au début de celui-ci, on aurait donné de lui à peu près le descriptif suivant : son corps de quatre-vingts kilos représente le jaune et le blanc de mille deux cents œufs ; il contient assez de fer pour fabriquer sept gros clous, de la graisse pour confectionner douze bons pains d'une livre et suffisamment de phosphore pour préparer huit cent vingt mille allumettes. A cela, il faudrait encore, pour faire bon poids bonne mesure, ajouter quarante-deux litres d'eau, additionnés de vingt cuillerées à café de sel et de cinquante-neuf morceaux de sucre.

Aujourd'hui, le progrès aidant, ce même Vincent est décrit de façon beaucoup plus scientifique, mais reste un personnage incroyable. Son corps, dit-on, est recouvert de 1,8 m^2 de peau, sur lesquels sont implantés pas moins d'un million de poils et deux millions de glandes sudoripares qui, mises bout à bout, atteignent cinq kilomètres de long. Il est parcouru de quatre millions de terminaisons nerveuses et dispose d'un stock de quinze milliards de neurones.

Vincent inspire vingt mille fois par jour pour remplir ses alvéoles d'air. Des alvéoles qui passent alors de soixante-dix à deux cents mètres carrés.

Son appareil digestif mesure dix mètres au total. Son foie

pèse deux bons kilos, ses poumons 1,2 kg, son cerveau 1,3 kg et son cœur seulement trois cents ridicules petits grammes.

Dans ses cent mille kilomètres de vaisseaux circulent quatre à cinq litres de sang. Mais dans un seul millimètre cube de son sang, on ne retrouve pas moins de quatre à six millions de globules rouges, cent cinquante mille à trois cent mille plaquettes et sept à huit mille globules blancs.

Vincent se meut grâce à une combinaison élaborée de cinq cent soixante-dix muscles, dont cent soixante-dix rien que pour sa tête et son cou. Deux cents d'entre eux se trouvent dans son tronc, cent dans les membres inférieurs et autant dans les membres supérieurs. Le plus grand de tous étant le fessier.

En poussant un peu plus loin les investigations, on dénombre chez lui quelque deux cents os, dont vingt-deux dans sa tête. Le plus petit est l'étrier. Il ne mesure que 2,5 mm et se situe dans son oreille. Le plus long est le fémur, qui atteint cinquante généreux centimètres.

Et pour couronner le tout, Vincent émet quinze crépitations par jour, entraînant de 0,2 à 2,1 l de gaz propulsés à la vitesse moyenne de 0,1 à 1,1 m/s.

Mais, au fond, Vincent est-il aussi exceptionnel qu'il y paraît ?

Remerciements

Je tiens à remercier les nombreuses personnes, médecins et journalistes notamment, qui m'ont apporté tant leur soutien que leurs conseils durant l'élaboration de cet ouvrage.

Plus particulièrement au docteur Thomas Loeb, au docteur Pierre-André Vacquier, vétéran du cabinet Desfeux (Boulogne), et à Virginie Rotkoff.

Mais aussi aux docteurs : Sami Abdennader, Charles Abitbol, Guillaume Bassez, Marie-Claude Benattar, Olivier Bosco, Claude Boukobza, Cyrille Canetti, Jean-Pierre Cattan, Alain Chasseriaud, Jean-Michel Cohen, Laurent Cohen, Jeanne Cohen-Hadad, Vianney Desportes, Jérôme Duvillier, Camille Fitoussi, Pierre Godefroy, Dany Gzaïel, Olivier Gouget, Jean-Christophe Lambret, Vincent Leroux, Maryvonne Lentzy, Alexandre Mathieu, Joseph Ohayon, Thierry Planeix, Claude Rocher, Sophie Silcret, Jean Thorel, Colette Tintrelin, Thierry Tuszynski.

Sans oublier : Kitty Bachur, Thierry Billard, Nathalie Chambon, Julien Chauvet, Fabrice Clerbout, Francine Coignard, Brigitte Dangleterre, Véronique Daymard, Sophie Drouaut, Philippe Duley, Danièle Gain, Florence Girard-Narozny, Laurence Khertébian, Agnès Leroux, Christine Ménager, Tina Métou-Lopez, Sylvie Metzelar, Estelle Nathan, Bruno Pargoud, Florence et Serge Ridoux, Patrick Spica, Nicolas Steeg, Marie Taurand, Mijo Thomas, Cathy Tomasi, Thierry Videau.

Et, bien sûr, Vincent Loeb.

TABLE DES MATIÈRES

Cet ouvrage a été imprimé par la
SOCIÉTÉ NOUVELLE FIRMIN-DIDOT
Mesnil-sur-l'Estrée
pour le compte des Éditions Flammarion
en avril 1998

Imprimé en France
Dépôt légal : mai 1998
N° d'édition : FF756401 – N° d'impression : 42383